Stillberatung und Stillförderung

Von
Karin Muß, Oberhaching

Mit 46 Abbildungen, davon 6 vierfarbig, und 5 Tabellen

Empfohlen von
STILLFREUNDLICHES KRANKENHAUS
Eine Initiative von WHO und unicef

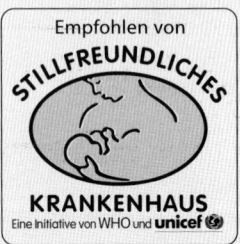

WVG Wissenschaftliche Verlagsgesellschaft mbH Stuttgart

Anschrift der Autorin

Karin Muß
Apothekerin, Still- und Laktationsberaterin IBCLC
Am Gries 6
82041 Oberhaching
info@gbm-stillen.de
www.gbm-stillen.de

Ein Warenzeichen kann warenrechtlich geschützt sein, auch wenn ein Hinweis auf etwa bestehende Schutzrechte fehlt.

Die in diesem Werk aufgeführten Angaben zur Medikation wurden sorgfältig geprüft. Dennoch können Herausgeber, Autoren und Verlag keine Gewähr für die Richtigkeit der Angaben übernehmen.

Bibliografische Information der Deutschen Bibliothek
Die Deutsche Bibliothek verzeichnet diese Publikation in der Deutschen Nationalbibliografie; detaillierte bibliografische Daten sind im Internet unter http://dnb.ddb.de abrufbar.

ISBN 3-8047-2104-4

Jede Verwertung des Werkes außerhalb der Grenzen des Urheberrechtsgesetzes ist unzulässig und strafbar. Das gilt insbesondere für Übersetzungen, Nachdrucke, Mikroverfilmungen oder vergleichbare Verfahren sowie für die Speicherung in Datenverarbeitungsanlagen.

© 2005 Wissenschaftliche Verlagsgesellschaft Stuttgart
Birkenwaldstr 44, 70191 Stuttgart
Printed in Germany
Satz: Mediendesign Späth, Birenbach
Druck: Hofmann, Schorndorf
Umschlaggestaltung: Atelier Schäfer, Esslingen

Geleitwort

Die Bedeutung der Muttermilch für die Gesundheit und sogar für das Überleben von Kindern ist heute unbestritten. So konnte im Jahre 2000 eine Analyse der Todesfälle von Kindern bis zum fünften Lebensjahr zeigen, dass weltweit 1,3 Millionen Kinder allein durch den Vorteil des ausschließlichen Stillens hätten geschützt werden können. Auch die Mütter profitieren: So treten zum Beispiel bei Frauen, die ihre Kinder länger stillen, deutlich weniger Krebserkrankungen der Brust und des Unterleibes auf. Nicht zuletzt ist das Stillen für die Gesellschaft und die Familien ökologisch aber auch ökonomisch sinnvoll.

All diese Erkenntnisse haben erfreulicherweise zu einem Umdenken bei der Ernährung der Kinder geführt und immer mehr Frauen möchten ihre Kinder möglichst lange stillen. Durch den Verlust der Stillkultur im letzten Jahrhundert ist traditionelles Wissen verloren gegangen. Viel zu häufig führt dies dazu, dass anstatt die Stillprobleme zu beseitigen die Frauen zur künstlichen Nahrung greifen und damit das Stillen viel zu früh beendet wird.

WHO und UNICEF starteten 1991 die Initiative „Stillfreundliches Krankenhaus", um durch verbesserte Beratung und Betreuung in Geburtskliniken dem Stillen zu einer Renaissance zu verhelfen. Krankenhäuser, die den internationalen Qualitätsstandard der Initiative nachweisen, erhalten eine Plakette und dürfen die Bezeichnung „Stillfreundliches Krankenhaus" führen. Alle drei Jahre wird überprüft, ob die Klinik diesen Qualitätsstandard weiterhin erfüllt.

Der Autorin Frau Muß ist sehr zu danken, da sie erkannt hat, dass auch die Apotheke in vielerlei Hinsicht ein wichtiger Ansprechpartner der stillenden Frau oder der Familie ist. Insbesondere die sorgenvolle Frage, ob unter medizinisch notwendiger Medikamenteneinnahme das Stillen weiter möglich ist, bedarf eines aktuellen Wissens. Desweiteren werden in vielen Apotheken Stillhilfsmittel verkauft oder vermittelt und somit die Apothekerinnen und der Apotheker mit Fragen zum Stillen konfrontiert.

Alle gesundheitlichen Berufe haben in den letzten Jahren ihr Wissen um das Stillen aktualisieren müssen. Nach dem großen Einsatz der Stillberaterinnen und der Hebammen beginnen jetzt auch die Frauen- und Kinderärzte sich vermehrt um das Wissen zur Stillförderung zu bemühen.

Frau Muß ist es gelungen, ein Lehrbuch zu diesem Thema zu erarbeiten, das die theoretischen und praktischen Seiten der Stillförderung mit dem Fokus der Apotheken umfassend und eingängig darstellt. Dank ihrer Mühe ist die Basis dafür gelegt worden, dass die Qualität der Beratung durch die Apotheken deutlich aktualisiert und verbessert werden kann. Zufriedenere Mütter und Familien werden es den so positiv dem Stillen gegenüberstehenden Apotheken danken.

Berlin, Frühjahr 2005   Dr. Michael Abou-Dakn

Vorwort

Frauen aus meinen Kursen berichten mir immer wieder über ihre „Beratungserlebnisse" in der Apotheke. So freue ich mich natürlich sehr, wenn eine Kollegin oder ein Kollege die stillende Mutter gut berät mit ihrem jeweiligen Anliegen. Immer wieder kommt es aber vor, dass die Mütter ungenügend oder sogar falsch informiert werden über bestimmte das Stillen betreffende Sachverhalte – sei es bei der Arzneimittelberatung, bei der Abgabe einer Milchpumpe, Fragen zur Säuglingsernährung, etc. Dies zeigt mir deutlich, dass auf diesem Gebiet ein großer Informationsbedarf bei den Kolleginnen und Kollegen besteht. Und daraus entstand meine Motivation, dieses Buch zu verfassen.

Einige mögen skeptisch denken: „Stillberatung – das ist doch Aufgabe der Hebammen oder Stillberaterinnen". Das ist richtig. Es liegt mir fern, in Konkurrenz mit Hebammen, Stillberaterinnen und Laktationsberaterinnen IBCLC zu treten. Ganz im Gegenteil, auf diesem Gebiet ist es mehr als wichtig, konkurrenzlos (!) mit allen Stillförderern und Stillunterstützern zusammenzuarbeiten. Hebammen, verfügen über beachtliches medizinisches Wissen und können eine umfassende Stillberatung in der Vorsorge, nach der Geburt und in der Nachsorge bis über die gesamte Stillzeit hinaus durchführen. Stillberaterinnen der Selbsthilfegruppen Arbeitsgemeinschaft freier Stillgruppen (AFS) sowie der La Leche Liga (LLL) arbeiten ehrenamtlich, leiten Stillgruppen und beraten von Mutter zu Mutter. Still- und Laktationsberaterinnen IBCLC besitzen umfangreiches Fachwissen über alle Aspekte des Stillens und sind Spezialistinnen bei Problemfällen.

Aber trotz der genannten Betreuungsmöglichkeiten verlangen schwangere Frauen und junge Mütter auch in der Apotheke häufig nach Information und Unterstützung. Können wir in dieser Situation mit entsprechendem Fachwissen beraten und die Mütter motivieren, so stärken wir nicht nur unsere Kompetenz als Gesundheitsberater, sondern fördern daneben eine gute Zusammenarbeit mit allen anderen in der Stillberatung Tätigen. Dabei sollten wir unsere Grenzen in der Stillberatung beachten und die Mütter in schwierigen Fällen an Fachpersonal weiterleiten. Mit dieser Erweiterung des Kompetenzbereiches leisten Apotheken einen Beitrag zur Stillförderung in Deutschland.

Nachdem ich als Still- und Laktationsberaterin IBCLC einem strengen Ethik-Kodex unterliege, werden im gesamten Text nur Produktnamen zu Spezial-Säuglingsnahrungen genannt.

Bedanken möchte ich mich vor allem bei den Personen, die mich bei der Entstehung und Fertigstellung des Buches unterstützt und motiviert haben. An erster Stelle möchte ich hier meinen Mann Kurt sowie meine beiden Kinder Thomas und Sabine nennen, die mich viele Stunden entbehren mussten.

Besonderer Dank gilt auch dem Verlag, insbesondere Antje Piening, für die Umsetzung der Idee, ein Stillbuch für Apotheker und PTA`s herauszubringen, sowie für die konstruktiven Vorschläge zur Konzeption des Buches.

Herzlich bedanken möchte ich mich bei Herrn Dr. med. Christof Schaefer von der Beratungsstelle für Embryonaltoxikologie, Berlin, für seinen Beitrag „Arzneimittel in der Stillzeit".

Auch die Mitwirkung von Christa Herzog, Iris-Susanne Brandt-Schenk und Dr. Abou-Dakn möchte ich hervorheben und dafür meinen Dank aussprechen.

Bei Thea Juppe-Schütz, meiner großen Unterstützung, möchte ich mich besonders für ihre freundschaftliche Begleitung und ihre fachliche Beratung bedanken, sowie für ihre zur Verfügung gestellten Fotos.

Speziell bedanken möchte ich mich bei meinen beiden Künstlerinnen:

Wiebke Christophersen, Mutter von 4 Kindern, Gründungsmitglied, Stillberaterin und Referentin in der AFS (1988 – 1992 Vorstandsmitglied, 2000 – 2003 Präsidentin der AFS). Sie hat mit viel Liebe zum Detail und kompetentem „Still-Wissen" die Zeichnungen der Stillpositionen angefertigt.

Monika Leitner aus Sterzing/Italien, dreifache Mutter und Oma, Theaterpädagogin, freischaffende Fotografin, Regisseurin und Videokünstlerin mit zahlreichen Workshops und Ausstellungen im In- und Ausland. Aus ihrem umfangreichen Fotoarchiv durfte ich Bilder in dieses Buch mit aufnehmen.

Weiterhin möchte ich mich bedanken bei Tina Nilles-Preissler, sowie Katrin Hoffmann für ihre große Mühe um Bildmaterial.

Ein Dankeschön geht auch an Tanja Hövermann für das gewissenhafte Gegenlesen des Manuskriptes sowie an meine Lektorin Adriane Jorek für ihre Anregungen und das Bearbeiten des Textes.

Oberhaching, Frühjahr 2005   Karin Muß

Inhalt

Geleitwort . . . . **V**
Vorwort . . . . **VII**

1 Initiativen zur Stillförderung 1

1.1 Einführung 1
1.2 Internationaler Kodex zur Vermarktung von Muttermilchersatzprodukten 3
1.3 10 Schritte zum erfolgreichen Stillen 4

2 Aufgaben und Ziele der Stillberatung. 6

2.1 Stillberatung in der Schwangerschaft 6
2.2 Stillberatung im Wochenbett 7
2.3 Stillberatung nach dem Wochenbett 7
2.4 Kurzbeschreibung des Berufsbildes der Still- und
    Laktationsberaterin IBCLC 8

3 Stillförderung und -beratung in der Apotheke?! 10

3.1 Warum Stillförderung und -beratung in der Apotheke? 10
3.2 Wie kann Stillen in der Apotheke gefördert werden? 10
3.3 Weitere Schwerpunktthemen für die Stillberatung in der Apotheke. . 12

4 Grenzen der Stillberatung in der Apotheke 14

4.1 Probleme oder besondere Situationen beim Kind 14
4.2 Probleme oder besondere Situationen bei der Mutter 14

5 Stillvorbereitungskurse und Stillgruppen 16

5.1 Stillvorbereitungskurse 16
5.2 Stillgruppen 17

6 Kommunikationstechniken in der Stillberatung 20

7 Klare Fakten, die für das Stillen sprechen 23

- 7.1 Vorteile für das gestillte Baby 23
- 7.2 Vorteile für die stillende Mutter 24
- 7.3 Gemeinsame Vorteile für Mutter und Kind 25
- 7.4 Positive Auswirkungen für die Volkswirtschaft 25

8 Zusammensetzung der Muttermilch 27

- 8.1 Unterschiedliche Arten der Muttermilch 27
- 8.2 Zusammensetzung der reifen Muttermilch 29

9 Die weibliche Brust 35

- 9.1 Anatomie der Brust 35
- 9.2 Gewebearten der Brust 36
- 9.3 Mammogenese – Entwicklung der weiblichen Brust 39

10 Physiologie 42

- 10.1 Hormonelle Vorgänge in der Schwangerschaft 42
- 10.2 Hormonelle Steuerung der Laktation 43
- 10.3 Die Laktationsreflexe 44
- 10.4 Beginn der Laktation 44

11 Stillen und Bonding 46

12 Stillen und Rooming-in 49

13 Korrektes Anlegen 52

14 Stillpositionen 54

- 14.1 Wiegenhaltung 54
- 14.2 Modifizierte Wiegenhaltung 54
- 14.3 Rückenhaltung 54
- 14.4 Stillen im Liegen 56
- 14.5 Aufrechte oder Hoppe-Reiter-Haltung 56
- 14.6 Rücklings Stillen 58

| 14.7 | Australia-Haltung . . . . | 58 |
| 14.8 | Weitere Stillpositionen . . . . | 58 |

15 Stillen in den ersten Tagen 60

15.1	Stilldauer und Stillrhythmus.	60
15.2	Initialer Milcheinschuss	60
15.3	Frühe Hunger- bzw. Stillzeichen	61
15.4	Anzeichen für Milchtransfer nach ILCA-Leitlinien	61
15.4	Anzeichen für effektives Stillen im Wochenbett nach ILCA-Leitlinien . . .	62
15.6	Wachstumsschübe	62

16 Stillen nach einem Kaiserschnitt 64

16.1	Erstes Stillen	64
16.2	Bequeme Stillpositionen	64
16.3	Wie geht es weiter?	65
16.4	Die erste Zeit zu Hause	65
16.5	Seelische Verarbeitung	65

17 Zwillinge stillen 67

17.1	Einholen von vielfältigen Informationen	67
17.2	Organisation und Unterstützung.	68
17.3	Stillen von Zwillingen	68

18 Babys mit besonderen Bedürfnissen 74

18.1	Das „normale" Baby	74
18.2	Babys, die viel schlafen	75
18.3	Babys, die an Koliken leiden	75
18.4	Babys, die viel weinen	78
18.5	Beratung in der Apotheke	79

19 Schnuller 81

19.1	Aufklärung über den Schnuller und seine Auswirkungen	81
19.2	Wenn Schnuller, dann bewusstes Einsetzen.	84
19.3	Gerücht um den „kiefergerechten" Schnuller	85
19.4	Worauf ist beim Schnuller-Kauf zu achten	85

20 Die seelische Krise nach der Geburt 86

20.1 Der Postpartum-Blues 86
20.2 Die postpartale Depression 88
20.3 Die postpartale Psychose 90

21 Stillprobleme – Ursachen erkennen und beseitigen 94

21.1 Extremer Milcheinschuss 95
21.2 Milchstau und Mastitis. 97
21.3 Wunde Mamillen 102
21.4 Soor 105
21.5 Bläschenbildung auf den Mamillen. 108
21.6 Weiße Mamillen. 110
21.7 Hypergalaktie und starker Milchspendereflex 112
21.8 Erschöpfung und Stillen. 114
21.9 Fehlende oder zu geringe Laktation 117

22 Stillprodukte 124

22.1 Stillhilfsmittel für hohle und flache Mamillen 124
22.2 Stillhilfsmittel für wunde Mamillen 125
22.3 Stillhilfsmittel bei auslaufender Milch. 129
22.4 Milchpumpen 130
22.5 Temperature Pack. 137
22.6 Abgabe der Stillhilfsmittel in der Apotheke. 137

23 Entleeren der Brust, Sammeln und Aufbewahren der Muttermilch. 139

23.1 Entleeren der Brust 139
23.2 Sammeln und Aufbewahren der Muttermilch 143

24 Alternative Fütterungsmethoden 148

24.1 Ernährung mit dem Löffel 148
24.2 Ernährung mit dem Becher. 149
24.3 Ernährung mit dem SoftCup Spezial Trinkbecher 150
24.4 Ernährung mit der Spritze (ohne Kanüle!) oder mit der Plastik-Pipette ... 152
24.5 Ernährung über den Finger mit dem FingerFeeder. 153

24.6 Ernährung mit dem Haberman Sauger 154
24.7 Ernährung mit dem Brusternährungsset 155

25 Mütter mit Frühgeborenen unterstützen. 158

25.1 Mögliche Gründe für eine zu frühe Geburt. 158
25.2 Wann wird ein Baby als Frühgeborenes bezeichnet? 159
25.3 Mögliche gesundheitliche Probleme bei Frühgeborenen 159
25.4 Muttermilch – ideal für Frühgeborene! 160
25.5 Känguru-Methode. 161
25.6 Kleine Schritte auf dem Weg zum gestillten Frühgeborenen 161
25.7 Betreuung nach der Klinik 162
25.8 Die Aufgabe der Apotheke. 162

26 Stillen bei Erkrankungen des Kindes 164

26.1 Infektionen. 164
26.2 Klinikaufenthalt. 166
26.3 Plötzlicher Kindstod. 167

27 Stillen bei Erkrankungen der Mutter 169

27.1 Mögliche Erkrankungen. 169
27.2 Klinikaufenthalt. 173
27.3 Mütterliche Erkrankungen mit Stillen als absoluter Kontraindikation. . . . 173
27.4 Abstillen aufgrund einer Erkrankung. 174

28 Arzneimittel und Drogen in der Stillzeit 175

28.1 Übergang von Arzneimitteln zum gestillten Säugling. 175
28.2 Medikamente mit Einfluss auf die Laktation. 180
28.3 Therapieempfehlungen zu speziellen Behandlungsindikationen
      in der Stillzeit 180
28.4 Auswirkungen von Alkohol- und Drogenmissbrauch in der Stillzeit 192
28.5 Zusammenfassung. 195

29 Empfängnisverhütung in der Stillzeit 197

29.1 Hormonfreie Verhütungsmethoden – Mittel der ersten Wahl 197
29.2 Hormonelle Verhütungsmethoden. 200

30 Hausapotheke in der Stillzeit 202

30.1 Erkältungskrankheiten. 202
30.2 Magen-Darm-Störungen 203
30.3 Nervosität und Einschlafstörungen 204
30.4 Hautprobleme: Wunden, Stiche, Sonnenbrand, etc. 205
30.5 Sportverletzungen. 205
30.6 Hämorrhoidalleiden. 205
30.7 Schmerzen 206

31 Schadstoffe in der Muttermilch 207

31.1 Organochlorverbindungen 208
31.2 Nitromoschusverbindungen 208
31.3 Schwermetalle 209
31.4 Acrylamid 209
31.5 Sind nicht gestillte Säuglinge einer geringeren Schadstoffbelastung ausgesetzt? 209
31.6 Empfehlung der Nationalen Stillkommission 209

32 Ernährung in der Stillzeit 211

32.1 Mikronährstoffe 211
32.2 Nährstoffbedarf in der Stillzeit 212
32.3 Wertvolle Nahrungsmittel – nicht nur für die Stillzeit 213
32.4 Sinnvoller Einsatz von Nahrungsergänzungsmitteln 217
32.5 Milchbildungsfördernde Nahrungsmittel (Galaktagoga) 218

33 Sport in der Stillzeit 221

34 Stillen und Berufstätigkeit 222

34.1 Organisation 222
34.2 Gesetzliche Grundlagen 224

35 Stillen und Beikost 226

35.1 Definition: Beikost 226
35.2 Einführung der Beikost 226
35.3 Geeignete Nahrungsmittel 229

35.4	Zubereitung und Anbieten der Beikost	231
35.5	Gläschenkost	233
35.6	Allergieauslösende Nahrungsmittel	234
35.7	Familienkost	234

36 Langzeitstillen ... 236

37 Stillen in der Schwangerschaft und Tandemstillen ... 240

37.1	Stillen während erneuter Schwangerschaft	240
37.2	Tandemstillen	241

38 Abstillen ... 243

38.1	Primäres Abstillen	243
38.2	Frühes Abstillen	243
38.3	Plötzliches Abstillen	243
38.4	Stillstreik	245
38.5	Allmähliches Abstillen	246
38.6	Natürliches Abstillen	247
38.7	Physiologische Veränderungen nach dem Abstillen	247

39 Formulanahrung für Säuglinge und Kleinkinder ... 249

39.1	Muttermilchersatznahrungen für reifgeborene Säuglinge	250
39.2	Spezialnahrungen bei gastrointestinalen Problemen	255
39.3	Spezialsäuglingsnahrungen bei Stoffwechselproblemen	258
39.4	Weitere Spezialnahrungen	260
39.5	Aufgabe für das Apothekenpersonal	261

Anhang A ... 263

Innocenti Deklaration über Schutz, Förderung und Unterstützung des Stillens . 263
Gesetz über die Werbung für Säuglingsanfangsnahrung und Folgenahrung
(Säuglingsnahrungswerbegesetz – SNWG) . 266
Kurzvorstellung der Arbeitsgemeinschaft Freier Stillgruppen (AFS) . 270
Kurzvorstellung der La Leche Liga Deutschland e.V. (LLL) . 271
Kurzvorstellung der WHO/UNICEF-Initiative „Stillfreundliches Krankenhaus". . 272

Anhang B **273**

1   Empfehlenswerte Literatur neben den genannten Fachbüchern 273
2   Hilfreiche Adressen 274
3   Bezugsquellen 278

Sachregister **282**

Initiativen zur Stillförderung

1.1 Einführung

Verschiedene Faktoren ließen in Deutschland die Stilltradition zum Erliegen kommen. In den 60er Jahren wurde die Geburt zunehmend in die Klinik verlegt, Hausgeburten waren die Ausnahme. Im streng geregelten Klinikalltag hatte das Stillen zu wenig „Raum". Zu spätes erstes Anlegen, zeitliche Begrenzungen beim Stillen, zu wenig Unterstützung, zu hohe Hygieneanforderungen und besonders die räumliche Trennung von Mutter und Kind ließen den physiologischen Milchaufbau kaum oder nicht zu. Zufüttern mit künstlicher Milch lag an der Tagesordnung. Auch hatte man zu wenig wissenschaftliche Kenntnisse über die immunologischen Schutzstoffe der Muttermilch. Die Säuglingsnahrungsindustrie hatte ein leichtes Spiel, Mütter von der Notwendigkeit der Flaschennahrung zu überzeugen. Die Milchflasche führte ihren Siegeszug an und wurde sozusagen zum Statussymbol der Gesellschaft. Stillen war verpönt. Heute noch findet man vielerorts die Milchflasche als Symbol für den Wickelraum in öffentlichen Einrichtungen und Einkaufshäusern.

- 1978 schlossen sich 150 Bürgerinitiativen aus 90 Ländern zu einem Netzwerk zusammen, dem „International Baby Food Action Network" (IBFAN). Es setzt sich für die Gesundheit und ausreichende Ernährung von Kindern ein. Dazu zählt auch die Förderung des Stillens und die Abschaffung der rein profitorientierten Werbung für künstliche Babynahrung, Flaschen und Sauger.
- Erst in den 80er Jahren hatte man genauere Informationen über die Biochemie der Muttermilch und den enthaltenen Immunfaktoren. Zudem trat das Stillen wieder langsam in den Vordergrund durch die Frauenbewegung und der damit einhergehenden Emanzipation der Frau. Die hohe Schadstoffbelastung der Muttermilch warf jedoch wieder einen Schatten auf das Stillen.
- 1981 wurde der „Internationale Kodex zur Vermarktung von Muttermilchersatzprodukten" von der WHO verabschiedet mit nur einer Gegenstimme (USA).
  Der gemeinnützige Verein „Aktionsgruppe Babynahrung e.V." (AGB) wurde in Deutschland gegründet. Er setzt sich für den Schutz und die Förderung des Stillens und die ethische Vermarktung der Muttermilchersatzprodukte ein.
- Eine 1983 über zwei Jahre durchgeführte Studie des Bundesministeriums für Jugend, Familie, Gesundheit und Frauen untersuchte das Stillverhalten in Deutschland und kam zu folgendem Ergebnis: Die Stillbereitschaft der Frauen ist zwar groß (95%), jedoch nur 83% begannen zu stillen, davon nur ein Drittel ausschließlich 30% der stillenden Mütter beendeten ihre Stillbeziehung

nach 1 Monat, nach 3 Monaten waren es mehr als die Hälfte. Schon damals empfahl die WHO volles Stillen für 6 Monate.

- 1989 Vorstellung der „10 Schritte zum erfolgreichen Stillen" von der WHO und dem Kinderhilfswerk der vereinten Nationen (UNICEF).
- 1990 Aufstellung der Innocenti Deklaration in Florenz im Rahmen der WHO/UNICEF-Konferenz mit Thema „Stillen in den 90er Jahren: eine weltweite Initiative". Sie forderte alle Regierungen auf, das WHO-Konzept vollständig zu realisieren.
- 1991 Gründung der „World Alliance for Breastfeeding Action" (WABA) von der UNICEF.
- 1992 initiierte die WABA die erste „Weltstillwoche" unter dem Motto „Ein babyfreundliches Krankenhaus".
- 1994 wurde in Deutschland aufgrund der Innocenti Deklaration die Nationale Stillkommission gegründet, sowie das Säuglingsnahrungswerbegesetz (SNWG) verabschiedet (siehe Anhang A).
Vertreter der Clinton-Regierung unterstützen nun den internationalen WHO-Kodex zur Vermarktung von Muttermilchersatzprodukten.
- In einer erneuten Studie, der so genannten SuSe-Studie, wurden 1997/98 erstmals bundesweit die Stillbedingungen in deutschen Geburtskliniken und das Stillen während des ersten Lebensjahrs sowie die Einflussfaktoren auf das Stillen untersucht:
  - 90 % der Mütter begannen zu stillen, nur die Hälfte davon stillte 4 Monate ausschließlich.
  - Frauen aus unteren sozialen Schichten und jüngere Mütter würden eher stillen, wenn sie entsprechend aufgeklärt werden würden.
  - Zufütterung von Milchnahrung und Stillprobleme in den ersten Tagen trugen zu einer verkürzten Stillperiode bei.

  Schlussfolgerungen der Studie waren:
  - Die Stillquoten nehmen zu, können jedoch noch deutlich erhöht werden, wie beispielsweise in skandinavischen Ländern mit sehr ausgeprägter Stillkultur.
  - Um das Ziel zu erreichen, besteht in der Gesamtbevölkerung ein enormer Aufklärungsbedarf: begonnen in der Schwangerschaft durch eine gute Stillvorbereitung, in der Klinik durch Umsetzung angemessener Stillstandards sowie nach der Geburt durch entsprechende Betreuung und Informationsmöglichkeiten.

- 2000 wurden von der International Lactation Consultant Association (ILCA) „Leitlinien für das Stillmanagement während der ersten 14 Lebenstage auf wissenschaftlichen Grundlagen" formuliert. Diese Leitlinien sind laut Vorwort „das Ergebnis der Bemühungen eines multidisziplinären Expertinnengremiums mit Anregungen von Betroffenen". Sie sollen als „Managementstandards, entworfen als Anleitung für die optimale Betreuung von Müttern und Säuglingen, sowohl die Stillraten, als auch die Stilldauer verbessern".
- 2001 haben bereits 51 Länder den WHO-Kodex in ihrer Gesetzgebung meist in seiner Gesamtheit integriert.

1.2 Internationaler Kodex zur Vermarktung von Muttermilchersatzprodukten

Während in den Industrieländern das Stillen wieder an Bedeutung gewann, die Stillquoten und auch die Stilldauer anstiegen, konnte man in den Ländern der 3. Welt einen drastischen Rückgang feststellen. Die Selbstverständlichkeit des Stillens wurde gerade von der gehobenen Schicht über Bord geworfen. Es war chic, sein Kind mit Flasche zu füttern und zeugte von exklusiver Lebensqualität. Die Babynahrungsfirmen machten jedoch nicht Halt vor der armen Bevölkerung. Durch rücksichtslose Werbemethoden verbreiten sie überall ihre Kunstmilchprodukte mit bestem Erfolg für die Hersteller, aber zur Katastrophe für die Bevölkerung der 3. Welt. Denn die Flaschennahrung führt für diese Länder zu einem hohen volkswirtschaftlichen Verlust. Laut AGB bindet die Einfuhr der teuren Milchpulver enorme Finanzmittel, sowohl auf der Verbraucherinnen – wie auch auf der Seite des Gesundheitswesens. Es sterben pro Jahr laut WHO und UNICEF ca. 1,5 Millionen Säuglinge an den Folgen der Flaschenernährung. In der 3. Welt hauptsächlich bedingt

- durch die katastrophalen hygienischen Verhältnisse (hochverkeimtes Wasser für die Zubereitung, unsterile Flaschen und Sauger),
- durch die Armut (Baby erhält die teure Nahrung zu selten oder es wird zu wenig Pulver pro Flasche genommen),
- aus Unwissenheit (unkorrektes Abmessen führt zu Überdosierung des Pulvers).

Folgen davon sind Infektionen der Atemwege, massive Unterernährung, Magen-Darm-Erkrankungen, um nur einige zu nennen, bis hin zum Tod.

Gratislieferungen für Entbindungsstationen, Anzeigen in medizinischen Fachzeitschriften oder die Finanzierung von Kongressen durch die Babynahrungsindustrie sind nur wenige Beispiele der angewandten Bestechungstechniken. Plakate und Poster, Etiketten und Anzeigen mit zufrieden lächelnden Babys, suggerieren den Müttern, wie gut doch die künstliche Babynahrung sei. Stillen, das Natürlichste und Beste für das Kind, rückt in den Hintergrund.

Die Weltgesundheitsversammlung (WHA) hat den Internationalen Kodex und weitere Resolutionen verabschiedet, um die Werbung für Muttermilchersatzprodukte, Flaschen und Sauger in wesentlichen Punkten einzuschränken. Er ist eine Minimalforderung für alle Länder dieser Erde – sowohl für Entwicklungsländer, wie auch für Industriestaaten.

Artikel 1 des Internationalen Kodex besagt:
„Ziel dieses Kodex ist es, zu einer sicheren und angemessenen Ernährung für Säuglinge und Kleinkinder beizutragen, und zwar durch Schutz und Förderung des Stillens und durch Sicherstellung einer sachgemäßen Verwendung von Muttermilchersatznahrung, wo solche gebraucht wird. Dies soll auf Grundlage entsprechender Aufklärung und durch eine angemessene Vermarktung und Verteilung erfolgen."

Die wichtigsten Forderungen des Kodex lauten:

- Keine Werbung für künstliche Säuglingsnahrung in der Öffentlichkeit.
- Keine Abgabe von Gratisproben künstlicher Babynahrung an Schwangere, Mütter oder deren Familienangehörigen.
- Keine Werbung o.g. Produkte und Verteilung von Gratisproben in Einrichtungen des Gesundheitswesens.
- Beratung der Mütter bzgl. künstlicher Säuglingsnahrung ausschließlich durch Gesundheitspersonal.
- Informationen für das Gesundheitspersonal müssen auf wissenschaftlichen Fakten beruhen.
- Es dürfen keine Geschenke oder Gratisproben an Gesundheitspersonal verteilt werden. Auch finanzielle oder materielle Anreize zur Produktförderung sind verboten.
- Es muss eine angemessene Etikettierung der Produkte erfolgen. Idealisierte Abbildungen wie z. B. eine Babyflasche oder ein Babybild dürfen nicht verwendet werden.
- Hersteller und Anbieter von Babynahrung müssen in allen Ländern den Forderungen des Kodex entsprechen.

Der Kodex verbietet Babynahrung nicht, regelt jedoch deren ordnungsgemäße Vermarktung, Werbung, Information, Etikettierung, Qualitätssicherung und die korrekte Anwendung. IBFAN überwacht die Einhaltung des Kodex.

Alle aufgeführten Punkte des Kodex sind auch gültig für Apotheken! Die Apotheke ist eine gesundheitliche Einrichtung, in der Gesundheitspersonal auch Schwangere und Mütter berät.

1.3 10 Schritte zum erfolgreichen Stillen

Die WHO formulierte neben oben genanntem Kodex noch eine weitere wichtige Konzeption für die Qualitätssicherung der Stillförderung, diesmal gemeinsam mit UNICEF: „10 Schritte zum erfolgreichen Stillen".

Sie haben zum Ziel, Stillförderung als Standard auf der Wochenstation zu praktizieren. Alle Einrichtungen, in denen Entbindungen stattfinden, sollten diese 10 Anforderungen erfüllen:

1. Schriftliche Richtlinien zur Stillförderung haben, die dem gesamten Pflegepersonal in regelmäßigen Abständen nahe gebracht werden.
2. Das gesamte Mitarbeiterteam in Theorie und Praxis so schulen, dass es diese Richtlinien zur Stillförderung mit Leben erfüllen kann.
3. Alle schwangeren Frauen über die Vorteile und die Praxis des Stillens informieren.
4. Müttern ermöglichen, ihr Kind innerhalb der ersten halben Stunde nach der Geburt anzulegen.

5. Den Müttern das korrekte Anlegen zeigen und ihnen erklären, wie sie ihre Milchproduktion aufrechterhalten können, auch im Falle einer Trennung von ihrem Kind.
6. Neugeborenen Kindern weder Flüssigkeiten noch sonstige Nahrung zusätzlich zur Muttermilch zu geben, wenn es nicht aus medizinischen Gründen angezeigt scheint.
7. Rooming-in praktizieren – Mutter und Kind erlauben, zusammenzubleiben – 24 Stunden am Tag.
8. Zum Stillen nach Bedarf ermuntern.
9. Gestillten Kindern keinen Gummisauger oder Schnuller zu geben.
10. Die Entstehung von Stillgruppen fördern und Mütter bei der Entlassung aus der Klinik oder Entbindungseinrichtung mit diesen Gruppen in Kontakt bringen.

Wenn ein Krankenhaus diese Richtlinien in die Praxis umsetzt und die Bestimmungen des WHO-Kodex einhält, wird es von der WHO/UNICEF-Initiative „Stillfreundliches Krankenhaus e.V." als solches ausgezeichnet und erhält eine entsprechende Plakette (Siehe Anhang A).

Die Nationale Stillkommission schließt sich der Erklärung von WHO und UNICEF (Innocenti Deklaration) an, Bedingungen zu schaffen, die das Stillen fördern und die es stillwilligen Müttern ermöglichen, ihre Säuglinge 4 bis 6 Monate ausschließlich zu stillen. Bei geeigneter und ausreichender Beikost kann so lange weitergestillt werden, wie Mutter und Kind es wünschen. Da es in der Gesellschaft und in den Familien kaum noch eine Stilltradition gibt, übernimmt das medizinische Fachpersonal eine führende Rolle beim Wiederaufbau einer „Stillkultur" (lt. BZgA „Stillen und Muttermilchernährung").

Literatur

AGB, Der Internationale Kodex und die Resolutionen der Weltgesundheitsversammlung zum Schutze des Stillens, 1981
AGB, Verstöße gegen den Internationalen Kodex, 2002
AGB, Nestlé – Geschäfte mit der Saugflasche, 1992
BZgA, Stillen und Muttermilchernährung, Gesundheitsförderung Konkret, Band 3
Gesetz über die Werbung für Säuglingsnahrung und Folgenahrung (SNWG), Bundesgesetzblatt, Jg. 1994 Teil 1
Homepage IBFAN, www. Ibfan.org/german/gategerman.htlm
Homepage AGB, www.babynahrung.org
IBFAN, Der Kodex in Cartoons, 2001
Kroth C., Stillen und Stillberatung, Ullstein Medical, Wiesbaden 1998
Stillen – Schutz, Förderung und Unterstützung – Die besondere Rolle des Gesundheitspersonals, AGB-Aktionsgruppe Babynahrung e.V. Aachen, 1990

2 Aufgaben und Ziele der Stillberatung

Stillberatung orientiert sich grundsätzlich an den Bedürfnissen von Mutter und Kind.

Sie gliedert sich in folgende Aufgabengebiete:
- Vermittlung wissenschaftlich fundierter Information,
- Beratung, Ermutigung und dem Ergreifen erforderlicher Maßnahmen bei Stillproblemen,
- Beratung und einfühlsamen Unterstützung bei besonderen Stillsituationen,
- Leitung von Stillgruppen und/oder Stillvorbereitungskursen,
- Dokumentation der Stillberatungen,
- ständige Fortbildung.

2.1 Stillberatung in der Schwangerschaft

In verschiedenen Studien konnte bestätigt werden, dass eine gute Aufklärung über das Stillen die Stilldauer positiv beeinflusst. Auch die Art und Weise, wie diese Informationsvermittlung geschieht, hat Einfluss. Oft erfahren die schwangeren Frauen erst im letzten Trimenon im Rahmen des Geburtsvorbereitungskurses oder in einem Stillvorbereitungskurs Genaueres über das Stillen. Es besteht für werdende Mütter auch die Möglichkeit Einzelberatungen in Anspruch zu nehmen.

Hauptaufgabe ist es, die Stillbereitschaft der Schwangeren zu fördern, besonders wenn die Frauen noch unentschlossen sind. Je genauer die Frauen über das Stillen aufgeklärt sind, desto leichter können sie sich dafür entscheiden und desto erfolgreicher verläuft auch der Stillbeginn.

In den meisten Geburtsvorbereitungskursen wird für das Thema Stillen nur wenig Zeit eingeräumt. Wesentlich effektiver ist ein spezieller Stillvorbereitungskurs von etwa 4 bis 6 Stunden, den die Frauen zusätzlich besuchen können. Dadurch besteht die Möglichkeit, erheblich tiefer in die Materie einzusteigen, die Schwangeren nehmen mehr Detailwissen mit nach Hause. Dieser Kurs stärkt darüber hinaus auch das Selbstvertrauen in die eigene Stillfähigkeit und gibt den Frauen Argumente an die Hand, um stillfeindlichen Bemerkungen Parole zu bieten – sei es von Müttern, Schwiegermüttern oder vielerorts noch unwissendem Klinikpersonal.

Im Moment ist das Angebot an Stillvorbereitungskursen noch sehr dürftig. Diesen Aufgabenbereich könnte auch die Apotheke übernehmen – Gesundheitsberatung also von Anfang an. Für die werdenden Mütter würde das eine außerordentliche Serviceleistung darstellen, mit sehr positivem Feedback. Für die Apotheke ist es ein neuer Kompetenzbereich mit erheblichem Potential im OTC-Bereich.

2.2 Stillberatung im Wochenbett

Bei einer Klinikgeburt fällt die Stillberatung in die Verantwortlichkeit von Wochenbettstation und Kinderzimmer. Hat die Frau ihr Kind zuhause auf die Welt gebracht, wird sie von einer Hebamme betreut, ansonsten erst, wenn sie die Klinik verlassen hat. Hebammenbetreuung wird von den Krankenkassen wie folgt gewährt:

In den ersten 10 Tagen hat die Wöchnerin auf 10 Hausbesuche Anspruch, ab dem 10. Tag bis einschließlich der 8. Woche pp. (postpartum = nach der Geburt) weitere 16 Hausbesuche oder telefonische Beratungen. Anschließend kann die Hebamme bei Bedarf bis zum Ende der Stillzeit noch 2 Hausbesuche sowie 2 telefonische Beratungen durchführen.

Hauptaufgabe der Stillberatung im Wochenbett ist
- einen idealen Stillbeginn für Mutter und Kind zu ermöglichen,
- Informationen und Unterstützung zu bieten für das Aufrechterhalten des Stillens,
- Ursachen bei auftretenden Stillproblemen zu erkennen und zu beseitigen,
- Unterstützung und Betreuung bei besonderen Stillsituationen (z.B. nach Kaiserschnitt, bei frühgeborenen, kranken oder behinderten Kindern, bei Erkrankung der Mutter).

Die „10 Schritte zum erfolgreichen Stillen" (s. Kapitel 1.3 und 3.2) bilden dabei die Grundlage für einheitlichen Stillstandard in den Entbindungskliniken.

2.3 Stillberatung nach dem Wochenbett

Im Bericht vom Runden Tisch zur Stillförderung in Deutschland am 4.5.2002 schreibt Dr. Abou-Dakn (Vorstand der WHO/UNICEF Initiative „Stillfreundliches Krankenhaus" e.V.):

„Nach einer vergleichsweise intensiven Begleitung der Schwangeren und jungen Mütter vor der Geburt und in der Klinik, findet nach der Entlassung oft keine weitere Betreuung in der Stillzeit statt. Dies führt häufig zu einem vorzeitigen Abbruch der Stillbeziehung, vor allem wenn Stillprobleme auftreten." Weiterhin stellt er fest, dass das Netz an regionalen Stillgruppen von AFS (Arbeitsgemeinschaft freier Stillgruppen) und der LLL (La Leche Liga) sowie die Hebammenbetreuung nur sehr begrenzt in Anspruch genommen wird. Die Ursache liegt, so Dr. Abou-Dakn, in der mangelnden Kooperationsbereitschaft der Kliniken und Ärzte und dem damit verbundenen Informationsdefizit für die Wöchnerinnen. Hier greift aber gerade „Schritt 10", der die Förderung der Entstehung von Stillgruppen verlangt, sowie das in Kontakt bringen der Mütter mit diesen Gruppen, also die Informationsweitergabe.

Neben Hebammenbetreuung besteht für stillende Frauen die zusätzliche Möglichkeit sich in einer Stillgruppe Unterstützung und Informationen zu holen. Ausgebildete Stillberaterinnen fördern die natürliche Stillkompetenz der Mütter. Außerdem können die Mütter Kontakte knüpfen und sich untereinander austauschen.

Hauptaufgabe der Stillberatung nach dem Wochenbett ist:
- Die Mütter zu ermutigen ihr Baby 6 Monate ausschließlich zu stillen.
- Unterstützung bei auftretenden Stillproblemen.
- Informationen zu vermitteln über Themen wie z. B. das Entleeren der Brust, das Sammeln und Aufbewahren der Milch, Empfängnisverhütung, Tragen, Schlafverhalten des Babys und Stillen, Beikost, Abstillen etc.).

Ziel einer einfühlsamen und kompetenten Stillberatung ist das Selbstvertrauen der Mutter und ihre Zuversicht in ihre eigenen Fähigkeiten als Mutter zu bestärken. Sie selbst ist die Expertin im Umgang mit ihrem Kind, wenn sie entsprechende Informationen vermittelt bekommt, die ihr dazu verhelfen, Entscheidungen eigenverantwortlich zu treffen (LLL-Beraterinnen-Handbuch).

2.4 Kurzbeschreibung des Berufsbildes der Still- und Laktationsberaterin IBCLC

Immer wieder wird in den einzelnen Kapiteln auf die Still- und Laktationsberaterin IBCLC hingewiesen. Es ist eine relativ neue Berufsgruppe in der Medizin und soll im Folgenden kurz vorgestellt werden (lt. Angaben des BDL).

Still- und Laktationsberaterinnen IBCLC haben eine umfassende Ausbildung absolviert. Den Abschluss bildet ein Examen, welches vom International Board of Lactation Consultant Examiners (IBLCE), einer Expertengruppe auf dem Gebiet des Stillens aus verschiedenen Gesundheitsberufen, abgenommen wird. Voraussetzung für die Zulassung zur Ausbildung sind eine abgeschlossene Berufsausbildung in einem medizinischen Grundberuf sowie 1800 Praxisstunden in der Stillberatung bzw. mehrere Berufsjahre in der Mutter-Kind-Stillbetreuung oder die Approbation als Arzt/Ärztin und 1200 Praxisstunden in der Stillberatung.

Die Weiterbildung zur Still- und Laktationsberaterin IBCLC umfasst ein umfangreiches theoretisches und praktisches Wissen über alle Aspekte der Laktation, die bisher in den Fachgebieten Gynäkologie, Pädiatrie, Allergologie, Psychologie usw. vermittelt wurden. Die Kompetenzbereiche dieser Berufsgruppen bleiben unberührt. Es soll aber im Rahmen der umfassenden Betreuung eine gute Zusammenarbeit erreicht werden. Ständige Fortbildungen und die Wiederholung des Examens nach 10 Jahren sind Voraussetzung für das Fortbestehen der Qualifikation (Rezertifizierung).

Der Titel Still- und Laktationsberaterin IBCLC (International Board Certified Lactation Consultant) ist beim Patentamt geschützt.

IBCLC`s arbeiten

- freipraktizierend oder in einem Angestelltenverhältnis in der Klinik oder in Arztpraxen,
- in der Geburtsvorbereitung als Ansprechpartnerin rund um das Thema Stillen,
- beratend mit Einzelpersonen oder führen Gruppenberatungen durch,
- im Rahmen der Ausbildung und Fortbildung der verschiedenen Gesundheitsberufe zum Thema Laktation und Stillen,
- in der Organisation von Fachkongressen, Informationstagen und weiteren Bildungsveranstaltungen sowie in Schulen und anderen Bildungseinrichtungen,
- bei der Umsetzung des Konzeptes „Stillfreundliches Krankenhaus" der WHO und UNICEF in Abteilungen für Geburtshilfe.

Die Zusatzausbildung befähigt vor allem dazu, in Problemsituationen – wie Erkrankungen von Mutter und/oder Kind, Frühgeborenen, Zwillingen, behinderten Kindern, mangelnder Gewichtszunahme des Kindes – begleitend zur medizinischen Betreuung, ein individuelles Konzept zu erarbeiten, das die Möglichkeit zum Stillen bzw. zur Muttermilchernährung sichert. Die emotionale Unterstützung der Mutter in ihrer Beziehung zum Kind steht dabei im Vordergrund.

Weitere Informationen sind erhältlich beim Berufsverband Deutscher Laktationsberaterinnen IBCLC e.V. (BDL), (s. Anhang B).

Literatur

BZgA, Stillen und Muttermilchernährung, Gesundheitsförderung Konkret Band 3, 2001
Kroth C., Stillen und Stillberatung, Ullstein Medical, Wiesbaden 1998
www. Geburtskanal.de/Wissen/Stillen/Stillförderung in Deutschland: Koordination im stationären und ambulanten Bereich, Bericht von Dr. Michael Abou-Dakn vom 4.5.2002

3 Stillförderung und -beratung in der Apotheke?!

3.1 Warum Stillförderung und -beratung in der Apotheke?

Apotheker genießen in der Bevölkerung ein hohes Ansehen als Gesundheitsberater. Stillberatung ist Gesundheitsberatung von Anfang an.

Schwangere und junge Mütter stellen eine Zielgruppe dar, die nach kompetenter Beratung verlangt. Der Kompetenzbereich der Apotheke kann sich auf dieses Gebiet ausweiten. Sie leistet damit einen großen Beitrag für die nationale Stillförderung, der Krankheitsprävention von Mutter und Kind und damit auch für die Volkswirtschaft. Die Apotheke selbst gewinnt an Ansehen und kann durch fachliche und empathische Unterstützung Neukundinnen gewinnen und binden, denn zufriedene Mütter bleiben der Apotheke treu. Es wird sich unter den werdenden und jungen Müttern rasch herumsprechen, wo man sich die besten Tipps holen kann. Für die Apotheke bedeutet diese Zielgruppe also auch ein nicht zu verachtendes finanzielles Potential, gerade in der jetzigen Zeit des Umbruchs und ständiger wirtschaftlicher Einbußen. Durch die Spezialisierung ist es auch möglich, sich von Konkurrenzapotheken abzuheben.

3.2 Wie kann Stillen in der Apotheke gefördert werden?

Einige der „10 Schritte zum erfolgreichen Stillen" können auch in der Apotheke umgesetzt werden.

Schritt 1 und 2
Voraussetzung für kompetente Stillberatung ist natürlich ein entsprechendes Fachwissen von möglichst allen Apothekenmitarbeitern, damit alle am gleichen Strang ziehen und die zu beratenden Frauen nicht Unterschiedliches über den gleichen Sachverhalt zu hören bekommen. Schriftliche Richtlinien zur Stillförderung können erarbeitet und im Apothekenteam (regelmäßig) besprochen und eventuell ergänzt werden.

Schritt 3
Ein weiteres wichtiges Kriterium ist der Aufbau eines Netzwerkes. Die Apotheke als Kompetenzcenter steht im Mittelpunkt und kann bei Bedarf weiterleiten an Experten. Eine Zusammenarbeit mit folgenden Ansprechpartnern hat sich dabei bewährt:

- Gynäkologen,
- Kinderärzten,
- Hebammen,
- Geburtsvorbereiterinnen,
- Still- und Laktationsberaterinnen IBCLC,
- Stillberaterinnen von AFS oder LLL,
- Entbindungskliniken,
- Logopädinnen,
- Psychologen,
- Familienbildungsstätten,
- Heilpraktikern,
- klassischen Homöopathen.

Als Serviceleistung der Apotheke kann eine Info-Mappe mit diesen zusammengestellten Adressen mit Kurs-, Beratungs- oder Therapieprogramm an schwangere Frauen ausgehändigt werden.

Weiterhin kann die Apotheke Informationen über die Vorteile und die Praxis des Stillens geben z. B. in Form von

- Einzelberatungen.
- Stillvorbereitungskursen in Eigenregie oder in Kooperation mit einer Still- und Laktationsberaterin IBCLC.
- In Zusammenarbeit mit einer Hebamme bei Geburtsvorbereitungskursen.
- Vortragsabenden über Themen wie Arzneimittel in Schwangerschaft und Stillzeit, Säuglingspflege, Ernährung des Säuglings ab dem 6. Monat u. a.
- Das Anbieten wertvoller Literatur und Broschüren über das „Stillen" rundet das Informationsangebot ab (Bücher z. B. der La Leche Liga sind sehr zu empfehlen).
- Ein entsprechendes Produktsortiment in der Apotheke ergänzt die Beratung.

Schritt 4 entfällt für die Apotheke.

Schritt 5
Korrektes Anlegen kann im Stillvorbereitungskurs sowie nochmals in der Stillgruppe gezeigt werden.

Schritt 6
Das Aufrechterhalten der Milchproduktion ist Thema im Stillvorbereitungskurs, einer Einzelberatung, wenn die Mutter mit diesem Anliegen in die Apotheke kommt, oder in der Stillgruppe.

Schritt 7
Die Vorteile des Rooming-in sind ein äußerst wichtiges Thema für den Stillvorbereitungskurs und speziell als Merkblatt auch für oben genanntes Info-Paket.

Schritt 8
Stillen nach Bedarf fällt auch in den Themenbereich des Stillvorbereitungskurses.

Schritt 9
Die Aufklärung der Mütter über den Einsatz von Saugern und Schnullern bietet sich entweder als Einzelvortrag an, wird kurz im Stillvorbereitungskurs und der Stillgruppe erläutert oder als Merkblatt den Müttern beim Kauf eines Schnullers oder von Flaschensaugern ausgehändigt und auch in das Info-Paket eingelegt.

Schritt 10
Adressen über nahe gelegene Stillgruppen können den Schwangeren und Stillenden im oben genannten Info-Paket mitgeteilt werden, das von der Apotheke ausgehändigt wird.

Die Einrichtung eines Milchpumpenmietdepots ist für diese spezialisierte Apotheke geradezu selbstverständlich. Aber mit der Abgabe der Milchpumpe über den Ladentisch ist es nicht getan. Mütter, die eine Pumpe benötigen, haben in den meisten Fällen ein Stillproblem, sind dadurch psychisch belastet und bedürfen der besonderen Beratung im Umgang mit der Pumpe. Nimmt sich die Beratende noch die Zeit und gibt der Mutter auch Anleitung im Aufbewahren der Muttermilch, wird sie mehr als dankbar sein, insbesondere wenn sie diese Anleitung zusätzlich in schriftlicher Form erhält (mehr darüber s. Kap. 23).

3.3 Weitere Schwerpunktthemen für die Stillberatung in der Apotheke

- Beratung bei der Abgabe von Stillhilfsmitteln,
- Beratung der Mutter, wenn sie eine Waage ausleihen möchte (wann und wie oft wiegen, Ermutigung und Information bei zu geringer Milchproduktion, etc.),
- Arzneimittel für die stillende Mutter und den Säugling (besonders in der Erkältungszeit),
- Empfängnisverhütung,
- Reise- und Impfberatung,
- Ernährung der Mutter,
- Beikost,
- Unterstützung beim Abstillen,
- Ernährung des jungen Säuglings, wenn die Mutter nicht oder nicht mehr stillen kann,
- Schadstoffe in der Muttermilch.

Kinderärzte und Gynäkologen können sich oftmals nicht mehr die Zeit nehmen, Mütter über die aufgeführten Themen detailliert zu beraten. Diese Aufgabe kann die Apotheke übernehmen. Auch die Hebammen begrüßen diesen besonderen Service und die Zusammenarbeit mit der Apotheke.

Allerdings gilt es für die Apotheke, auch die Grenzen der Stillberatung zu erkennen (s. Kap. 4). Dann ist sie aufgefordert die Mutter an Experten zu verweisen wie den Gynäkologen, den Kinderarzt, die Klinik, an die Hebamme oder eine Still- und Laktationsberaterin IBCLC!

Selbst den Forderungen des WHO-Kodexes kann die Apotheke nachkommen, auch wenn künstliche Säuglingsnahrung im Regal steht:
Spezialnahrungen sind ohnehin nur über die Apotheke zu beziehen. Und genau genommen ist es für eine Apotheke aus betriebswirtschaftlichen Gründen heraus nicht rentabel mit einem ähnlich großen Sortiment an Babynahrung aufzuwarten, wie der Drogeriemarkt um die Ecke. Indem die Apotheke den stillenden Müttern mit Rat und Tat zur Seite steht, kann sie sich ein wesentlich besseres Image aufbauen und Neukundinnen binden, als mit Schleuderpreisen bei Formulanahrung, bei der unterm Strich so gut wie nichts übrig bleibt.

Werbung für künstliche Säuglingsnahrung und die Abgabe von derartigen Proben sollte in der Apotheke ein Tabu sein!

4 Grenzen der Stillberatung in der Apotheke

Stillberatung kann in der Apotheke nur bis zu einem gewissen Grad durchgeführt werden, den es zu erkennen gilt. Bestimmte Situationen erfordern es, Mütter mit Stillproblemen an Fachpersonen zu verweisen. Bei einigen der aufgezählten Fälle ist die Mutter ohnehin in ärztlicher Betreuung. Eine Zusammenarbeit im Netzwerk mit Still- und Laktationsberaterinnen IBCLC, Hebammen und Gynäkologen bietet sich an.

4.1 Probleme oder besondere Situationen beim Kind

- Stillen von behinderten Kindern (Lippen-Kiefer-Gaumen-Spalten, Down-Syndrom etc.),
- Stillen von Kindern mit schweren Erkrankungen (Herzfehlern, Stoffwechselerkrankungen etc.),
- Stillen von Kindern mit neurologischen Beeinträchtigungen,
- Stillen von Frühgeborenen,
- Kinder mit länger anhaltenden Gedeihstörungen und/oder hohem Gewichtsverlust,
- Stillen von Kindern nach Operationen,
- Saugprobleme, zu kurzes Zungenbändchen.

4.2 Probleme oder besondere Situationen bei der Mutter

- Stillen nach kosmetischen Operationen der Brust wie Brustverkleinerung oder -vergrößerung,
- Stillen nach Operationen,
- wunde Mamillen, die spätestens nach 3 Tagen Behandlung keine Heilungstendenz zeigen,
- Mastitis,
- Brust-Abszess,

- Knoten in der Brust,
- Postpartum Depression,
- Stillen bei schweren Erkrankungen der Mutter,
- Stillen von Zwillingen,
- Relaktation,
- Stillen von Adoptivkindern.

Ebenso sollte die Einführung der Mutter in eine bestimmte alternative Zufütterungsmethode (Becherfüttern, Fingerfeeding, etc) ausschließlich geschulten Fachpersonen überlassen werden.

5 Stillvorbereitungskurse und Stillgruppen

5.1 Stillvorbereitungskurse

Viele schwangere Frauen befassen sich gedanklich nur mit der Zeit bis zur Geburt. Alles andere wird sich schon finden, stillen werden sie, wenn es denn klappt. Wie schon erwähnt, hängt die Stilldauer, aber auch die Zufriedenheit der Mütter mit der momentanen „Stillsituation", von der Aufklärung und Beratung ab, die sie vor der Geburt erhalten haben. Auch konnte man anhand der SuSe-Studie (1997/98) feststellen, je größer die Stillbereitschaft und damit auch die positive Einstellung dazu, desto erfolgreicher verläuft die Stillzeit.

Stillvorbereitungskurse werden im Moment noch sehr spärlich angeboten. Frauen, die diesen Kurs besucht haben, bestätigten immer wieder, wie wertvoll diese Informationen für sie waren und noch sind. Sie lassen sich von unterschiedlichen Meinungen des Klinikpersonals nicht so leicht verunsichern, sind informiert über körperliche Vorgänge beim Stillen, wissen Bescheid über Maßnahmen bei Stillproblemen u. v. m. Sie wissen auch, wohin und an wen sie sich bei auftretenden Problemen wenden können. Werden einfach besser aufgefangen.

6 Stunden (4-mal 90 Minuten) umfasst der Zeitrahmen des Stillvorbereitungskurses mit folgenden Themen:

Teil 1: Muttermilch ist einzigartig

- Die Vorteile des Stillens,
- in Grundzügen die Zusammensetzung der Muttermilch,
- Anatomie und Physiologie der weiblichen Brust,
- Veränderungen der Brust während der Schwangerschaft,
- der Milchspendereflex und die Milchbildung,
- Vorbereitung der Brust auf das Stillen.

Teil 2: Die ersten Stunden – das Wichtigste für den Stillbeginn

- Erstes Anlegen nach der Geburt,
- 24-Stunden-Rooming-in,
- Anlegetechnik und die 3 wichtigsten Stillpositionen,
- Stillen nach Kaiserschnitt,
- Saugverhalten des Babys,
- Stillrhythmus und Dauer einer Stillmahlzeit,

- Hungerzeichen,
- Milcheinschuss.

Teil 3: Schwierigkeiten überwinden

- Neugeborenengelbsucht vorbeugen,
- Saugprobleme vermeiden,
- wunde Mamillen,
- Pilzinfektion,
- Milchstau und Brustentzündung,
- zu große/zu geringe Milchbildung,
- Stillhilfsmittel – Sinn und Unsinn.

Teil 4: Der Alltag kehrt ein

- Wachstumsschübe und Gewichtszunahme,
- warum ein Baby schreit,
- Unterstützung durch den Partner in der Stillzeit,
- Tragen und verschiedene Tragehilfen,
- Entleeren der Brust, Sammeln und Aufbewahren der Muttermilch,
- Ernährung in der Stillzeit.

In unserer momentanen gesellschaftlichen Situation mit hauptsächlich Kleinfamilien, kommt dem Vater des Kindes ebenso eine bedeutende Rolle zu. Je mehr Wissen auch er sich über das Stillen und das Handling mit seinem Kind aneignet, desto besser kann er seine Partnerin unterstützen, besonders wenn Schwierigkeiten (z. B. Stillprobleme, Baby schreit oft) auftreten. Dies trägt zu einer harmonischeren Beziehung in der jungen Familie bei. Es sollte deshalb die Möglichkeit bestehen, mit Partner am Stillvorbereitungskurs teilnehmen zu können.

5.2 Stillgruppen

Die Wichtigkeit der Stillgruppen ist längst erkannt (s. „Schritt 10"). Die SuSe-Studie (1997/98) bestätigte zuletzt die Notwendigkeit für ein effektives Betreuungsnetz, einschließlich der Stillgruppen für stillwillige Mütter. Auch die Nationale Stillkommission sowie die Bundesanstalt für gesundheitliche Aufklärung empfehlen stillenden Frauen Stillgruppen zu besuchen.

Diese Selbsthilfegruppen werden von speziell ausgebildeten Stillberaterinnen geleitet, die Fachwissen und Einfühlungsvermögen so vereinen, dass sich die Mutter mit ihren Problemen ernst genommen fühlt und die für sie wertvollen Informationen von der Beraterin annehmen und umsetzen kann.

In der Stillgruppe

- werden stillwillige Mütter in ihrem Vorhaben unterstützt und ermutigt, so dass sie auch schwierige Situationen meistern können,
- erhalten die Stillenden kompetente Beratung im Umgang mit ihrem Baby und für das Stillmanagement,
- findet ein Erfahrungsaustausch von Mutter zu Mutter statt, wobei sie erkennen, dass es anderen Müttern ähnlich ergeht oder ergangen ist,
- können die jungen Mütter Kontakte knüpfen,
- sollen sich die Mütter in angenehmer Atmosphäre wohlfühlen, die es zulässt, dass sie ihre Probleme offen im Einzelgespräch mit der Beraterin oder in der Gruppe aussprechen können,
- steht bei jedem Treffen ein Thema im Mittelpunkt um Stillwissen zu vermitteln, über das auch diskutiert und durch Erfahrungen der einzelnen Mütter bereichert wird:
  - allgemeine Stillinformationen (Anlegetechnik, Stillpositionen, -frequenz),
  - Ernährung in der Stillzeit,
  - Schlafverhalten des Säuglings,
  - Einführen von Beikost,
  - Impfen,
  - altersentsprechende Entwicklung,
  - Veränderungen in der Partnerschaft u. v. m.,
- besteht meistens auch die Möglichkeit für die Mütter Bücher aus der Gruppenbücherei auszuleihen.

Es ist gerade für Mütter, die ihr erstes Kind bekommen haben, schwierig, aus den vielen Meinungen über Kinderernährung und Erziehung das Richtige herauszuziehen. Aufgabe der Stillberaterin ist es daher, das Selbstvertrauen der Mutter in ihre eigenen Fähigkeiten zu stärken. Die Mutter allein soll die Expertin für ihr Kind sein. Dies gelingt den Müttern auch am besten, wenn sie auf ihre Intuition, also auf ihr Bauchgefühl, hören und danach handeln.

Mehr Informationen über die Ausbildung zur Stillberaterin oder Gründung, Organisation und Leitung einer Stillgruppe, Materialien, etc. sind erhältlich

- der AFS – Arbeitsgemeinschaft Freier Stillgruppen
  unter www.afs-stillen.de,
- beim AZ – Ausbildungszentrum für Laktation und Stillen
  unter www.stillen.de,
- der LLL – La Leche Liga Deutschland
  unter www.lalecheliga.de,
- beim VELB – Verband Europäischer Laktationsberaterinnen
  unter www.stillen.org oder www.velb.org.

Speziell auf die Beratung in der Apotheke abgestimmt, bietet die Autorin Seminare an: Forum Ganzheitliches Babymanagement, info@gbm-stillen.de, www.gbm-stillen.de

Sehr empfehlenswert für die Stillgruppe und Stillvorbereitungskurse ist der „Lehrbehelf Stillen" von Andrea Hemmelmayr, IBCLC, und Eva Bogensperger, IBCLC. Er bietet neben ausführlichem Fachwissen auch viele Ideen für die Gestaltung der Kurse sowie anschauliche Unterrichtsmaterialien, die es erleichtern, die einzelnen Sachverhalte Müttern näher zu bringen. Dieser Ordner kann bestellt werden bei Andrea Hemmelmayr, email: a.hemmelmayr@gmx.at, Wigretsberg 15, A-4175 Herzogsdorf.

6 Kommunikationstechniken in der Stillberatung

Eine gute Kommunikationstechnik stellt ein wichtiges Instrument in der Stillberatung dar. Mit ihrer Hilfe kann sich die Stillberaterin besser artikulieren, ihr Interesse und Verständnis mitteilen. Sie schafft dadurch eine gute Vertrauensbasis zwischen ihr und der Mutter. Im übertragenen Sinn baut sich eine Brücke zwischen Mutter und Beraterin auf.

An erster Stelle steht dabei die Akzeptanz als helfende Grundhaltung, wie es Thomas Gordon in der „Patientenkonferenz" nennt. Diese Akzeptanz muss vom Gegenüber empfunden werden können. Am besten kann diese vermittelt werden durch das „aktive Zuhören". Es wird auch „Spiegelung von Gefühlen" oder „reflexives Zuhören" genannt. Die Beraterin hört der Mutter nicht nur zu, sondern sie fasst das Gehörte zusammen und wiederholt es mit ihren eigenen Worten. Sie gibt der Mutter „Feedback". Es findet also eine wechselseitige Kommunikation statt. Dadurch erfährt die Mutter, dass ihre Beraterin konzentriert zugehört und gleichzeitig das Gesagte auch verstanden hat. Und genau darauf kommt es an, denn ohne verstanden zu werden, fühlt sich die Mutter meist nicht akzeptiert.

Es ist nicht einfach eine Mutter zu akzeptieren, wenn diese eine ganz andere Meinung hat als die Beraterin. Würde die Beraterin nun die Mutter kritisieren, sie unterweisen oder gar lächerlich machen, so zieht sich die Mutter zurück. Die Brücke zwischen Mutter und Beraterin stürzt ein. Dies bedeutet nun aber nicht, dass die Beraterin falschen Aussagen und Meinungen der Mutter zustimmen muss. Nein, beim Spiegeln des Gesagten verhält sich die Beraterin neutral.

Beispiel 1

Mutter:
„Mein 3-Wochen altes Baby schreit am Abend ziemlich viel. Ich glaube, meine Milch reicht nicht. Deshalb gebe ich ihm abends immer eine Flasche."
Beraterin:
„Sie glauben, Sie haben zu wenig Milch, und um das Baby nicht hungern zu lassen, bieten Sie ihm die Flasche an?"
Eine abblockende Reaktion der Beraterin wäre:
„Babys sind abends meistens unruhig, deshalb müssen Sie nicht sofort die Flasche geben. Damit können Sie in diesem Alter eine Saugverwirrung bei Ihrem Kind riskieren."

Bemerken Sie den Unterschied?
Die Mutter fühlt sich akzeptiert, wenn sich die Beraterin in die Mutter und deren momentane Situation hineinfühlt.

Beispiel 2

Mutter:
„Seit mein Baby auf der Welt ist, schaffe ich gar nichts mehr. Ich bin nur noch am Stillen und Wickeln."
Beraterin:
„Sie machen sich Sorgen, weil Ihr Haushalt auf der Strecke bleibt. Es kann am Anfang ziemlich anstrengend sein, ein Baby zu versorgen und man muss sich ganz schön umstellen."

Empathie heißt das Zauberwort in diesem Fall. Die Mutter merkt sofort, „die versteht mich", wenn die Beraterin entsprechend einfühlsam, aber nicht mitleidvoll, reagiert. Die Beraterin versucht unausgesprochene Gefühle in Worte zu fassen.

Ein weiteres wichtiges Kriterium in der Kommunikation ist das Aussprechen von Lob. Damit kann man das Selbstwertgefühl des Gegenübers sehr leicht steigern. Wer hört nicht gerne Gutes über sich?

Eine Stillberaterin kann Lob immer dann einsetzen, wenn die Mutter etwas gut macht. Und jede Mutter bemüht sich um das Wohlergehen des Kindes, allein schon in dem sie den Mut fasst, ihre Probleme zu erzählen und sich beraten zu lassen.

Um genügend Informationen von der Mutter über ihre Situation zu erhalten, ist es wichtig offene Fragen mit folgenden W-Fragewörtern zu stellen: Was? Wann? Wie? Weshalb? Wo? etc.

Hat die Beraterin die Ursache und die Zusammenhänge des Anliegens der Mutter erkannt, sollte sie diese Punkte zusammengefasst der Mutter noch einmal mitteilen, damit keine Missverständnisse entstehen.
„Verstehe ich Sie richtig, dass ..."
„Sie sorgen sich, dass ..."
„Sie meinen, ..."
Manchmal hilft dies allein schon, dass die Mutter selbst eine Lösung für ihr Problem findet. Meist erwartet die Mutter aber Unterstützung in Form von Informationen und praktischen Tipps von der Beraterin. Werden diese als Ratschläge, Unterweisungen oder gar Warnungen ausgesprochen, so gibt man der Mutter das Gefühl, mangelnder Fähigkeit selbst Entscheidungen zu treffen, und stößt mit ziemlicher Sicherheit auf Widerstand.

Beispiel 3

Mutter:
„Mein Kind ist nun 6 Monate alt. Damit ich den Brei für mein Baby nicht mit künstlicher Säuglingsnahrung anrühren muss, möchte ich gleich auf Kuhmilch umsteigen. Ist das in Ordnung?"

Beraterin:
„Nein, das dürfen Sie auf keinen Fall. Wissen Sie nicht, dass dadurch das Allergierisiko für Ihr Baby beträchtlich gesteigert wird?"

Diese Antwort der Beraterin klingt fast wie eine verbale Ohrfeige für die Mutter. Sie wird die Beraterin sicherlich nicht mehr so schnell konsultieren.

In dem die Beraterin neutrale Informationen (eventuell mit Quellenangabe) gibt, ein bis zwei Vorschläge unterbreitet oder verschiedene Lösungen anbietet, lässt sie der Mutter die Freiheit und die Kompetenz selbst zu entscheiden.

Beraterin (gelungene Antwort):
„Sie haben eine Abneigung gegen künstliche Babynahrung. Wenn Sie möchten, können Sie den Brei mit abgepumpter Muttermilch anrühren. Es besteht auch die Möglichkeit, den Brei ausschließlich mit Wasser herzustellen, wenn Sie ansonsten noch sehr häufig stillen. Das Baby erhält dann das nötige Eiweiß noch hauptsächlich über Ihre Milch. Damit umgehen Sie auch das hohe Allergierisiko der Kuhmilch."

Flexibles und empathisches Reagieren mit klaren Aussagen, möglichst wenig Fachausdrücken und das Ganze in positive Formulierungen gefasst, zeichnet eine kompetente Gesprächsführung aus. Ziel ist, eine zufriedene Mutter aus der Beratung entlassen zu können. Optimale Kommunikation ist deshalb oft eine Gradwanderung, nicht nur in der Stillberatung. Diese erworbenen Fähigkeiten können im Alltag genauso Einsatz finden, als auch bei bestimmten Kundengesprächen in der Apotheke.

Literatur

Gordon T., Die Patientenkonferenz, Wilhelm Heyne Verlag, München 1996
Mohrbacher N., Torgus J., Das La Leche Liga International Beraterinnen Handbuch, LLLI Franklin Park, 1995
Schulz von Thun F., Miteinander Reden, Band 1–3, Rowohlt Taschenbuch Verlag, Reinbek 2002

7 Klare Fakten, die für das Stillen sprechen

7.1 Vorteile für das gestillte Baby

Muttermilch deckt ernährungsphysiologisch sämtliche Bedürfnisse ab, sie
- ist leicht verdaulich und verträglich,
- ist optimal bioverfügbar,
- passt sich in der Zusammensetzung den Bedürfnissen des Säuglings an,
- enthält arteigenes Eiweiß (s. Kap. 8 „Zusammensetzung der Muttermilch"),
- ist ständig frisch, hygienisch, gleich in der Temperatur und stets griffbereit in einer wunderschönen Verpackung – auch unterwegs.

Muttermilch bietet dem Säugling eine bestmögliche Gesundheitsprophylaxe:
- Enthält Antikörper und andere wichtige Schutzstoffe vor Krankheiten, daher konnten Studien belegen, dass gestillte Babys wesentlich seltener an Mittelohrentzündungen (Aniannson, 1994), Infektionen des Magen-Darm-Traktes, der Atemwege, der Harnwege, Meningitis und anderen Infektionen erkranken (Howie PW).
- Im Falle einer Erkrankung verläuft diese wesentlich sanfter, das Kind erholt sich auch rascher.
- Muttermilch ist gleichzeitig am Aufbau des kindlichen Immunsystems beteiligt.
- Sie unterstützt durch Wachstumsfaktoren die Entwicklung des Babys.
- Weitere Studien belegen, dass die Vorteile des Stillens bis über das Säuglingsalter hinausgehen (Wilson).
- Bei muttermilchernährten Frühgeborenen ist die Wahrscheinlichkeit einer nekrotisierenden Enterokolitis (NEC) geringer (Lucas, 1990).
- Das Risiko für gestillte Säuglinge am plötzlichen Kindstod (SIDS) zu sterben ist um ein Drittel geringer (Mitchell, 1991).
- Auch ist die Anzahl erforderlicher Krankenhausaufenthalte im ersten Lebensjahr 10-mal geringer bei gestillten Babys (Mallot, 1980).
- Selbst einigen chronischen Krankheiten beugt Stillen vor wie Adipositas, Diabetes (Ravelli, 2000) kardiovaskuläre Erkrankungen, Hypertonie, Autoimmunerkrankungen wie Morbus Crohn (Koletzko, 1989), Krebserkrankungen.

Muttermilch fördert sowohl die intellektuelle als auch die motorische Entwicklung der Säuglinge:

- Langkettige mehrfach ungesättigte Fettsäuren (s. Kap. Zusammensetzung der Muttermilch); fördern die Entwicklung des ZNS und der Retina (Koletzko, 1997).
- Durch die spezielle Zusammensetzung der Muttermilch zeigen sich besonders bei Frühgeborenen gravierende Vorteile bezüglich ihrer kognitiven und motorischen Fähigkeiten (Lucas, 1992; Anderson, 1990; Mortensen, 2002).
- Durch Anregung verschiedener Sinne: das Baby sieht, hört, spürt, riecht und schmeckt seine Mutter.
- Durch Lageänderung des Babys beim Seitenwechsel der Brust wird auch der Orientierungssinn gefördert.
- Durch die Förderung der Entwicklung des orofazialen Bereichs, die eine optimale Ausbildung der Gesichts- und Kiefermuskulatur nach sich zieht und so Kieferfehlstellungen vorbeugt.
- Diese Entwicklung der orofazialen Muskulatur trägt einen Großteil zur Sprachförderung bei: Prof. Theodor Hellbrügge bezeichnete in einem Interview im österreichischen Rundfunk (29.12.97) den Stillvorgang als einen „Sprachanbahnungsprozess ohnegleichen".

7.2 Vorteile für die stillende Mutter

Stillen beeinflusst auch die Gesundheit der Mutter positiv:

- baldmöglichstes Anlegen nach der Geburt bewirkt die Ausschüttung von Oxytocin, das verantwortlich ist für Uterus-Kontraktionen die eine rasche Ausstoßung der Plazenta unterstützen; wodurch sich wiederum die postpartale (nachgeburtliche) Blutungsgefahr reduziert (Chue, 1994),
- fördert die Rückbildung der Gebärmutter nach der Schwangerschaft,
- verzögert das Wiedereinsetzen der Menstruation und schont deshalb die Eisenreserven der Mutter,
- ist das natürlichste Empfängnisverhütungsmittel (s. Kap. 30),
- verringert das Risiko von Brust-, Eierstock- oder Gebärmutterhalskrebs (Collaborative Group, 2002; Rosenblatt, 1993),
- verringert das Risiko an Multipler Sklerose oder an Osteoporose (Calciumdepots werden hormonell bedingt schon in der Schwangerschaft angelegt) zu erkranken (Cumming, 1993),
- hilft rascher das Ausgangsgewicht vor der Schwangerschaft wieder zu erreichen (Dewey, 1993),
- verhilft zu mehr Selbstvertrauen in die eigenen Fähigkeiten als Mutter.

Stillen ist praktisch:

- Muttermilch ist jederzeit verfügbar und richtig temperiert,
- es Bedarf keiner Zubereitung(szeit),
- spart etwa 75,00 Euro pro Monat ein,
- vereinfacht das Ausgehen und Verreisen mit dem Kind,
- erleichtert nächtliche Mahlzeiten.

7.3 Gemeinsame Vorteile für Mutter und Kind

Stillen fördert die emotionale Bindung zwischen Mutter und Kind mit allen ihren vielen Vorteilen (s. Kap. 11).

7.4 Positive Auswirkungen für die Volkswirtschaft

Einige der oben angeführten Fakten wirken sich auch auf die Volkswirtschaft vorteilhaft aus:

- Stillen senkt die Kosten im Gesundheitswesen, denn es sind weniger Arztbesuche und Arzneimittel erforderlich.
- Im Gegensatz zu berufstätigen Müttern gestillter Kinder, ist bei Müttern nicht gestillter Säuglinge eine größere Quote an Arbeitsausfällen zu verzeichnen, als Folge der höheren Krankheitsrate der mit künstlicher Säuglingsnahrung gefütterten Kinder. Damit sind wiederum vermehrte Kosten für die Gesellschaft verbunden (Dewey, 1995).
- Stillen ist umweltfreundlich: benötigt keine Verpackung, vermeidet Müllentstehung, spart Rohstoffe und Energie ein.

Diese zahlreichen Vorteile sprechen für sich und trotzdem hat Deutschland niedrige Stillquoten, insbesondere Weiterstillquoten, zu verzeichnen. All zu leichtfertig wird noch umgestellt auf künstliche Säuglingsnahrung. Eine bessere Aufklärung und Unterstützung der Mütter trägt zu einer höheren Stillrate und letztendlich zur Verbesserung unserer Stillkultur bei!

Literatur

Anderson J. W. et al., Breastfeeding and cognitive development: a metaanalysis ; Am J Clin Nutr 1990; 70: 525–535

Aniannson G. et al., A prospective cohort study on breast feeding otitis media in Swedish infants, Pediatr Infect Dis 1994; 13: 183–188

Both D., Stillen – immer noch das Beste?!, Laktation und Stillen 2002; 15: 132–135

BZgA, Stillen und Muttermilchernährung, Band 3, Köln 2001

Chue S. et al., Influence of breastfeeding and nipple stimulation on postpartum uterine activity, Br J Ob Gyn 1994; 1010: 804–805

Collaborative Group on Hormonal Factors in Breast cancer, Lancet 2002, 360: 187–195

Cumming R. G., Klineberg R. J., Breastfeeding and other reproductive factors and the risk of hip fractures in elderly women, Int J Epidemiol 1993, 22: 684–691

Dewey K. G., Heinig M. J., Nommsen L. A., Maternal weight-loss patterns during prolonged lactation, Am J Clin Nutr 1993, 58: 162–166

Dewey K. G., Heinig M. J., Nommsen-Rivers L. A., Differences in morbidity between breastfed and formula-fed infants, J Pediatr 1995, 126: 696–702

Howie P. W. et al., Protective effect of breastfeeding against infection, BMJ 300: 11–16

Koletzko S. et al., Role of infant feeding practise in development of Crohn's disease in childhood, Br Med J 1989, 298: 1617–1618

Koletzko B., Clausen U. et al., Visuelle und mentale Funktion bei Reifgeborenen: Einfluss von Polyenfettsäuren. Mschr. Kinderheilkd. 1997, 145:172

Lawrence R., Breastfeeding – A Guide for the Medical Profession, 5. Edition by Mosby, St. Louis 1999

Lucas A., Cole T. J., Breast milk and neonatal necrotising enterocolitis, Lancet 1990, J336: 1519–1522

Lucas A. et al., Breast milk and subsequent intelligence quotient in children born preterm, Lancet 1992, 339: 261–264

Mallot, F. E. et al., Breastfeeding reduces incidence of hospital admission for infections in infants, Pediatrics 1980, J25: 1121–1124

Mitchell E. A. et al., Cot death supplement results from the first year of the New Zealand cot death study, New Zealand Medical Journal 1991, 104: 71–76

Mortensen E. L. et al., The association between duration of breastfeeding and adult intelligence, JAMA 2002, 287: 2365–2371

Ravelli A. C. et al., Infant feeding and adult glucose tolerance, lipid profile, blood pressure and obesity, Arch Dis Child 2000, 82: 248–252

Rosenblatt K. A. et al., Lactation and the risk of epithelial ovarian cancer: The WHO Collaborative Study of Neoplasia and Steroid Contraceptives, Int J Epidemiol 1993, 22: 499–503

Wilson A. C. et al., Relation of infant diet to childhood health: seven years follow up cohort of children in Dundee infant feeding study, BMJ 316: 21–25

8 Zusammensetzung der Muttermilch

Die meisten Schwangeren konzentrieren sich ganz auf das Ereignis „Geburt". Es ist daher nicht verwunderlich, dass viele Frauen auf die Frage „Möchten Sie stillen?" zögerlich antworten „...wenn es klappt?!". Die Natur hat jedoch für unsere Babys genauso vorgesehen, dass sie „gesäugt" werden, wie es auch im Tierreich bei den Säugetieren üblich ist. Hier bietet sich keine Alternative an, und seltsamerweise klappt es dort erstaunlich gut. Vielleicht hinkt der Vergleich, doch in Anbetracht unserer in Deutschland immer noch relativ niedrigen Stillrate bzw. „Weiterstillrate", ist dies dennoch zu bedenken. Noch vor hundert Jahren bot sich für die Familien auch keine andere Alternative, denn die Flaschenfütterung ist eigentlich noch ein recht „junges Kind".

Fakt ist, dass Muttermilch optimal an den Organismus des Säuglings angepasst ist, ja sogar ein Vorbild für industriell erzeugte Flaschennahrung (Formulanahrung) darstellt. Genau genommen ist sie ein wahrer Wundertrank für unsere Babys. Wenn die Mütter darüber besser aufgeklärt wären, würden sicher viel mehr Säuglinge in ihren „Genuss" kommen. Was letztendlich auch in der Krankheitsprävention für das weitere Leben des neuen Erdenbürgers eine große Rolle spielt.

Die Zusammensetzung der Muttermilch passt sich ständig den Bedingungen in der Entwicklung des Kindes an (Hibberd 1982). So ändert sie sich je nach Lebensalter, nach der Tageszeit, als auch – und das ist wirklich phänomenal – während einer Stillmahlzeit. Sie lässt sich nur in sehr geringem Maße durch die Nahrung der Mutter beeinflussen.

8.1 Unterschiedliche Arten der Muttermilch

8.1.1 Kolostrum

Das Kolostrum, die „Neugeborenenmilch" wird in den ersten 5–7 Tagen gebildet. Es ist mit seinem hohen Eiweiß- und niedrigen Fettgehalt außerordentlich energiereich (58 kcal/100 g). Kolostrum enthält das für den Neugeborenendarm so wichtige sekretorische Immunglobulin A (sIgA) und weitere Antikörper. IgA stellt im Darm einen wichtigen Immunschutz dar. Im übertragenen Sinn dichtet es die noch „poröse" Darmwand ab und verhindert dadurch ein Andocken negativer Keime an die Darmwand sowie das Eindringen artfremder Eiweißmoleküle, die zu Unverträglichkeitsreaktionen führen. Weiterhin regt es die Darmtätigkeit des Säuglings an und fördert so die Ausscheidung des Mekoniums.

Die Frage „Von dem Bisschen soll das Baby satt werden?" ist klar zu beantworten:

Stellen Sie sich vor, Sie hatten einen Magen-Darm-Infekt mit Erbrechen und Durchfall. Nun befinden Sie sich auf dem Wege der Besserung und möchten wieder mit dem Essen beginnen. Was tun Sie? – Sie halten Diät, denn der Magen-Darm-Trakt muss erst wieder langsam an die Nahrungsaufnahme und die Verdauung „gewöhnt" werden. D.h. Sie beginnen sicherlich nicht mit einem üppigen 3-Gänge-Menü, sondern versuchen sich möglichst fettarm mit leicht Verdaulichem zu ernähren in entsprechend geringen Mengen. Sonst müssten Sie ein erneutes Erbrechen befürchten.

Der Neugeborenendarm ist noch rein, fast steril. Er muss erst an seine zukünftige „Arbeit" und den „Umgang mit der Nahrung" herangeführt werden – langsam und mit geringen Mengen! Eben mit Kolostrum, in entsprechend kleiner Menge. Gesunde Kinder haben sich insbesondere gegen Ende der Schwangerschaft genügend Depotfett zugelegt als Reserve bis zum physiologischen Milcheinschuss der Mutter, so dass sie die erste Zeit normalerweise gut überstehen.

8.1.2 Transitorische Milch

Die transitorische Milch wird zwischen dem 7. und 14. Tag nach der Geburt gebildet. Von der Zusammensetzung her stellt sie ein „Übergangsprodukt" zwischen Kolostrum und reifer Muttermilch dar (66 kcal/100 g).

8.1.3 Reife Muttermich

Die reife Muttermilch wird etwa 14 Tage nach der Geburt produziert. Sie enthält einen größeren Fettanteil aber eine geringere Proteinkonzentration und besitzt daher einen höheren Nährwert als Kolostrum (72 kcal/100 g).

8.1.4 Muttermilch in der Abstillphase

Während der Abstillperiode ähnelt die Muttermilch dem Kolostrum mit ihrem höheren Gehalt an Proteinen (Immunglobulinen, Lysozym, Lactoferrin; Akrè 1998). Die Natriumkonzentration ist höher, der Lactosegehalt nimmt ab (Garza 1983).

8.1.5 Prätermmilch

Bringt die Mutter ihr Baby zu früh auf die Welt, stellt sich ihr Körper auch darauf ein und bildet eine spezielle Frühgeborenenmilch, auch Prätermilch genannt (s. Kap. 25).

Tab. 8.1 Zusammensetzung der Muttermilch (Scherbaum et al. 2003)

Nährstoff in g/dl	Kolostrum	Transitorische Milch	Reife Muttermilch
Proteine	1,9-3,1	0,9-1,5	0,8-1,4
Molkenprotein	~2,7	~1,1	~1,0
Kohlenhydrate	4,9-6,6	6,6-6,9	7,1-7,2
Lactose	5,1-5,2	5,4-6,0	6,5-6,8
Lipide	1,9-3,1	2,9-3,9	3,1-4,1

8.2 Zusammensetzung der reifen Muttermilch

Die Gehirnentwicklung spielt in den ersten Lebensmonaten eine bedeutsame Rolle. Darauf ist auch die reife Muttermilch mit ihrem Nährstoffgehalt abgestimmt.

8.2.1 Wasser

Wasser als Hauptbestandteil (88 %) deckt den Flüssigkeitsbedarf des Säuglings – auch im Sommer. Alle Bestandteile der Muttermilch sind in ihm gelöst oder emulgiert. Wasser dient darüber hinaus zur Temperaturregelung und als Transportmittel.

8.2.2 Kohlenhydrate

Lactose, das Hauptkohlenhydrat, wird mit dem Enzym Lactase in der Muttermilch angeboten. Dadurch wird die Lactase-Konzentration im kindlichen Darm erhöht, eine bessere und raschere Aufspaltung in Glucose und Galactose wird dadurch gewährleistet. Glucose ist Energielieferant für Gehirn und körperliche Aktivität, Galactose wird für die Gehirnentwicklung benötigt.

In dem noch reinen Darm müssen sich erst Symbionten ansiedeln, die den Darm in seiner Verdauungstätigkeit unterstützen und ihn vor negativen Keimen (best. Bakterien, Pilzen) schützen. Lactose, gemeinsam mit weiteren Kohlenhydraten aus der Muttermilch, und dem nur in Frauenmilch enthaltenen Bifidusfaktor, sind maßgeblich an der Besiedelung mit positiven Keimen (besonders *Lactobactillus bifidus*) beteiligt. Die Gabe von Zusatznahrung in den ersten Tagen nach der Geburt stört den Aufbau der Darmflora und somit deren Schutzfunktion erheblich. Die Bifidusflora erzeugt einen sauren, bakterienfeindlichen pH-Wert im Darm. Kinder, die künstliche Säuglingsnahrung erhalten, weisen eine Darmbesiedelung mit Koli- und Fäulnisbakterien auf, der pH-Wert liegt bei ihnen wesentlich höher.

Weitere elementare Kohlenhydrate sind:

- **Oligosaccharide,** die an der Organreifung beteiligt sind und als Platzhalter fungieren zum Schutz vor pathogenen Keimen (Kunz 1993).
- **Glykoproteine** übernehmen wichtige Immunfunktionen.
- **Polysaccharide** tragen gemeinsam mit dem Bifidusfaktor zum Aufbau einer optimalen Symbiontenflora im kindlichen Darm bei.

8.2.3 Lipide

Lipide, die Hauptenergielieferanten, sind unentbehrlich für das Wachstum und die weitere Entwicklung des Babys. Sie bestehen zu 98 % aus Triglyceriden. Muttermilch erleichtert auch die Fettverdauung, in dem sie das Enzym Lipase gleich mitliefert. Dabei entstehen u.a. freie Fettsäuren wie Linolsäure und α-Linolensäure. Der in der Muttermilch hohe Gehalt an mehrfach ungesättigten Fettsäuren (Typ Docosahexaensäure, Arachidonsäure) ist besonders erwähnenswert. Ihm wird eine große Bedeutung bei der Entwicklung des Gehirns und der Netzhaut des Auges zugeschrieben (Birch 1993; Beijers 1996). Durch eine bewusste Zufuhr von mehrfach ungesättigten Fettsäuren über die Nahrung (Olivenöl, Distelöl, fetter Fisch, Omega-3-Lachsöl Kapseln), kann das Verhältnis gesättigter Fettsäuren zu ungesättigten beeinflusst werden. Selbst der Fettgehalt in der Muttermilch unterliegt tageszeitlichen Schwankungen. Zwischen 16.00–20.00 Uhr ist er am höchsten, nachts dagegen niedriger (Jackson 1988). Häufiges Stillen (8–12-mal pro Tag) bewirkt eine leichte Erhöhung im Gesamtfettgehalt.

Der Fettgehalt ist zudem auch noch diejenige Variabel, die sich während einer Stillmahlzeit ändert. Die fettreichere Hintermilch wird erst gegen Ende der Stillmahlzeit produziert. Zu Beginn erhält das Baby „wässrigere", lactosereiche Vordermilch.

Hat die Natur nicht einen „genialen Saft" für unsere Babys entwickelt? – Wie kann hier künstliche Nahrung konkurrieren?

8.2.4 Proteine

Proteine sind in der Muttermilch relativ gering enthalten, damit die noch unreifen Nieren des Säuglings nicht überlastet werden. Das Verhältnis Kasein und Molkeneiweiß beträgt 20–40 % zu 60–80 %. Das Molkeneiweiß der Muttermilch gerinnt zu sehr feinen Kügelchen im Darm und kann so im Gegensatz zu künstlicher Säuglingsnahrung leicht verwertet werden. Es enthält neben essentiellen Aminosäuren, Alpha-Lactalbumin, Lysozym und Lactoferrin auch Immunglobuline (IgA, IgG, IgD, IgE, IgM) und lebende Zellen für die Immunabwehr (Makrophagen, Lymphozyten, etc.; Goldmann 1993). 4000 lebende Zellen befinden sich in einem Tropfen Muttermilch.

Taurin und **Cystin,** essentielle Aminosäuren, können vom Säugling noch nicht eigenständig gebildet werden. Taurin ist an der Retina- und ZNS-Entwicklung beteiligt, sowie an der Fettverdauung (Konjugation von Gallensäuren). Cystin spielt eine Rolle bei Wachstumsprozessen.

Lysozym fungiert als körpereigenes Antibiotikum. Es löst Zellwände von grampositiven und gramnegativen Bakterien auf. Sein Gehalt ist mit 6 Monaten am höchsten. Diese Konzentration ändert sich erst am Ende des 1. Lebensjahres, bleibt aber immer noch relativ hoch. Das bedeutet, gerade zu der Zeit, in der die Babys beginnen mobil zu werden und dadurch vermehrt mit Keimen in Berührung kommen, hat die Natur einen optimalen Immunschutz „eingerichtet".

Lactoferrin dient als Transportprotein. Es bindet Eisen-Ionen. Infolgedessen kann der Darm die Eisen-Ionen leichter resorbieren. Gleichzeitig stehen sie auch den Enterobakerien nicht mehr als Wachstumsgrundlage zur Verfügung. Das bedeutet, Lactoferrin schützt den Säugling vor Infektionen (Lönnerdal, Iyer 1995).

Adiponectin beeinflusst den Fettstoffwechsel sowie die Insulinsensitivität (Martin 2004). Es wird von Adipozyten abgegeben. Wissenschaftler vermuten, dass Adiponectin in höherer Konzentration das Risiko für Adipositas, Diabetes mellitus Typ 2 und koronare Herzkrankheit reduziert.

Leptin stammt ebenso aus den Fettzellen der Muttermilch. Es signalisiert dem Organismus den „Sattheitszustand". Beide Proteine bieten für das Kind Schutz vor Übergewicht.

In den letzten Wochen der Schwangerschaft wandern mütterliche Immunfaktoren aus dem Magen-Darm-Trakt und dem Bronchialraum (= enterommäre Migration) in die Brustdrüse und werden dort gespeichert, die peu à peu mit der Muttermilch auf den Säugling übertragen werden. Dieser Prozess stellt einen bedeutenden Immunschutz für das Kind gegen Erkrankungen dar, die von der Mutter mit entsprechender Immunantwort (Antikörperbildung) bereits durchgemacht wurden.

8.2.5 Nukleotide

Muttermilch enthält einen Nukleotidanteil von 2–5 %. Die Struktur der Nukleotide setzt sich zusammen aus einer stickstoffhaltigen Base (Purin-, oder Pyrimidinbase), einem Monosaccharid-(Pentose-)Rest und einer oder mehreren Phosphatgruppen. Zu den bekanntesten Nukleotiden zählen die Adenosinphosphate wie AMP, ADP, ATP, NADH.

Nukleotide erfüllen im menschlichen Organismus vielfältige physiologische Funktionen im Zellstoffwechsel:

Sie sind aktivierte Vorstufen von DNA und RNA, universelle Energieüberträger, Bestandteile von wichtigen Coenzymen (NAD+, CoA), fungieren als „Second Messenger" bei Hormonwirkung, etc. Eine nicht adäquate Verfügbarkeit von Nukleotiden kann zu einer generellen Dysfunktion von immunkompetenten Zellen führen. (Cosgrove 1998). Diese äußert sich in verminderter T-Zellfunktion, abgeschwächter Aktivität der natürlichen Killerzellen, unterdrückter Proliferation der Lymphozyten. In Phasen starken Wachstums beim Säugling oder Kleinkind ist die Eigensynthese nicht gesichert. Über die Muttermilch erhalten die Kinder eine adäquate Zufuhr an Nukleotiden. Studien belegen bei Verwendung von nukleotidarmer Formulanahrung eine beeinträchtigte Entwicklung des Immunsystems (Pickering 1998). Auch bei Frühgeborenen ist durch ausreichende Nukleotidzufuhr eine positive Wirkung auf die humorale Antwort zu beobachten (Martinez-Augstin 1997).

8.2.6 Mineralstoffe und Spurenelemente

Mineralstoffe und Spurenelemente sind in ausreichender Konzentration enthalten und kaum über die Ernährung der Mutter beeinflussbar. Der Gehalt ist wesentlich geringer als in der Kuhmilch.
Calcium wird mit Hilfe von Lactose besser aus der Muttermilch resorbiert.
Aufgrund des Calcium-Phosphor-Verhältnisses (2:1) und der Lactose in der Muttermilch kann Calcium gut aufgenommen werden.
Natrium ist im Kolostrum in höherer Konzentration enthalten als in reifer Muttermilch, um den Säugling vor Dehydrierung zu schützen (Lönnerdal 2000).
Die außerordentliche Bioverfügbarkeit von **Eisen** in Muttermilch beruht auf dem höheren Säuregehalt, dem Vorhandensein von Kupfer und Zink sowie auf dem Transferfaktor Lactoferrin in der Muttermilch (Dorea 2000). Bis zu 70 % des Muttermilch-Eisens kann resorbiert werden (Akré 1998). Dadurch wird der Eisenbedarf im Normalfall bis zum 6. Lebensmonat und darüber hinaus gedeckt.
   Eine vorzeitige Gabe von Beikost kann dagegen zu Störungen der Eisen-Aufnahme führen. Zusätzliche Eisengaben können Veränderungen der Darmflora, ein damit einhergehendes erhöhtes Bakterienwachstum und eine Hemmung des Lactoferrins bewirken.
Der **Zink**gehalt ist im Kolostrum am höchsten, in reifer Frauenmilch sind nur noch sehr niedrige Werte zu verzeichnen. Die biologische Verfügbarkeit ist jedoch sehr hoch. Zink benötigt der Säugling vor allem für das Wachstum, immunologische Prozesse sowie Enzymfunktionen. Für Frühgeborene wird der Prätermmilch häufig Zink hinzugefügt. Wissenschaftler stellten überdies fest, dass Muttermilch zur Therapie von Akrodermatitis enteropathica, einer Zinkmangelerkrankung, erfolgreich eingesetzt werden kann.
Die **Selen**konzentration in Muttermilch lässt sich im Vergleich zu anderen Mineralien und Spurenelementen über die Ernährung der Mutter beeinflussen. Studien belegen, dass ausschließlich gestillte Kinder mit 3 Monaten eine höhere Selenplasmakonzentration aufweisen, als teilgestillte oder nur mit Formulanahrung gefütterte Säuglinge (Smith 1982).
Kupfer verbindet sich mit Proteinen niedriger Molekülmasse und ist daher sehr gut bioverfügbar. Kupfermangelerscheinungen sind bisher nur bei Kindern zu verzeichnen gewesen, die mit künstlicher Säuglingsnahrung ernährt wurden.

8.2.7 Vitamine

Die Konzentration von **Vitamin A** ist im Kolostrum doppelt so hoch wie in reifer Muttermilch. Auch die Mengen der fettlöslichen **Vitamine D, E, K** sind in der

Neugeborenenmilch höher. Das ist eigentlich verwunderlich, nachdem Kolostrum im Vergleich zur reifen Muttermilch fettarm ist. Florian Schweigert (2001) versuchte anhand seiner Studie an der Universität Potsdam die Ursache für die Anreicherung der fettlöslichen Vitamine zu finden und kam zu folgendem Ergebnis: in der frühen Phase der Milchbildung ist ein anderer chemischer Mechanismus an den Milchdrüsen verantwortlich für die Konzentration der Vitamine in der Muttermilch als in der Phase der Produktion der reifen Milch.

Eine Supplementierung von Vitamin D wird von den Pädiatern aus Prophylaxegründen vor Rachitis im ersten Lebensjahr immer noch empfohlen, obwohl bei ausschließlich gestillten Kindern lt. Akré in der Regel keine Vitamin D-Mangelerscheinungen auftreten. Nur ein kurzes Sonnenbad von 30 Minuten (an Kopf und Hände des Säuglings gelangt Sonnenlicht) reicht für die Produktion von genügend Vitamin D aus.

Um das Risiko einer Hirnblutung zu minimieren, wird in den ersten Lebenstagen eine prophylaktische Gabe an Vitamin K empfohlen. Nach dieser kurzen Zeit ist die sich etablierende Intestinalflora Bildungsstätte für dieses Vitamin.

Die Konzentration der wasserlöslichen Vitamine (**B1, B2, B6, B12, C, Niacin, Biotin, Panthotensäure**) ist im Gegensatz zu den fettlöslichen von der Nahrung beeinflussbar. **Folsäure** bildet eine Ausnahme. Im Laufe der Stillzeit nimmt der Gehalt wasserlöslicher Vitamine zu.

Grundsätzlich kann davon ausgegangen werden, dass der Säugling durch Muttermilch mit allen Vitaminen ausreichend versorgt wird. Mütter, die sich vegan oder makrobiotisch ernähren oder aber andere extreme Diäten einhalten, können vor allem Defizite in der Vitamin B-Versorgung – insbesondere Vitamin B12 – aufweisen. Ein entsprechender Mangel liegt dann auch in der Muttermilch vor. Um körperliche und geistige Retardierung als auch Megaloblastenanämie beim Säugling zu vermeiden, sollte die Mutter unbedingt diese Vitamine supplementieren.

8.2.8 Hormone

Neben anderen Hormonen enthält die Muttermilch auch **Erythropoetin.** Beim Säugling sind Erythropoetin-Rezeptoren besonders im Magen-Darm-Trakt, den Endothelzellen, im Rückenmark und im Gehirn weit verbreitet und tragen so zur Entwicklung und Reifung der Erythropoese, der Nervenentwicklung des Darmes und des Immunsystems bei. Der Erythropoetin-Gehalt steigt in den ersten Monaten der Stillzeit langsam an (Richard 2002).

Weiterhin sind in der Muttermilch enthalten: **Enzyme, Wachstumsfaktoren.**

Allein diese physiologischen und immunologischen Pluspunkte für das Baby begründen einen Vorzug des Stillens vor künstlicher Säuglingsnahrung. Hinzu kommen noch die psychologischen Vorteile des Stillens für Mutter und Kind (s. Kap. 11)

Literatur

Akrè J., Die physiologischen Grundlagen der Säuglingsnährung, AFS-Arbeitsgemeinschaften freier Stillgruppen F. Würzburg 1998

Beijers R. J. W., Schaafsma A., Longchain polyunsaturated fatty acid: diffrences in the concentrations of docosahexaenoic acid and arachidnic acid due to length of gestation, Early Hum Dev 1996, 44:215–223

Birch E. et al., Breastfeeding and optimal visual development, J Pediatr Ophthalmol Strabismus 1993, 30: 30–38

Dorea J. G., Iron and copper in human milk, Nutrition 2000, 16:209–220

Garza C. et al., Changes in the nutrient composition of human milk during gradual weaning, Am J Clin Nutr 1983, 37:61–65

Goldman A. S., The immune system of human milk: antimicrobial, antiinflammatory and immunomodulating properties, Pediatr Infect Dis J 1993, 12: 664–671

Hibberd C. M. et al., Variation in the composition of breast milk during the first 5 weeks of lactation: implications for the feeding of preterm infants, Arch Dis child 1982, 57:658–662

Jyonouchi I. I., Nucleotide actions on humoral immune responses, J. Nutr. 1994, 124: 138-143

Kroth C., Stillen und Stillberatung, Ullstein Medical Verlag, Wiesbaden 1998

Lawrence R., Breastfeeding – A Guide for the Medical Profession, 5th Ed. Mosby, St. Louis 1999

Lönnerdal B., Iyer S., Lactoferrin: molecular structure and biological function, Annu rev Nutr 1995, 15:93–110

Martin L. et al., Vorstellung der aktuellsten Studienergebnisse auf der Tagung der Akademischen Gesellschaft für Pädiatrie Pediatric in San Francisco (Academic Societies` Annual Meeting), www.pas-meeting.org/2004SanFran/Admin.htm

Martinez-Augustin, O. et al., Dietary nucleotides might influence the humoral immunity in immunocompromised children, Nutrition 1997, 13:465-469

Mohrbacher N., Stock J., Handbuch für die Stillberatung, La Leche Liga International, München 2002

Morriss F. H., Growth factors in milk, in: Howell R. R. et al. eds., Human milk infant nutrition and health, CC Thomas, Springfield 1986, 98-114

Nindl G., Furrer S., Die biologischen Eigenschaften der Muttermilch, VELB-Unterrichtsskript 2001

Pickering I. K. et al., Modulation of the immune system by human milk and infant formula containing nucleotides, Pediatrics 1998, 100: 242-249

Rudolph F. B., The biochemistry and physiology of nucleotides, J. Nutr. 1994, 124: 124-127

Scherbaum V., F. M. Perl, Kretschmer V., Stillen, Deutscher Ärzte Verlag, Köln 2003

Smith A. M. et al., Selenium intakes and status of human milk and formula-fed infants, Am. J. Clin. Nutr. 1982, 35:521-526

9 Die weibliche Brust

9.1 Anatomie der Brust

Die weibliche Brust (lat. mamma) ist ein besonderes Organ. Sie erfüllt zwei biologische Funktionen. Zum einen stellt sie ein sekundäres Geschlechtsmerkmal dar, andererseits fungiert sie als Nahrungsquelle. Bei genauer Betrachtung jedoch, stellt sie ein wahres Wunderwerk dar.

Die beiden Brüste (Mammae) befinden sich in Höhe der 3. bis 6. Rippe. Durch die tränenförmige Gestalt, bedingt durch unseren aufrechten Gang und die Schwerkraft, bildet die Brust am unteren Ende eine Umschlagsfalte (Submammärfalte). Seitlich reicht das Brustgewebe vom Brustbein bis zur Achselhöhle. Der Bereich, der die linke von der rechten Brust trennt, wird Busen genannt. Hier liegt die Haut auf dem Brustbein auf.

Areola

Der Warzenhof (Areola) ist dunkler pigmentiert. Form und Größe variieren von Frau zu Frau. Die Färbung der Areola ist abhängig vom Hauttyp. Bei Frauen mit hellem Teint ist sie meist rosafarben, bei dunkelhäutigeren Frauen eher braun bis schwarz. Während einer Schwangerschaft färbt sich die Areola von Natur aus dunkler, damit das Neugeborene nach der Entbindung die Brustwarze leichter entdecken kann.

Rund um den Warzenhof befinden sich kleine Wölbungen, die Montgomery-Drüsen. Es handelt sich dabei um spezielle Talgdrüsen, die ein fettendes Sekret absondern. Dies wirkt antibakteriell (Williams 1992) und schützt die Areola gleichzeitig vor Austrocknung. Während der Schwangerschaft nehmen die Montgomery-Drüsen leicht an Größe zu. Die Areola enthält auch Schweißdrüsen und Haarfollikel. Zudem enden hier viele Nervenfasern.

Mamillen

Die Brustwarzen (Mamillen) können verschieden geformt sein, von rund über flach bis zylinderförmig und unterscheiden sich auch in der Größe. Die Mamillen sind von vielen kleinen Muskelfasern umgeben, die von Nervenenden durchsetzt sind. Werden die Brustwarzen durch Kälte, sexuelle Reize oder durch Stillen stimuliert, zieht sich die Muskulatur zusammen und richtet die Mamille auf. Dadurch kann sie das Baby beim Stillen leichter in den Mund nehmen.

Oberer äußerer Quadrant

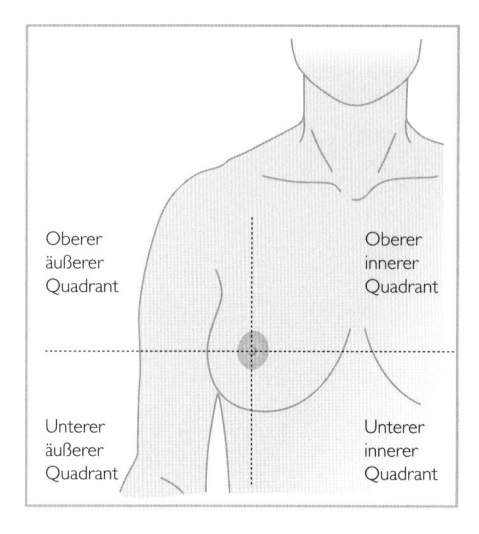

Oberer innerer Quadrant

Unterer äußerer Quadrant

Unterer innerer Quadrant

Abb. 9.1 Die vier Quadranten der Brust in ihrer Ansicht von vorne. Aus Gros 1987

Auf der Oberfläche der Mamillen befinden sich auch die Milchgangsöffnungen (Lumina) sowie Talgdrüsen.

Um einen medizinischen Befund (z. B. einen Milchstau) auch räumlich definieren zu können, ist es notwendig die Brust in verschiedene Bereiche einzuteilen (s. Abb. 9.1).

9.2 Gewebearten der Brust

9.2.1 Drüsengewebe

Die Brust besteht im Inneren aus Drüsengewebe umgeben von Fettgewebe. Der Brustmuskel (Musculus pectoralis major) befindet sich hinter dem Brustgewebe. Bindegewebebahnen (Coopersche Ligamente) durchziehen die Brust.

Das Drüsengewebe einer Brust baut sich aus kreisförmig angeordneten Drüsenlappen (Lobi) auf. Vergleichbar mit einer Traubenrispe oder einem Baum verzweigen sie sich in 20 bis 40 kleinere Drüsenläppchen (Lobuli). Die Milchgänge (Ducti) stellen dabei die Verbindungsgänge zwischen den einzelnen Lobuli und Lobi dar. Die Endverzweigung eines Ductus setzt sich aus 10 bis 100 Endsprossen (Azini) zusammen. Diese kugelförmigen Azini bestehen im Inneren aus ein- bis zweischichtigem Epithel (Gros 1987). In der Schwangerschaft vergrößern sich die Azini stark. Ihre maximale Größe erreichen sie mit Beginn der Milchbildung. Man nennt sie jetzt Milchbläschen (Alveolen) (s. Abb. 9.2).

Die Alveolen werden von kleinsten Lymph- und Blutgefäßen umgeben. Aus den Blutbestandteilen wird Muttermilch in diesen Zellen synthetisiert (s. Abb. 9.3).

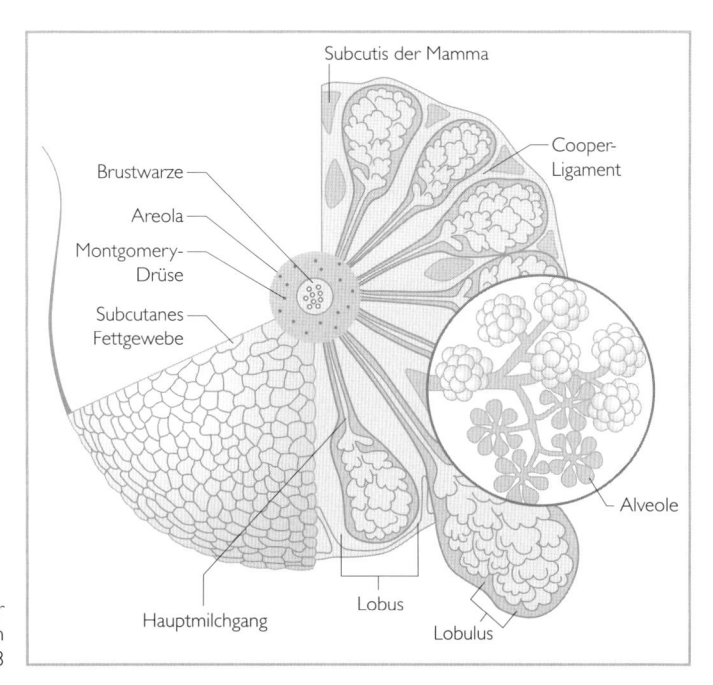

Abb. 9.2 Aufbau der Brustdrüse. Aus Kroth 1998

Damit die gebildete Milch zur Mamille gelangen kann, sind die Milchbläschen mit glatten Muskelfasern (Myoepithelialzellen) umhüllt. Diese reagieren auf hormonelle Reize mit Kontraktion und drücken die Milch in die Milchgänge. Das Saugen des Babys bewirkt also nicht allein den Milchfluss.

Vor ihrer Mündung in die Mamille vereinigen sich die Ducti zu wenigen Ausführungsgängen. Im Gegensatz zu vielen Fachbüchern sind laut neuesten wissenschaftlichen Erkenntnissen (Hartmann 2003) keine Milchseen vorhanden. Mit

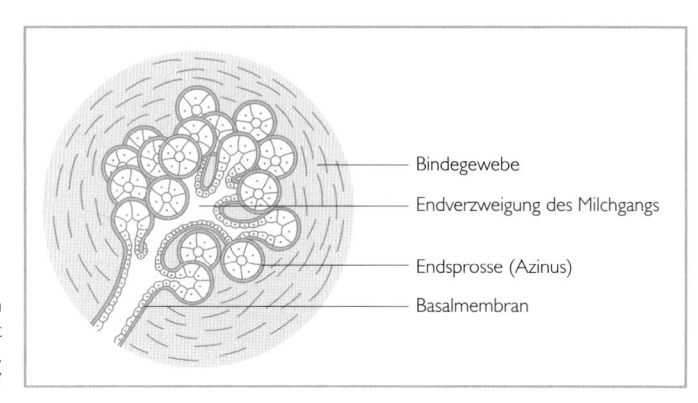

Abb. 9.3 Alveolen umgeben mit Bindegewebe. Aus Gros 1987

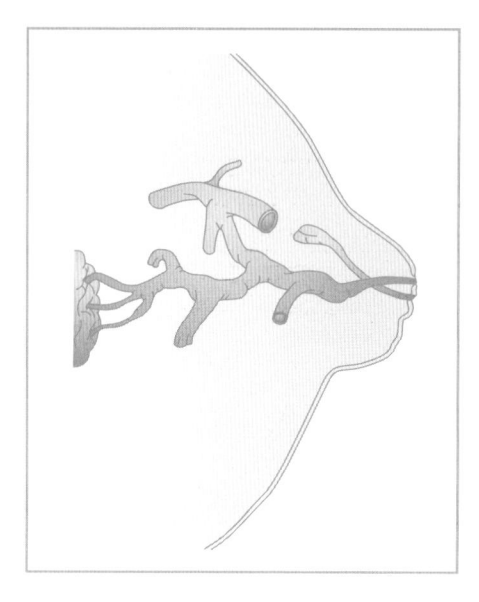

Abb. 9.4 Schematische Darstellung eines Milchgangs wie er im Ultraschall zu sehen ist. Nach Hartmann, Ramsay 1994

Hilfe von Ultraschalluntersuchungen konnten keine Veränderungen im Durchmesser der Milchgänge beobachtet werden. Lediglich bei Auftreten des Milchspendereflexes vergrößern sich die Milchgänge und halten diese Ausdehnung für 2 Minuten bei. Das deutet darauf hin, dass die Hauptfunktion der größeren Milchgänge der Transport der Milch und nicht das Sammeln von Milch ist (s. Abb. 9.4).

Im oberen äußeren Quadranten bis hin zur Axilla befindet sich am meisten Drüsengewebe. Der gesamte Drüsengewebeanteil ist bei jüngeren Frauen größer als bei älteren.

9.2.2 Bindegewebe

Das Bindegewebe verleiht der Brust ihre Festigkeit. Jeder Lobulus wird von einem Bindegewebsmantel umhüllt, aber auch zwischen den einzelnen Lobi und um das gesamte Drüsengewebe verlaufen Bindegewebsstränge (Coopersche Ligamente), ausgehend vom Musculus pectoralis major bis hin zum Unterhautgewebe. Das Bindegewebe übernimmt also die Stützfunktion für die Brust.

9.2.3 Fettgewebe

Das Fettgewebe bildet eine schützende Hülle um das Brustdrüsengewebe und den Bindegewebsmantel. Außerdem ist es verantwortlich für die Größe und die Form der Brust. Das bedeutet, je kleiner die Brust, desto weniger Fett befindet sich in den

Zwischenräumen. Die Größe der Brust lässt daher keine Rückschlüsse auf die Stillfähigkeit zu. Nur wenige Frauen verfügen über ein zu geringes Brustdrüsengewebe und können aufgrund dessen nur eingeschränkt oder gar nicht stillen.

9.3 Mammogenese – Entwicklung der weiblichen Brust

9.3.1 Intrauterine Entwicklung

Beim weiblichen als auch beim männlichen Embryo beginnt sich etwa in der 7. Schwangerschaftswoche (SSW) unter dem Einfluss der Plazentahormone Östrogen, Progesteron und Prolactin die Milchleiste zu entwickeln. Diese streifenförmige Verdickung der Haut erstreckt sich von der Axilla bis zur Leiste. Bis zur 12. SSW hat sie sich, abgesehen von einem kleinen Teil in der Brustregion, wieder zurückgebildet. Dort entwickeln sich die Vorläufer der Milchgänge (Ducti lactiferii) mit Azini und kurz vor der Geburt die Brustwarzen.

Gelegentlich bildet sich die Milchleiste nicht wie oben beschrieben zurück. Dies führt dann zur Entstehung so genannter akzessorischer Brustwarzen (überzählige Mamillen ohne Brustdrüsengewebe). Am häufigsten treten sie in der Axillarregion auf, können aber entlang der früheren Milchleiste an jeder Position entstehen. Hin und wieder bildet sich auch ein überzähliges (akzessorisches) Drüsengewebe – mit oder ohne Mamille (hier münden die Milchgänge in kleine Hautporen). Man nennt diese Erscheinung, die hauptsächlich im Achselbereich auftritt, Polymastie (s. Abb. 9.5).

9.3.2 Die Brust des Neugeborenen

Die Anlage der Milchgänge hat sich bei Mädchen und bei Jungen gleichermaßen entwickelt. Durch mütterliche Hormone, die über die Blutbahnen der Nabelschnur zum Kind gelangten, kann es zur Entstehung der sog. „Hexenmilch" kommen. Dies bedeutet, das angelegte Alveolargewebe spricht auf hormonelle Reize an. Manipulationen, wie ausdrücken oder massieren, sollten unterlassen werden. Es kann sich sonst eine Brustentzündung entwickeln.

9.3.3 Pubertät

Beim Mädchen beginnt in der Vorpubertät (Thelarche, mit ca. 10 Jahren) unter Östrogeneinfluss das Wachstum der Brustdrüse und der unreifen Milchgänge. Man spricht von der Knospung der Brust. Mit Einsetzen der Menstruation (Menarche, mit ca. 11–14 Jahren) entwickelt sich das Brustdrüsengewebe unter Hormonein-

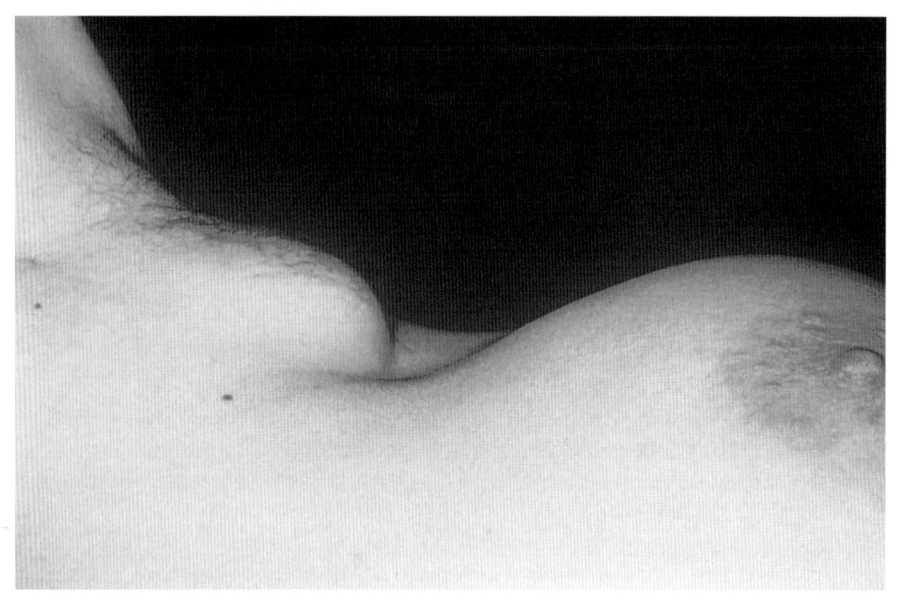

Abb. 9.5 Akzessorisches Brustdrüsengewebe. © Christa Herzog, IBCLC

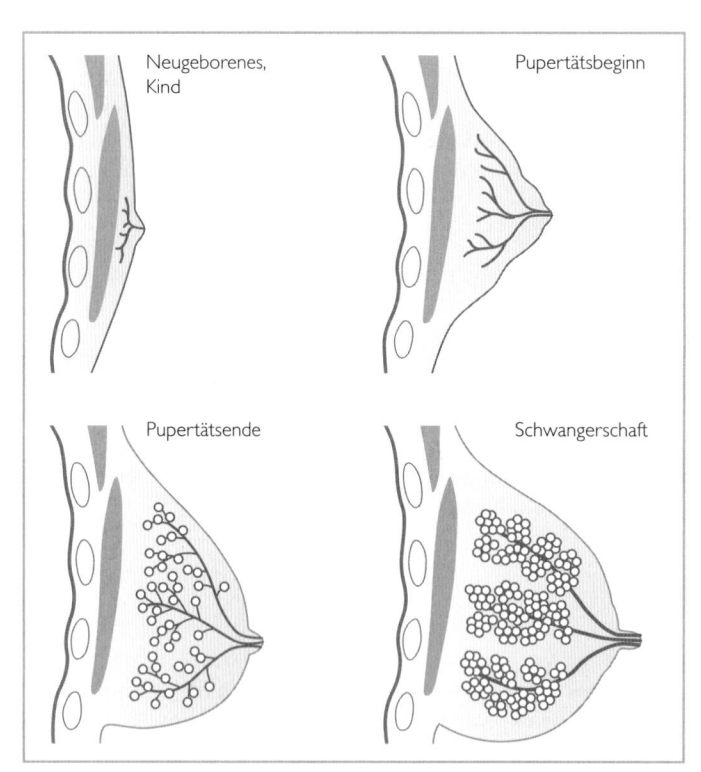

Abb. 9.6 Entwicklung der Brustdrüse. Aus Kroth 1998

fluss bei jedem Zyklus weiter. Dabei ist Östrogen sowohl für das Wachstum und für die weitere Verzweigung der Ducti verantwortlich als auch für die Fetteinlagerung rund um das Drüsengewebe (Neville 2001). Progesteron hingegen bewirkt die Differenzierung der Lobuli und Azini. Bis zum 30–35. Lebensjahr vollziehen sich diese Wachstums- und Proliferationsprozesse der Brust zyklusabhängig. Eine vollständige Ausdifferenzierung des Brustdrüsengewebes findet jedoch erst in der Schwangerschaft statt (s. Abb. 9.6).

Prof. Dr. Peter Hartmann, University of Western Australia, beschäftigt sich derzeit ausführlich mit der Anatomie und Physiologie der weiblichen Brust. Es sind in Kürze neuere Erkenntnisse über diese Forschungsgebiete zu erwarten.

Literatur

Gros R., Die weibliche Brust – Handbuch und Atlas, de Gruyter, Berlin New York 1987
Gùoth-Gumberger M., Horman E., Stillen, GU, München 2001
Hartmann P. E. et al., Mammary morphological and functional changes during pregnancy in women, Proceedings of the Australian Society for Reproductive Biology, 1994, 26:47
Horseman N., Prolactin and mammary gland development, J. Mammary Gland Biol. Neoplasia 1999, 4(1): 79-88
Kannamüller G., Die weibliche Brust – gutartige Erkrankungen und ihre Behandlung, Antje Kunstmann, München 1991
Kern A., Anatomie der Brust, Velb Skript 1996
Kroth, C., Stillen und Stillberatung, Ullstein Medical Verlag, Wiesbaden 1998
Langman J., Medizinische Mikrobiologie, Thieme, Stuttgart 1977
Lau C., Effects of stress on lactation, Pediatric Clinics of North America 2001, 48(1): 221-234
Lawrence R., Breastfeeding – A Guide for the Medical Profession, 5th Ed. Mosby, St. Louis 1999
Love S., Das Brustbuch – was Frauen wissen wollen, Bechtermünz, München 2001
Neville M .C. et al., Studies in human lactation: milk volume and nutrient composition during weaning and lactogenesis, Am J Clin Nutr 1991, 54: 81-92
Neville M. C., Anatomy and physiology of lactation, Pediatric Clinics of North America 2001: 48(1): 13-34
Neville M. C. et al., Lactogenesis. The transition from pregnancy to lactation, in Neville M. C., Anatomy and physiology of lactation, Pediatric Clinics of North America 2001: 48(1): 35-52
Peters F., Störungen des Stillens, Frauenarzt 2000, 41:1116-1118
Stoppard M., The Breast Book – The Essential Guide To Breast Care & Breast Health For Women OF All Ages, Dorling Kindersley, London 1996

10 Physiologie

Um das Vorgehen bei Stillproblemen besser zu verstehen, ist es wichtig, die hormonellen Prozesse der Laktation (Milchbildung) detaillierter zu kennen.

10.1 Hormonelle Vorgänge in der Schwangerschaft

Die Hormone Östrogen und Progesteron sind verantwortlich für die sich vollziehenden Veränderungen der Brust. Östrogen bewirkt das Wachstum der Milchgänge (ductales System) während der Pubertät, Progesteron anschließend die Ausdifferenzierung der Brustdrüse in Milchgänge, Drüsenlappen und Milchknospen. Die Brustdrüse unterliegt während der Menstruationszyklen ständig den hormonellen Einflüssen beider Hormone. Dabei entwickelt sich die Brust weiter bis zum 35. Lebensjahr.

In der Schwangerschaft beginnt das Wachstum der Milchgänge (Ducti), Drüsenlappen (Lobuli) und der Milchbläschen (Alveolen) unter dem Einfluss der Plazentahormone **Östrogen** und **Progesteron,** sowie dem Hypophysenhormon **Prolactin.** Das nun größere Drüsengewebe verdrängt das umliegende Fett- und Bindegewebe. Die Brust fühlt sich dadurch schwerer an und spannt etwas (bemerkbar ab ca. der 5. Schwangerschaftswoche). Die Brustwarzen (Mamillen) werden empfindlicher. Die Venen treten deutlicher hervor durch vermehrte Durchblutung. Auch die Pigmentierung des Warzenhofes (Areola) verstärkt sich, wird bräunlicher und dadurch besser erkennbar fürs Baby. In der Areola befinden sich die Montgomery Drüsen. Während der Schwangerschaft treten sie etwas hervor. Das Sekret der Drüsen wirkt aufgrund seines pH-Wertes antibakteriell und schützt so die Areola vor Infektionen.

Die Hormone Cortisol, Insulin, Thyroxin sowie der epidermale Wachstumsfaktor sind ebenso an dem Proliferationsprozess beteiligt.

Prolactin und **humanes Plazentalaktogen** (HPL) bewirken eine Ausdifferenzierung der Drüsenzellen in den Alveolen zur Milchbildung. HPL ist zusätzlich für die Bildung der vielen Prolactinrezeptoren verantwortlich, die es gleichzeitig besetzt hält. Dadurch verhindert es, dass das weitaus aktivere Prolactin die Milchproduktion auslöst. Progesteron ist ebenfalls Gegenspieler (Antagonist) von Prolactin. Dies bedeutet im Umkehrschluss, wenn die Plazenta geboren wurde fallen die beiden Antagonisten rasch in ihrer Plasmakonzentration ab. Die Rezeptoren liegen frei für die Besetzung mit Milchbildungshormon Prolactin, das nun seine volle Wirkung entfalten kann. Damit nun so viele Rezeptoren wie möglich besetzt werden können, ist im Plasma eine entsprechend hohe Prolactinkonzentration nötig. Und dies hat die Natur wie im Folgenden beschrieben „geregelt".

10.2 Hormonelle Steuerung der Laktation

Durch das Saugen des Babys werden sensible Nerven in der Mamille und Areola gereizt. Diese Impulse werden über afferente Nervenbahnen zum Hypothalamus (Steuerorgan im ZNS) geleitet und stoppen dort die Sekretion des **Prolactin-Inhibiting-Faktors** (PIF; Prolactostatin). Jetzt erst kann **Prolactin** vermehrt aus dem Hypophysenvorderlappen freigesetzt werden (s. Abb. 10.1).

Das bedeutet aber auch, dass besonders während der ersten Tage häufiges Anlegen absolut erforderlich ist, um hohe Prolactinplasmakonzentrationen zu gewährleisten. Je mehr Rezeptoren nun mit Prolactin besetzt werden können, desto besser kommt die Milchbildung in Gang. Dieser Prozess dauert 2–3 Tage bis zur vollen Wirksamkeit, was auch durch den Milcheinschuss erkennbar wird. Währenddessen bilden die Alveolarzellen Kolostrum (Inch, Garforth 1989; Noilin 1973).

Prolactin wird nicht nur als das „Milchbildungshormon" bezeichnet, sondern auch als das „Mütterlichkeitshormon". „Es hebt die Frustrationstoleranz, verleiht mehr Gelassenheit, weckt Gefühle des Umsorgens und Beschützens" (Guóth-Gumberger, Hormann 2004). Zusätzlich bewirkt das Saugen an der Brust, wiederum über Reizweiterleitung an den Hypothalamus, die Sekretion von **Oxytocin** (Milchspendehormon) aus dem Hypophysenhinterlappen. Das Erfolgsorgan von Oxytocin ist die Alveole. Sie ist umgeben von feinen Muskelfaserzellen (Myoepithelzellen), die sich durch das Hormon kontrahieren und die im Innenraum (Lumen) der Zelle gebildete Milch in die terminalen Milchgänge presst. Auf diese Weise wird der Milchspendereflex ausgelöst.

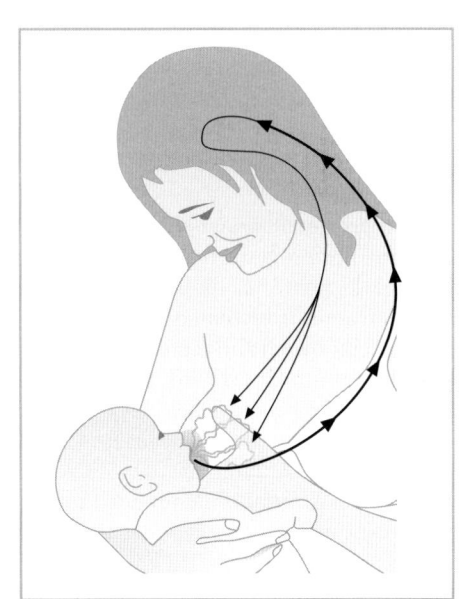

Abb. 10.1 Durch den Saugreiz werden Impulse zum Hypothalamus geleitet. Es tritt eine Hemmung von Prolactostatin ein sowie eine Sekretion von Oxytocin und Prolactin. Aus Guóth-Gumberger, Hormann 2004

Oxytocin verursacht gleichzeitig Gebärmutterkontraktionen, die besonders im frühen Wochenbett beim Stillen spürbar sind. Dadurch bildet sich die Gebärmutter rascher zurück und der Wochenfluss kommt nicht ins Stocken.

Es wird auch als das „Liebeshormon" bezeichnet, weil es beim Orgasmus, nach der Geburt und eben beim Stillen die höchsten Konzentrationen aufweist.

Der Oxytocin-Antagonist **Adrenalin** wird im Nebennierenmark gebildet. Es verhindert im Zentralnervensystem (ZNS) die Ausschüttung von Oxytocin, somit auch die Kontraktion der glatten Muskulatur der Myoepithelzellen und die Oxytocinwirkung am Zielorgan. Adrenalinwirkung zeigt sich in Stresssituationen, wie sie auftreten bei Schmerzen (z. B. bei wunden Mamillen), Angst, Überforderung (z. B. im Haushalt), An- und Verspannung.

10.3 Die Laktationsreflexe

Das Stillen ermöglichen verschiedene Reflexe: der mütterliche Milchbildungsreflex und Milchspendereflex, beim Kind der Suchreflex (Baby sucht die Mamille), der Saugreflex sowie der Schluckreflex.

In den ersten Tagen, so James Akré, reagieren die Stillreflexe von Mutter und Kind besonders empfindlich auf Veränderungen in Frequenz, Dauer und Art des Saugens. Binnen der ersten halben Stunde nach der Geburt ist die Sensitivität der Stillreflexe besonders stark erhöht. Erstes Anlegen in dieser Zeit legt den Grundstein für erfolgreiches Stillen (Schritt 4, ILCA-Leitlinie 1). Gleichermaßen findet eine Prägung des Kindes auf die mütterliche Brust statt.

Es liegt jedoch auf der Hand, dass dieser Prozess noch äußerst störanfällig ist gegenüber invasiven Eingriffen wie Schnuller oder Flaschensauger (Inch, Garfoth 1989).

10.4 Beginn der Laktation

Ab Geburt der Plazenta und dem damit verbundenen Entfallen der suppressiven Wirkung des Progesterons steigt die Konzentration von Prolactin im Blut auf einen basalen Wert an. Für die Anregung und Aufrechterhaltung der Laktation ist diese Konzentration jedoch nicht ausreichend (s. o.). Die dafür benötigten höheren Plasmaspiegelkonzentrationen werden erreicht durch häufiges ausreichend langes Stillen (Hartmann, Cox 1996). Denn erst etwa 20–30 Minuten nach Stillbeginn wird Prolactin vom Hypophysenvorderlappen sezerniert, nach 45 Minuten hat es seine höchste Konzentration. Daraus ist sofort ersichtlich, dass es wenig Sinn macht, besonders in der Anfangszeit die Stillzeiten zeitlich zu beschränken mit dem Argument: „... es kommt ohnehin noch nicht viel." Ganz im Gegenteil, der Stimulation der Brust durch das Saugen des Babys kommt höchste Bedeutung zu, gleich ob in der Nacht oder am Tag! Je häufiger die Stimulation, desto mehr Milch wird produziert, aber je voller die Brust, desto langsamer wird die Muttermilch gebildet.

Auch das nächtliche Stillen (bzw. Abpumpen, wenn nötig) ist deshalb für die Milchsynthese äußerst wichtig, denn die Entleerung der Brust ist der Auslöser zur erneuten Milchbildung. Auf diese Weise wird die Milchproduktion für den folgenden Morgen gesichert. Häufiges Stillen erhöht auch den Fettgehalt der Muttermilch (Hartmann 1993).

Es ist ungeheuer wichtig diesen Zusammenhang stillenden Müttern so früh wie möglich nahe zu bringen, damit sie auch die Bedeutung des nächtlichen Stillens verstehen, leichter akzeptieren und umsetzen.

Die Milchproduktion verhält sich also nach dem Prinzip von Angebot und Nachfrage: Je häufiger ein Baby gestillt wird, desto mehr Milch steht für seine nächste Mahlzeit zur Verfügung.

Literatur

Akrè J., Die physiologischen Grundlagen der Säuglingsnahrung, AFS-Arbeitsgemeinschaft freier Stillgruppen, Würzburg 1998
Arthur P. G., Jones T. R., Spruce J., and Hartmann, P. E., Measuring short-term rates of milk synthesis in breast-feeding mothers, Quarterly Journal of Experimental Physiology, 1989, 74:419–428
Cowie A. T., Forsyth I. A., Hart I. C., Hormonal Control of Lactation, Springer-Verlag, Berlin 1980
Cox D. B., Hartmann P. E., Blood and milk prolactin and the rate of milk synthesis in women, Experimental Physiology, 1996,81:1007–1020
Daly S. E. J., Owens, R. A., Hartmann, P. E., The short-term synthesis and infant-regulated removal of milk in lactating women, Experimental Physiology, 1993, 78:209–220
Guóth-Gumberger, M., Hormann, E., Stillen, Gräfe und Unzer Verlag, München 2004
Hartmann P. E. et al., Degree of breast emptying explains changes in the fat content, but not fatty acid composition, of human milk, Experimental Physiology, 1993, 78:741–755
Hartmann P. E. et al., Mammary morphological and functional changes during pregnancy in women, Proceedings of the Australian Society for Reproductive Biology, 1994, 26:47
Hartmann P. E., The determination of short-term breast volume changes and the rate of synthesis of human milk using computerized breast measurement, Experimental Physiology, 1992, 77:79–87
Inch S., Garforth S., Establishing and maintaining breast-feeding, Effective care in pregnancy and childbirth, Oxford University Press, Oxford 1989
Kroth C., Stillen und Stillberatung, Ullstein Medical Verlag, Wiesbaden 1998
Lawrence R, Breastfeeding – A Guide for the Medical Profession, 5th Ed. Mosby, St. Louis 1999
Love S., Das Brustbuch – was Frauen wissen wollen, Bechtermünz, München 2001
Mohrbacher N., Stock J., Handbuch für die Stillberatung, La Leche Liga International, München 2002
Nindl G., Furrer S., Die biologischen Eigenschaften der Muttermilch, VELB-Unterrichtsskript 2001
Noel G. L., Suh H. K., Frantz, A. G., Prolactin release during nursing and breast stimulation in post partum and non-post partum subjects, Journal of Clinical Endocrinology and Metabolism, 1974, 38; 413–423.
Noilin J. M., The prolactin incorporation cycle of the milk secretory cycle, Journal of Histochemistry and Cytochemistry, 1973, 27:1203–1204
Stoppard M., The Breast Book – The Essential Guide To Breast Care & Breast Health For Women OF All Ages, Dorling Kindersley, London 1996

11 Stillen und Bonding

Bonding ist ein aus dem Englischen übernommener Begriff und bedeutet, das Eingehen einer Beziehung mit seinem Kind, oder anders ausgedrückt, ein Ineinander-Verlieben. Dieses innige Miteinander ist gekennzeichnet durch Schmusen, Küssen, sich lange in die Augen schauen, Kuscheln, Streicheln, ausgedehnten Körperkontakt.

Der Bindungsprozess hat einen entscheidenden Einfluss auf die Entwicklung eines jeden Kindes. Normalerweise stellen sich bei der Mutter diese liebevollen Gefühle für ihr Baby von alleine ein. Allerdings hängt der Beginn und das Ausmaß der Gefühle von einigen Faktoren ab, z. B. den im Folgenden beschriebenen.

Viele Frauen mit erwünschter Schwangerschaft, Unterstützung durch ihren Partner und ihrer Familie, also mit positiven Vorraussetzungen, nehmen schon bald nach der Empfängnis Kontakt mit ihrem ungeborenen Kind auf. Bei unerwünschter Schwangerschaft, finanziellen Sorgen, gesundheitlichen oder Partner-Problemen dauert es meist länger, bis die Frauen sich zu ihrem werdenden Kind hinwenden können.

Auch die Umstände bei der Geburt spielen hierbei eine Rolle, insbesondere die Art der Betreuung durch die Hebamme, den Gynäkologen und den Partner. Eine umfassende emotionale und körperliche Unterstützung während der Geburt stellt auch die Weichen, wie eine Mutter an die Versorgung ihres Kindes herangeht.

Ein gesundes Neugeborenes bringt erstaunliche Fähigkeiten mit auf die Welt, um gleich nach der Geburt eine Kommunikation mit seinen Eltern aufnehmen zu können: es befindet sich in einem ruhig aufmerksamen Bewusstseinszustand, kann sehen und hören, den Gesichtsausdruck der Mutter nachahmen und sich ankuscheln. Wenn die junge Familie unmittelbar nach der Geburt ungestört sein kann, das Baby auf dem Bauch der Mutter liegt und man dem Baby die nötige Zeit lässt, so ist es in der Lage, die Brust alleine zu finden, um an ihr das erste Mal zu saugen. Der Saugreflex des Neugeborenen ist direkt nach der Geburt binnen der ersten Stunde am größten.

Eine normale Geburt ohne Einsatz von Schmerz- und Betäubungsmitteln bietet bessere Startbedingungen für die junge Familie, als eine Schnittentbindung. Nach einem Kaiserschnitt, wenn die Mutter noch im OP versorgt wird, kann der Vater die wunderbare Aufgabe übernehmen, sein Kind auf der Welt zu begrüßen. Väter verspüren ähnliche Gefühle ihrem neugeborenen Kind gegenüber. Klaus und Kennell beschreiben diesen Zustand des völligen Absorbiertseins, der umhegenden Fürsorglichkeit und des tiefen Interesses als „Engrossment" (Verzückung). Väter sind meist sehr ergriffen und voller Stolz. Wenn die Mutter nicht in der Lage ist, ihr Baby in den ersten Tagen zu versorgen, kann das Neugeborene die nötige Geborgenheit, Wärme und Sicherheit auch von seinem Vater bekommen.

Nach einer Trennung von Mutter und Kind können manche Mütter nicht sofort eine Beziehung zu ihrem Kind aufbauen, fühlen eher eine Distanz statt tiefe Liebe. Viel Körperkontakt mit dem Baby und das Stillen helfen dem Mutter-Kind-Paar einander kennen und lieben zu lernen. Oft hilft es der Mutter auch, wenn man ihr den Geburtsverlauf, die Versorgung ihres Kindes und den Erstkontakt mit seinem Vater genau schildert. Es schließt die durch die Narkose verursachte Bewusstseinslücke. Ist der frühe Kontakt schwierig oder unmöglich, beispielsweise bei einem kranken Kind, einer kranken Mutter oder bei einem Frühgeborenen, so besteht die Möglichkeit, das Bonding nachzuholen.

Die beschriebene Bindung an die Eltern bietet dem Säugling ein großes Maß an Sicherheit, sein Urvertrauen wird gestärkt und hat auf sein späteres Sozialverhalten Einfluss bis ins Erwachsenenalter hinein. Grossmann formulierte es in ihrem Vortrag „Elterliche Nachgiebigkeit, Feinfühligkeit und Zärtlichkeit zum Säugling als Basis einer selbstbewussten Persönlichkeitsentwicklung" folgendermaßen:

„Der Säugling ist motorisch unreif, jedoch reif für soziale Interaktion. Alle Sinne sind darauf ausgerichtet mit einem anderen Menschen Kontakt aufzunehmen. So kennt das Neugeborene bereits die mütterlichen Bewegungsabläufe aus dem Mutterleib, binnen 3 Tagen ist es in der Lage die Mutter an der Stimme zu erkennen. Gestillte Kinder können auch nach 3 Tagen ihre Mutter durch den Geruch von anderen Müttern unterscheiden. Das bedeutet, dass durch das Stillen der kindliche Geruchssinn mehr aktiviert wird, als bei Flaschenkindern. Es gibt eben viel zu riechen auf der Haut.

Kinder schauen am liebsten in ein Gesicht, insbesondere in die Augen. Sie versuchen durch Aktionen wie Blickkontakt, Lautabgabe, später auch durch Greifen eine Reaktion bei ihrem „Gegenüber" auszulösen. Hat dies Erfolg, so bekommt das Baby das Gefühl, es kann etwas bewirken, es wird angenommen.

Auch auf zentraler Ebene hat dieses Ereignis Auswirkungen. So findet dadurch eine ausgeprägte Vernetzung der Gehirnzellen untereinander statt. Diese Verbindungen werden zudem besser und fester verknüpft.

Schreit ein Säugling, so bedeutet dies, seine innere Ausgeglichenheit ist verloren gegangen. Reagiert die Mutter rasch, bleibt der Cortisolspiegel (Stressindikator) gering. Anders, wenn sie sich dem Kind verzögert zuwendet. Sind Mütter feinfühlig, responsiv, liebevoll im Umgang mit ihren Säuglingen, dann entsteht eine sichere Bindung zwischen ihnen. Gefördert wird durch diese Basis insbesondere das Selbstvertrauen, die Selbstständigkeit sowie das Vertrauen in andere Personen während der gesamten Entwicklung des Kindes.

Die Angst, das Baby zu verwöhnen, herrscht in unserer Gesellschaft noch allzu oft vor, besonders in der Generation unserer Großeltern. Studien haben gezeigt, Säuglinge in Kinderheimen, die lediglich Nahrung und Körperkontakt beim nötigen Windelwechsel erhalten, retardieren in ihrer Entwicklung und weisen eine höhere Sterblichkeit auf. Babys benötigen die ersten Monate und darüber hinaus viel Nähe, ausgiebigen Körperkontakt sowie Geborgenheit und Liebe. Sie fühlen sich am wohlsten, wenn sie tagsüber häufig getragen werden und nachts bei den Eltern im Ehebett schlafen dürfen.

Um das Tragen für die Mutter zu erleichtern, empfiehlt sich ein Tragetuch. Das Baby wird so eng hineingebunden, dass es das Tuch als Begrenzung erfährt und es ihm dadurch Halt und Sicherheit vermittelt. Die Mutter hat nun beide Hände frei und kann anderen Tätigkeiten nachgehen. Das Baby ist somit aus dem Focus. Dies hilft besonders auch unsicheren und nervösen Müttern, die ständig um ihr Baby tänzeln und beide dadurch nicht zur Ruhe kommen können. Die Bewegungen der Mutter lassen das Kind im Tuch rasch entspannen, die Mutter riechend, sehend, spürend, hörend (Stimme und Herzschlag der Mutter) – die Sinne werden angeregt bis es friedlich einschläft.

Das Feingefühl, die Intuition der Mutter, als auch das Vertrauen in die eigenen Fähigkeiten im Umgang mit ihrem Baby werden verstärkt. Gleiches gilt für den Vater des Kindes. Er kann ebensolche Erfahrungen machen und dadurch eine engere Beziehung zu seinem Baby aufbauen.

Das „Ineinander-Verlieben" ist nicht nur ein wertvolles Geschenk für das Baby, sondern auch für seine Eltern. Es ist die Basis für den Aufbau einer harmonischen Beziehung!

Literatur

Kirkilionis E., Ein Baby will getragen sein, Kösel Verlag, München 1999
Klaus M. H., Kennell J. H., Klaus P., Der erste Bund fürs Leben: Die gelungene Eltern-Kind-Bindung und was Mütter und Väter dazu beitragen können, Rowohlt, Reinbek 1997
Manns A., Schrader A. C., Ins Leben tragen, Beiträge zur Ethnomedizin, Band 1 VWB Verlag für Wissenschaft und Bildung, Berlin 1995
Manns A., Schader A. C., Ins Leben tragen, CE Gottschalk – Batschkus & J Schuler, Verlag für Wissenschaft und Bildung, Berlin 1995
Solter A., Warum Babys weinen, dtv, München 2000
Stacherl S., Nähe und Geborgenheit: Durch Körperkontakt Säuglinge fördern, Walter, Zürich, Düsseldorf 1997

12 Stillen und Rooming-in

Vor etwa 50 Jahren wurden die Kinder in deutschen Kliniken nach der Geburt von der Mutter isoliert und im so genannten Kinderzimmer betreut. Zum Schutze des Kindes vor mütterlichen Keimen durch den Wochenfluss, aber auch um das Kind keinesfalls zu verwöhnen, so rechtfertigte man diese Maßnahme. Alle 4 Stunden hatte die junge Mutter Gelegenheit ihr Baby zu stillen, meist in einem Zeitrahmen von 20 Minuten. Unterstützung gab es so gut wie keine, denn es herrschte die Meinung vor, Flaschennahrung sei ohnehin viel besser. Die meisten Mütter schafften es in dieser kurzen Zeit nicht, ihr Baby ausreichend zu stillen, schon gar nicht bei sehr verträumten Kindern, die an der Brust ständig einschliefen. Die Milchproduktion konnte unter diesen Bedingungen kaum angeregt werden. So wurden die Babys letztendlich doch mit der Flasche gefüttert.

Der Begriff „Rooming-in" wurde in den USA bereits in den 40iger Jahren geprägt, nachdem man den Zusammenhang zwischen der Mutter-Kind-Trennung und deren negativen psychologischen Auswirkungen auf die Kindesentwicklung erkannte. Die Pädiatrieprofessoren Marshall H. Klaus und John H. Kennel, sowie die Psychotherapeutin Phyllis H. Klaus veröffentlichen ihre Studienergebnisse über Rooming-in und den Bondingprozess in den 70iger Jahren. Ihre Erkenntnisse finden auch heute noch Anerkennung. Weitere, meist randomisierte Studien kamen zu folgenden Ergebnissen, zusammengefasst in den ILCA-Leitlinien für das Stillmanagement während der ersten 14 Lebenstage auf wissenschaftlichen Grundlagen, Leitlinie 3 „Rooming-in ermöglichen":

- „Rooming-in vereinfacht und unterstützt den Stillprozess" (Anderson 1989). Liegt das Baby bei der Mutter im Zimmer, kann sie ihr Kind sofort, nachdem es erste Hungerzeichen zeigt, in ruhigem Zustand anlegen. Rooming-in ermöglicht den Säugling nach Bedarf zu stillen – auch nachts. Das führt zu erhöhter Prolactinsekretion und somit zu vermehrter Milchbildung. Der Milcheinschuss setzt früher und sanfter ein. Es resultieren weniger Stillprobleme auf lange Sicht betrachtet.
- „Die Krankenhausroutine beeinträchtigt oft die Entwicklung effektiven Stillens" (de Chateau 1977). Ohne 24-Stunden-Rooming-in ist die Umsetzung „Stillen nach Bedarf" (WHO/UNICEF Schritt 8 der „10 Schritte zum erfolgreichen Stillen") nicht möglich.
- „Die Krankenhausroutine und die Haltung des Personals beeinflussen auf lange Sicht das Verhalten stärker als verbale Anleitungen" (Wright 1996).
- „Bei Rooming-in ist die Stillhäufigkeit höher und die Zufütterung mit künstlicher Säuglingsnahrung seltener als bei nicht praktiziertem Rooming-in" (Yamanauchi 1990).

Als Langzeiteffekt kristallisierte sich heraus, dass nach Rooming-in die Kinder häufiger nach 4–5 Monaten noch vollgestillt wurden (Perez-Escamilla 1992).
- „Mütter kommen nicht zu mehr Schlaf, wenn der Säugling in der Nacht in das Kinderzimmer gebracht wird" (Keefe 1998).

Die Schlafqualität ist für die Mütter wesentlich höher, wenn sie ihr Baby bei sich im Zimmer haben. Wissenschaftler gehen davon aus, dass das Mutter-Kind-Paar im Schlaf aufeinander koordiniert ist. Das bedeutet, die Mutter erhält Signale von ihrem Baby, wenn dieses Hunger hat, so dass sie es zu sich nimmt und stillt, bevor das Baby zu schreien beginnt. Mütter, die ihre Kinder nachts abgeben, schlafen durchschnittlich genauso 5 Stunden wie Rooming-in-Mütter, jedoch wesentlich unruhiger. Ihre Babys schreien auch im Vergleich erheblich mehr. Infolgedessen produzieren sie mehr Stressfaktoren (höherer Blutdruck, höhere Cortisolkonzentration, etc.). Schreiende Kinder stressen auch ihre Mütter, diese produzieren mehr Adrenalin, dadurch verengen sich die Gefäße, die Oxytocinsekretion ist vermindert oder gar gehemmt, die Milch fließt nicht. Folglich reduziert sich die Prolactinausschüttung und damit die Milchbildung.

Weitere vorteilhafte Auswirkungen des 24-Stunden-Rooming-in:

Für das Baby:
- erhöhter Schutz vor nosokomialen Keimen,
- raschere und stabilere Anpassung des kindlichen Stoffwechsels nach der Geburt (Puls, Atmung, Körpertemperatur, Blutzucker, Verdauung).

Für die Mutter:
- benötigt weniger Schmerz- und Schlafmittel,
- fördert die Milchbildung durch häufigeres Anlegen,
- vermeidet dadurch sehr volle Brüste,
- wird selbstbewusster im Umgang mit ihrem Kind.

Für beide:
- fördert den Bondingprozess,
- gibt mehr Halt und Geborgenheit insbesondere beim Co-sleeping (= Bedding-in: Baby schläft mit der Mutter in einem Bett).

Auch WHO und UNICEF unterstützen mit Schritt 7 der „10 Schritte zum erfolgreichen Stillen" (s. Kap. 1) die Umsetzung des Rooming-in:
„Mutter und Kind sollen nicht voneinander getrennt werden, sondern Tag und Nacht zusammen sein."
24-Stunden-Rooming-in gewährleistet das ständige Beisammensein von Mutter und Kind während des Klinikaufenthaltes und unterstützt den Bondingprozess enorm.

Eine schwedische Untersuchung führte zu folgender Erkenntnis: Mütter behalten im Krankenhaus ihre Babys länger im Zimmer und haben weniger Stillprobleme, wenn das Baby binnen der ersten Lebensstunde Gelegenheit hatte, ausführlich an der mütterlichen Brust zu saugen. Auch die Stilldauer wurde dadurch positiv beeinflusst. Die Mütter waren bereit, ihr Baby über mehrere Monate zu stillen (Christensson 1992).

Literatur

Abou-Dakn M., Welche Effekte hat das 24-Stunden-Rooming-in für Mutter und Kind?, Vortrag auf der interdisziplinären Fachtagung in Freising, 2003

Anderson G. C., Risk of mother-infant separation postbirth. Image, 1989. 21: 196–198

de Carvalho M., Robertson S., Friedman A., Klaus M. H., Effect of frequent breastfeeding on early milkproduction and infant weight gain. Pediatr. 1983. 72: 307–311

de Chateau P., Wilberg B., Long-term effect on mother-infant behaviour of extra contact during the first hour postpartum. First observations at 36 hours. Acta Paediatr Scand, 1977. 66: 137–143

Chrisstenson K. et al., Temperature, metabolic adaption and cryling in the health full term newborn cared for in skin to skin contact and in a cot, Acta Paldiatrica 1992, 81: 448–493

Keefe M. R., The impact of infant rooming-in on maternal sleep at night. Journal of Obstetric, Gynecologic, & Neonatal Nursing 1988; 17(2):122–126

Keefe M. R., The impact of infant rooming-in on maternal sleep at night. JOGNN, 1988. March/April: 122–126

Lawrence R., Breastfeeding – A Guide for the Medical Profession, 5 Ed. Mosby, St. Louis 1999

McKenna J. J., Mosco S. S., Richard C. A., Bedsharing promotes breastfeeding. Pediatr, 1997. 100: 214–219

Mohrbacher N., Stock J., Handbuch für die Stillberatung, La Leche Liga International, München 2002

Perez-Escamilla R., Pollitt E., Lönnerdal B., Dewey K. G., Infant feeding policies in maternity wards and their effect on breast-feeding success: An analytical overview. American Journal of Public Health 1994; 84(1): 89–97

Reiff M. I., Essock-Vitale S., Hospital influences on early infant-feeding practices. Pediatr, 1985. 76: 872–879

Waldenstrom U., Swenson A., Rooming-in at night in the postpartum ward, Midwifery 1991. 7(2): 82–89

Wright A., Rice S., Wells S., Hospital practises to increase the duration of breastfeeding. Pediatr, 1996. 97: 669–675

Yamanauchi Y., Yamanouchi I., Breastfeeding frequency during first 24 hours after birth in Full-term neonates. Pediatr, 1990. 86: 171–175

Yamanauchi Y., Yamanouchi I., The relationship between rooming / not rooming-in and breast-feeding variables. Acta Paediatr Scand, 1990. 79: 1017–1022

13 Korrektes Anlegen

Viele Anfangsschwierigkeiten lassen sich vermeiden durch korrektes Anlegen und eine gute Stillposition. Stillen in den ersten Tagen bedeutet für beide – Mutter und Kind – sich aufeinander einzulassen und einzustellen. Es ist eine Zeit intensiven Lernens. Auch Mütter von zwei oder mehreren Kindern müssen sich jedes Mal erneut auf ihr Baby einstellen. Unterstützung beim Anlegen und auch Kontrolle der Stillposition sollte bei ihnen genauso selbstverständlich sein. Das letzte Stillen liegt schon eine Weile zurück. Außerdem können ältere Kinder in sämtlichen Lagen an der Brust trinken ohne negative Auswirkungen. Zu Beginn der Stillbeziehung ist korrektes Anlegen jedoch immens wichtig (s. Abb. 13.1, s. auch Farbtafel I).

Folgende Punkte sollten dabei generell für alle Positionen beachtet werden:

- Die Mutter hat eine bequeme Lage eingenommen mit entsprechender Unterstützung durch Kissen (Rücken, Bauch, je nach Position). Ein Fußschemel kann eine wertvolle Hilfe sein, denn dadurch wird die Wirbelsäule entlastet, die Mutter entspannt sich besser. Das Baby liegt mit der Mutter Bauch an Bauch, damit es seinen Kopf beim Trinken nicht drehen muss. Sein Mund befindet sich in

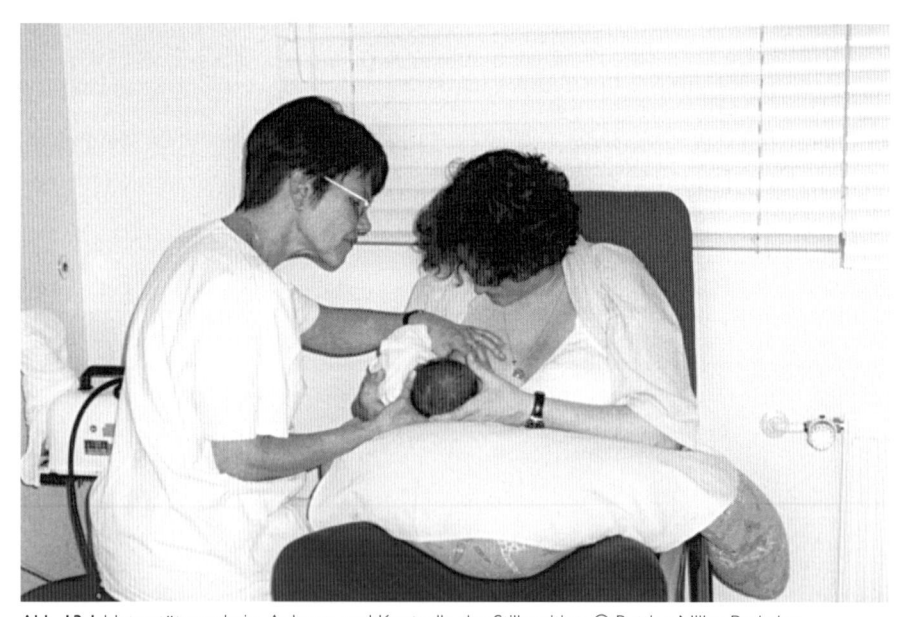

Abb. 13.1 Unterstützung beim Anlegen und Kontrolle der Stillposition. © Bettina Nilles-Preissler

Höhe der Mamille. Ohr, Schulter und Hüfte des Babys bilden eine Linie. Das ist wichtig für gutes Trinken und für die Symmetrie des kindlichen Körpers.
- Die Brust wird im so genannten C-Griff gestützt: 3 oder 4 Finger halten die Brustunterseite, der Daumen liegt locker auf der Brustoberseite, etwa im Abstand von 5 Zentimetern von der Mamille entfernt.
- Mit der Mamille die Unterlippe des Kindes „kitzeln", dann öffnet es reflexartig den Mund, die Zunge kommt hervor. Nun das Baby schnell heranziehen, damit es einen „Mund voll Brust" bekommt. Babys haben einen Kieferschlusswinkel ähnlich einer „Klappe" durch die noch fehlenden Zähne. Dadurch ist es ihnen möglich den Mund sehr weit zu öffnen.
- Der Säugling kann nun die erweiterten Milchgänge hinter der Areola mit der Zunge gut ausmassieren. Die Mamille wird dabei weit gedehnt und gegen den Gaumen gedrückt. Durch die Zunge, die über der unteren Zahnleiste liegt, und den Gaumen oben, liegt sie geschützt in einem gewölbten „Zungenbett". Die Zunge führt dann die eigentlichen „Melkbewegungen" aus, in dem sie durch rhythmische Wellenbewegungen die Milch aus den Milchgängen massiert.
- Äußerliche Anzeichen für korrektes Anlegen sind: nach außen gestülpte Lippen, abgesenkter Unterkiefer, Kinn und Nase des Babys berühren die Brust. Das entspannte Baby kann rhythmisch saugen und schlucken.
- Den Saugschluss (Vakuum!) nur lösen, in dem man den kleinen Finger in den Mundwinkel des Babys schiebt, zwischen die Zahnleisten.
- Für die Mutter darf das Stillen nicht schmerzhaft sein. Ganz im Gegenteil, sie sollte sich dabei bestmöglich entspannen und das innige Beisammensein genießen können.

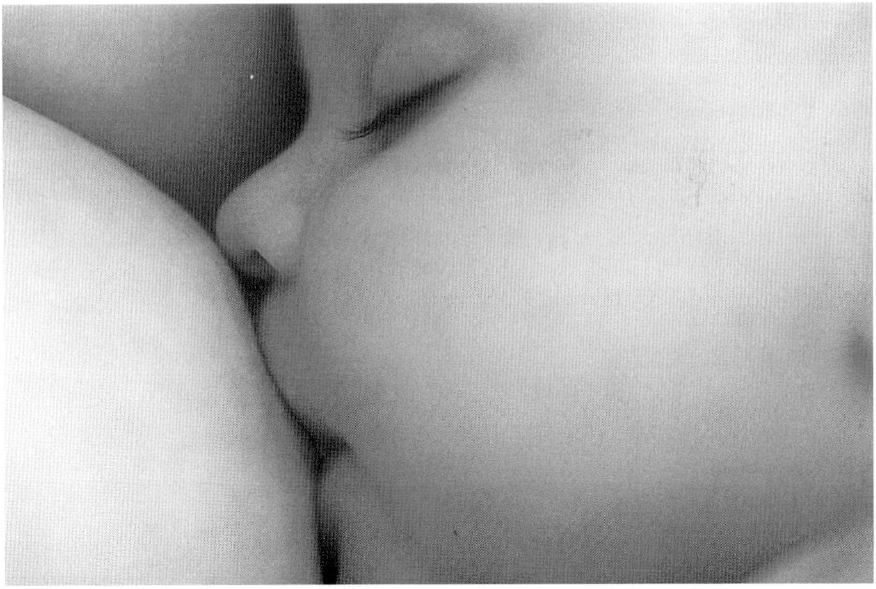

Abb. 13.2 Richtiges Anlegen des Kindes. © Monika Leitner

14 Stillpositionen

Je nach Bedürfnis und entsprechender Situation, kann die Mutter unter verschiedenen Stillpositionen wählen. Mit der Wiegen- und der Rückenhaltung, sowie dem Stillen im Liegen sollte jede stillende Frau vertraut sein.

Um die einzelnen Brustdrüsenbereiche in der Laktation gleich stark zu stimulieren, ist es sogar sehr empfehlenswert mit den Stillhaltungen abzuwechseln. Es wird das Areal am meisten zur Milchproduktion angeregt, wo der Unterkiefer des Babys positioniert ist und die Zunge die Milchgänge hinter der Areola gut ausmassieren kann.

Bei Auftreten von Stillproblemen kann dieser Umstand genutzt werden und das Baby in bestimmter Haltung angelegt werden.

14.1 Wiegenhaltung

Die Wiegenhaltung ist die wohl bekannteste und am meisten praktizierte Stillposition. Um in dieser Position bequem stillen zu können, ist es am besten, Rücken, Arm und den Schoß durch Kissen zu stützen (z. B. mit einem speziellen Stillkissen). Das Baby liegt Bauch an Bauch an die Mutter geschmiegt, sein Köpfchen ruht in ihrer Ellenbeuge. Ohr, Schulter und Hüfte des Kindes bilden eine Linie (s. Abb. 14.1).

14.2 Modifizierte Wiegenhaltung

Diese Stillposition eignet sich in der ersten Phase sowie bei Frühchen. Die Mutter stützt mit der linken Hand ihre linke Brust, der Kopf des Babys liegt in der rechten Hand. So kann die Mutter den Kopf zur Brust führen, wenn das Kind den Mund weit geöffnet hat. Bei Frühgeborenen kann sich die Mutter dabei weit über ihr Baby beugen (s. Abb. 14.2).

14.3 Rückenhaltung

Die Rückenhaltung eignet sich besonders in der Lernphase der Stillzeit, bei großen Brüsten, nach einem Kaiserschnitt, bei flachen Mamillen und beim Milcheinschuss. Sie wird auch bevorzugt beim Stillen von zu früh geborenen oder kranken Kindern.

Rückenhaltung 55

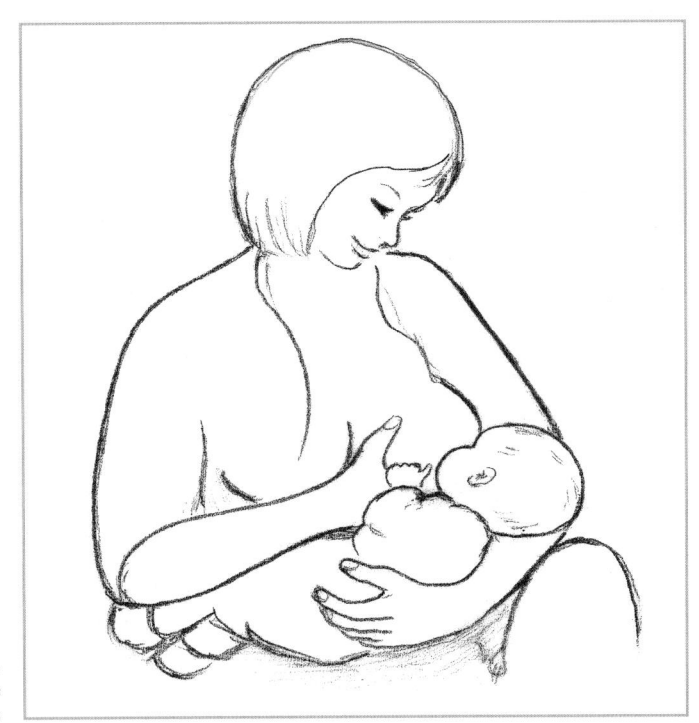

Abb. 14.1 Wiegenhaltung. © Wiebke Christophersen

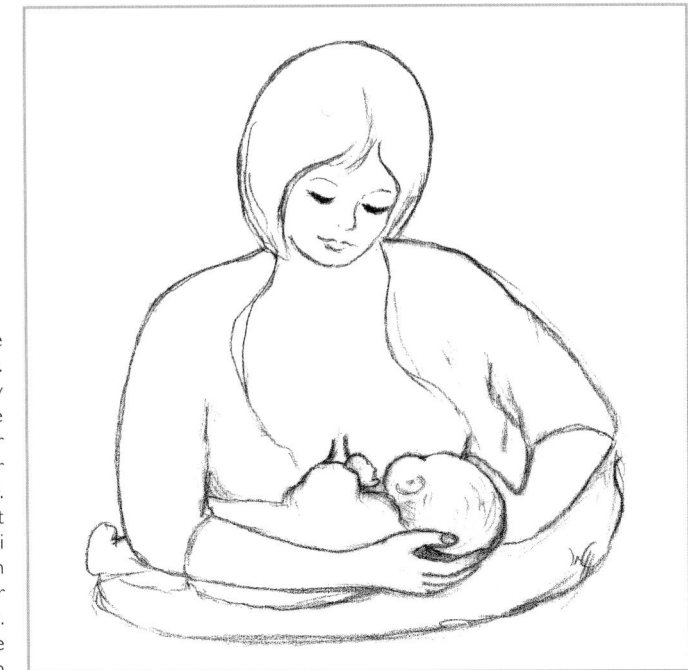

Abb. 14.2 Modifizierte Wiegenhaltung. Wichtig: Das Baby liegt in richtiger Höhe auf dem Kissen, der Kopf darf in keiner Richtung gedreht sein. Der rechte Arm führt das Baby. Bei Frühgeborenen kann sich die Mutter mehr über das Baby beugen. © Wiebke Christophersen

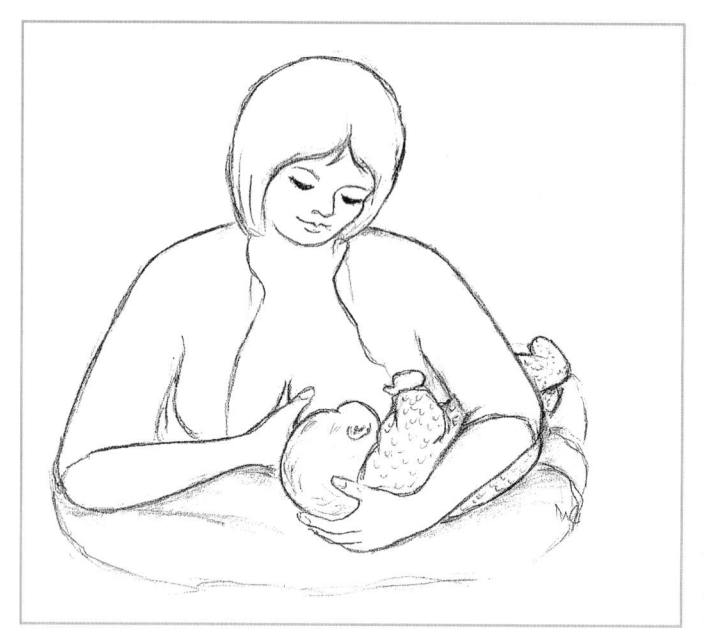

Abb. 14.3 Rücken- oder Fußballhaltung. © Wiebke Christophersen

Auch bei dieser Position benötigt die Mutter unterstützende Kissen im Rücken, neben sich für den Unterarm und auf ihrem Schoß. Das Baby liegt hier Hüfte an Hüfte mit der Mutter, sein Köpfchen ruht in der flachen Hand, so dass es rasch und gut angelegt werden kann, wenn es seinen Mund weit geöffnet hat (s. Abb. 14.3).

14.4 Stillen im Liegen

Für den Stillalltag (bzw. die Stillnacht) bringt diese Position eine große Erleichterung. Zum Ausruhen und nächtlichen Stillen eignet sich keine andere so gut wie diese. Bequem liegt die Mutter mit einem Kissen unter dem Kopf sowie bei Bedarf einem zwischen den Beinen und im Rücken. Das Baby kuschelt Bauch an Bauch mit der Mutter, sein Köpfchen so, dass es die Mamille mit dem Mund gut fassen kann. Eine zusammengerollte Decke im Rücken des Babys stabilisiert seine seitliche Lage. Die Brust wird im Liegen stärker durchblutet, daher fließt die Milch oft besser (s. Abb. 14.4).

14.5 Aufrechte oder Hoppe-Reiter-Haltung

Vorteilhaft ist diese Position bei starkem Milchspendereflex, denn die Milch muss gegen die Schwerkraft fließen.

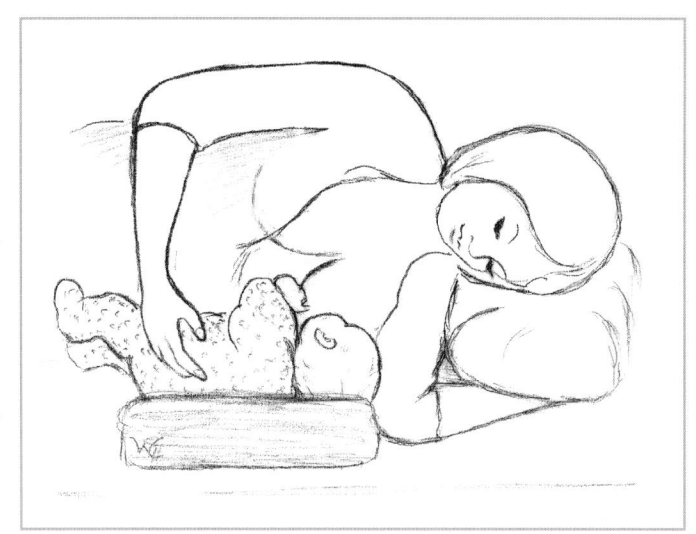

Abb. 14.4 Stillen im Liegen. Ob die Mutter ihren Arm unter das Baby, hinter das Baby oder nach oben legt, hängt von der Größe der Mutter, des Babys und der Brust ab. Die Position sollte für beide bequem und entspannend sein.
© Wiebke Christophersen

Die Mutter sitzt bequem auf einem Stuhl, eventuell leicht zurückgelehnt, Rücken gestützt. Das Baby sitzt auf einem Oberschenkel – ähnlich wie in einem Sattel – ein Beinchen rechts, das andere links herabhängend. Das Köpfchen muss dabei leicht gestützt werden, wenn das Baby es noch nicht alleine halten kann (s. Abb. 14.5).

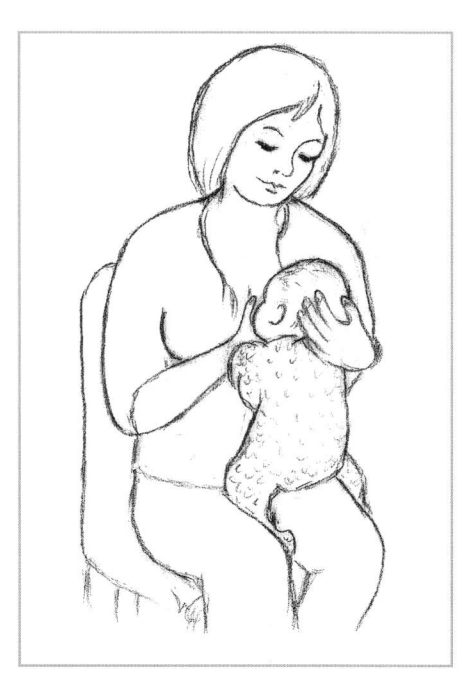

Abb. 14.5 Aufrechte oder Hoppe-Reiter-Haltung.
© Wiebke Christophersen

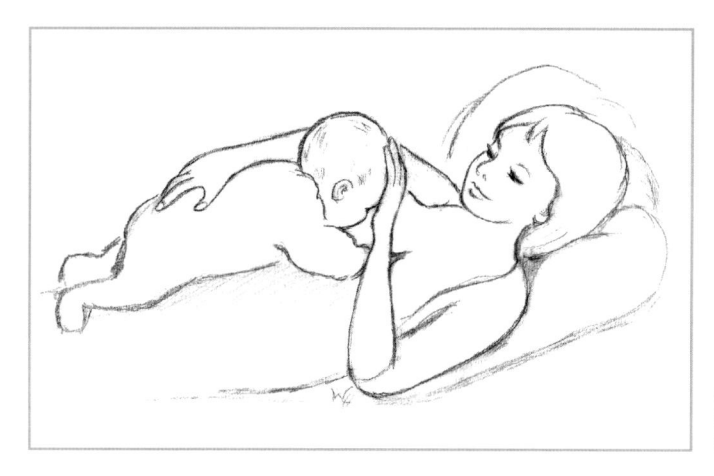

Abb. 14.6 Rücklings Stillen. © Wiebke Christophersen

14.6 Rücklings Stillen

Diese Position eignet sich bei einem starken Milchspendereflex und nach einem Kaiserschnitt, wenn das Drehen noch beschwerlich und schmerzhaft ist. Die Mutter liegt auf dem Rücken mit Kissen unter dem Kopf. Weitere stützende Kissen links und rechts seitlich am Körper der Mutter erleichtern das Stillen in dieser Position. Das Baby liegt in gleicher Richtung mit dem Bauch auf Mutters Bauch. Sein Kopf befindet sich über der Brust, so dass es die Mamille gut fassen kann. Beim Stillen sollte die Mutter die Stirn des Babys abstützen, damit sich die Nase nicht in der Brust „vergräbt" und das Baby dadurch keine Luft mehr bekommt (s. Abb. 14.6).

14.7 Australia-Haltung

Diese Position ist eine Variante des Stillens in Rückenlage. Das Baby wird hier allerdings seitlich – also quer zum Brustkorb – angelegt. Die Beine des Babys befinden sich dabei auf der Bettunterlage. Die Stirn sollte wie oben gestützt werden, der Po des Babys mit der anderen Hand.

14.8 Weitere Stillpositionen

Weitere Stillpositionen für besondere Situationen sind der Vierfüßlerstand (s. Abb. 14.7) bei Milchstau, oder der Dancer Hold (s. Abb. 14.8) (bei Frühgeborenen oder behinderten Kindern hilfreich). Sie sind sehr speziell und sollten der Mutter von einer Still- und Laktationsberaterin oder einer Hebamme gezeigt werden.

Weitere Stillpositionen 59

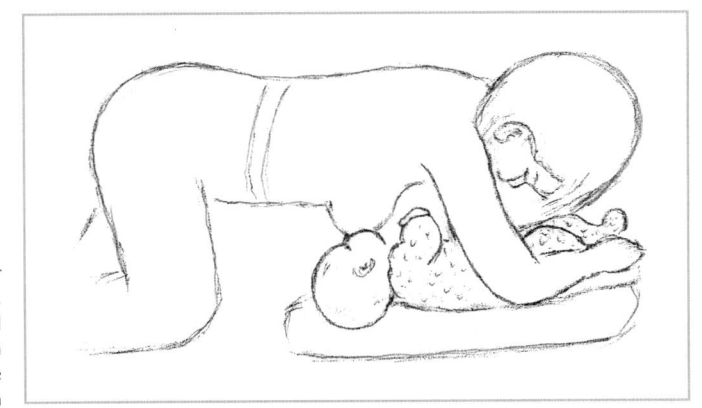

Abb. 14.7 Stillen über das Kind gebeugt, z. B. im Vierfüßlerstand oder über einen Tisch gebeugt. © Wiebke Christophersen

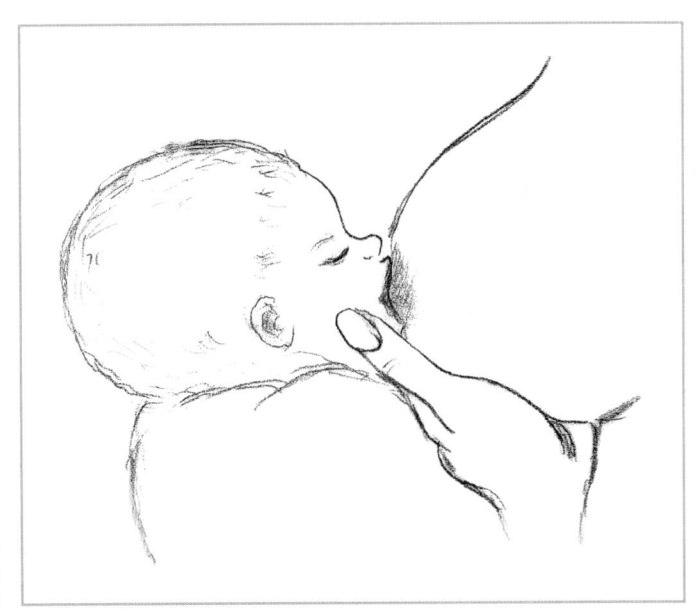

Abb. 14.8 Dancer Hold. © Wiebke Christophersen

Wichtig ist, die Positionen besonders zu Beginn häufig zu wechseln. Auf diese Weise ist gewährleistet, dass jedes Brustdrüsenareal gut entleert und zur Milchproduktion angeregt wird. Gleichzeitig ist es auch förderlich für die Körpersymmetrie des Kindes. Kinder, die mit der Flasche gefüttert werden, erfahren diesen Vorzug nur selten. Meistens bevorzugen die Mütter die gleiche Seitenlage und wechseln nicht ab.

Im Laufe der Stillzeit wird jede Mutter eine oder zwei Stillpositionen bevorzugen, die sie die gesamte Stillperiode über dann praktiziert. Je besser sich das Stillpaar im Laufe der Zeit aufeinander eingespielt hat, desto routinierter meistert es jede nur erdenkliche Stillsituation.

15 Stillen in den ersten Tagen

15.1 Stilldauer und Stillrhythmus

Um die Laktation gut anzuregen, sollte die Mutter 8–12-mal binnen 24 Stunden im frühen Wochenbett anlegen.

In den ersten Tagen dauern die Mahlzeiten noch etwas kürzer, später etwa 15–20 Minuten je Brust oder solange das Baby trinken möchte bis es satt ist.

Im Gegensatz zu früher, unterwirft man die Babys nicht mehr einem starren 4-Stunden-Rhythmus, sondern stillt das Baby individuell nach seinem Bedarf. D. h. wann immer das Kind Hunger- bzw. Stillzeichen (s. u.) zu erkennen gibt, sollte es angelegt werden, auch wenn die letzte Stillmahlzeit nur kurz zurückliegt. Das sichert zum einen die Milchproduktion (hoher Prolactinspiegel!), zum anderen zeigt die Erfahrung, dass Babys auf diese Weise ihren eigenen Stillrhythmus finden.

Gerade in der Vorabendzeit möchten die Kinder mehrmals hintereinander gestillt werden. Dieses ist ein physiologisches Verhalten des Babys und wird als so genanntes „Cluster-Feeding" bezeichnet. Das Baby übt dabei, die Brust richtig zu erfassen und zu entleeren. Das wiederholte Stillen erhöht auch die Prolactinkonzentration im Plasma und dadurch wird der Milchbildungsprozess entsprechend angeregt (Daly, Hartmann 1995). Die Ursache liegt folglich in der natürlichen Sicherung der Milchbildung für den nächsten Tag.

Binnen der ersten 3 Monate vergrößern sich die Stillintervalle und das Baby wird sich in den meisten Fällen von selbst an einen längeren Rhythmus gewöhnen.

15.2 Initialer Milcheinschuss

Je häufiger und ausreichend lang die Mutter ihr Kind in den ersten Tagen anlegt, desto sanfter und teilweise auch früher erfolgt der Milcheinschuss. Er tritt zwischen dem 2. bis 4. Tag nach der Geburt auf und kündigt den Beginn der reichlichen Milchbildung an. Die Brust nimmt dabei an Größe zu, wird berührungsempfindlicher und die Venen unter der Haut treten deutlich sichtbar hervor. Das Spannungsgefühl und die Schwellung der Brust ist bedingt durch eine vermehrte Zufuhr von Blut- und Lymphflüssigkeit, weniger durch die erhöhte Milchmenge.

Durch optimales Stillmanagement kann einem starken Milcheinschuss vorgebeugt werden. Dazu gehört auch die Aufklärung der stillenden Mutter über die nun in ihrem Köper ablaufenden Vorgänge. Bei normalem Verlauf des Milcheinschusses treten nur leichte Beschwerden auf, die sich nicht länger als 24 Stunden hinziehen. Beschwerden bei starkem Milcheinschuss und deren Behandlung siehe Kapitel 20.

Die Kolostrumphase geht nun über in die Bildung der transitorischen Milch, bis etwa 14 Tage nach der Geburt die reife Muttermilch produziert wird.

15.3 Frühe Hunger- bzw. Stillzeichen

Das Neugeborene kann bereits über bestimmte Verhaltensweisen mit uns kommunizieren. So zeigt es mitunter recht deutlich, wenn es Hunger verspürt. An erster Stelle denkt man sicherlich an das unüberhörbare Hungergeschrei. Dies ist jedoch ein sehr spätes Signal. Beobachtet die Mutter ihr Baby sehr genau – in dem Maße ist das auch nur bei Rooming-in möglich – dann kann sie klare Anzeichen für das Saugbedürfnis ihres Kindes schon feststellen, bevor es in Weinen oder gar Schreien ausbricht.

Ruhelose Bewegungen mit Armen und Beinen, die Lippen mit der Zunge lecken, gefolgt von Saugen an der Faust, zeigen unverkennbar, es möchte gestillt werden. In diesen Momenten lässt sich das Baby leicht anlegen. Wenn es schon schreit, ist der Hunger schon recht groß und gerade in der Anfangszeit gestaltet sich das Anlegen dann schwieriger.

15.4 Anzeichen für Milchtransfer nach ILCA-Leitlinien

Beim Baby:
- ausdauerndes rhythmisches Saug-Schluck-Muster mit gelegentlichen Pausen,
- hörbares Schlucken,
- entspannte Arme und Hände,
- feuchter Mund,
- Sattheit und Zufriedenheit nach dem Stillen (**aber:** ein unzufriedenes Baby bedeutet nicht unbedingt ungenügenden Milchtransfer).

Bei der Mutter:
- Gebärmutterkontraktionen oder vermehrter Wochenfluss während oder nach der Stillmahlzeit in den ersten 3–5 Tagen,
- ein kräftiges Ziehen in der Brust, das nicht schmerzhaft ist,
- Durst,
- spontaner Milchfluss an der anderen Brust (**aber:** das Fehlen des spontanen Milchflusses auf der anderen Seite ist kein Zeichen für ungenügenden Milchtransfer),
- Entspannung und Schläfrigkeit,
- die Brust wird während des Stillens weicher,
- erkennbare Veränderung des Gewichts und der Größe der Brüste sowie der Milchmenge und Milchzusammensetzung 3-5 Tage nach der Geburt,

- die Mamille ist nach der Mahlzeit verlängert, aber nicht gequetscht oder aufgeschürft.

15.5 Anzeichen für effektives Stillen im Wochenbett nach ILCA-Leitlinien

- Gewichtsverlust < 7%,
- kein weiterer Gewichtsverlust nach dem 3. Lebenstag,
- Gewichtszunahme ab dem 5. Lebenstag,
- Geburtsgewicht am 14. Lebenstag wieder erreicht,
- keine Mekoniumentleerung mehr nach dem 4. Lebenstag,
- nach dem 4. Lebenstag mindestens 6 nasse Windeln in 24 Stunden,
- der Säugling wirkt entspannt, gelegentlich ganz wach, interessiert und zeigt gutes Stillverhalten,
- hörbares Schlucken während der Stillmahlzeiten,
- Veränderung des Gewichts und der Größe der Brüste sowie der Milchmenge und Milchzusammensetzung nach 3-5 Tagen,
- keine länger oder zunehmend schmerzhaften Mamillen,
- durch Stillen wird der Milcheinschuss gelindert.

15.6 Wachstumsschübe

Im Laufe der ersten Monate sind die Wachstumsphasen durch den gesteigerten Hunger des Babys leicht zu erkennen. Es möchte dann öfter als sonst an der Brust trinken. Dieses Verhalten verunsichert die Mütter zumeist und sie interpretieren es als Milchmangel. Genau genommen ist das auch der Grund für das häufigere Trinken der Kinder, die dadurch die Milchbildung wiederum anregen. Binnen ein paar Tagen (spätestens nach einer Woche) passt sich die Milchmenge dem gesteigerten Bedarf des Säuglings an, vorausgesetzt die Mutter lässt das Stillen nach Bedarf zu.

Wachstumsschübe treten im ersten Lebenshalbjahr ungefähr zwischen dem 10. und 14. Lebenstag, der 5.–6. Woche, dem 3.–4. Monat und um den 6. Monat auf.

Literatur

Akré J., Die physiologischen Grundlagen der Säuglingsernährung, WHO/ AFS – Arbeitsgemeinschaft freier Stillgruppen, 2. Auflage, 1998

Daly S. E. J., Hartmann P. E., Infant demand and milk supply. Part 2: The short-term control of milk synthesis in lactating women, Journal of Human Lactation, 1995, 11:27–37

Guóth-Gumberger M., Horman E., Stillen, Gräfe und Unzer Verlag, München 2000
Herzog C., Saugen und Saugverhalten, 2000
ILCA Leitlinien
International Lactation Consultant Association (ILCA), Leitlinien für das Stillmanagement während der ersten 14 Lebenstage auf wissenschaftlichen Grundlagen, VELB – Verband Europäischer Laktationsberaterinnen, 2000
Kroth C., Stillen und Stillberatung, Ullstein Medical, Wiesbaden 1998
Lawrence R., Breastfeeding – A guide for the medical profession, 5. Edt., Mosby, St. Louis 1999
LLL, Das Handbuch für die stillende Mutter, La Leche Liga International 2001
Mohrbacher N., Stock J., Handbuch für die Stillberatung, La Leche Liga Deutschland e.V., 2. Auflage 2001
Richard D. et al., Erythropoetin in Human Milk: Physiology and Role in Infant Health, J Hum Lact 18(3):252–261, 2002
Unterrichtskripten vom VELB für die Ausbildung zur Still- und Laktationsberaterin

16 Stillen nach einem Kaiserschnitt

Stillen nach einem Kaiserschnitt (Sectio caesareae) ist genauso möglich wie nach einer vaginalen Entbindung. Die Mutter benötigt jedoch besonders in der Anfangszeit die Unterstützung des Pflegepersonals.

16.1 Erstes Stillen

Bei einer Lokalanästhesie (Spinal- oder Periduralanästhesie) ist es möglich, dass das Neugeborene schon angelegt werden kann, während die Mutter noch auf dem Operationstisch liegt. Dies ist allerdings von Klinik zu Klinik verschieden.

Nach Abklingen einer Vollnarkose ist die Mutter meist noch sehr müde und schwach. Wenn sich die Mutter in der Lage fühlt, kann sie ihr Baby anlegen, auch wenn sich noch Narkotikum in ihrem Organismus befindet. Die Konzentration ist nur noch sehr gering und schadet ihrem Neugeborenen nicht (Spigset 1994). Für das erste Anlegen benötigt sie Hilfe. Frühzeitiges Anlegen ist auch in diesem Fall entscheidend für den Beginn und den Aufbau der Laktation. Außerdem fördert es die Mutter-Kind-Beziehung.

Wenn der Vater geraume Zeit bei Mutter und Kind verbringen kann oder das Klinikpersonal häufig nach Mutter und Kind schaut, ist es möglich, das Baby zur Mutter ins Bett zu legen. So kann sie es nach Bedarf stillen, während die sonstige Versorgung des Kindes die betreuenden Personen übernehmen.

16.2 Bequeme Stillpositionen

Die schmerzende Operationswunde sowie die Infusionsschläuche an der Hand erschweren das Stillen in den ersten Tagen. Unter guter Anleitung und Aufmunterung wird die Mutter rasch eine für sie angenehme Position (s. Kap. 15) finden:

- **Stillen im Liegen.** Für viele Mütter ist das Stillen in seitlicher Lage am bequemsten. Gleichzeitig können sie sich entspannen, sich ausruhen und dabei ihr Baby betrachten. Den empfindlichen Bauchbereich schützt ein Kissen, falls das Baby mit seinen Beinen strampelt. Mit der Hand oder einem weiteren Kissen wird der Rücken des Babys gestützt. Beide liegen möglichst nah Bauch an Bauch aneinander gekuschelt, das Baby mit dem Gesicht in Höhe der Mamille.

■ **Stillen im Sitzen.** Auch hier wird die Operationswunde durch ein Kissen geschützt. Die Mutter kann im Sitzen in der Rückenhaltung oder in der Wiegenhaltung ihr Baby anlegen, je nachdem wie es ihr zusagt.

16.3 Wie geht es weiter?

Wie nach einer vaginalen Entbindung auch, sollte die Mutter versuchen ihr Neugeborenes so oft wie möglich zu stillen. Im günstigsten Fall zwischen 8–12-mal binnen 24 Stunden. Wenn ihr Baby noch zu schläfrig ist oder die Mutter gesundheitlich nicht dazu in der Lage ist – auch nicht mit Unterstützung des Pflegepersonals – ist es erforderlich zu Pumpen. Sonst wird die Milchproduktion nicht ausreichend angeregt. Die abgepumpte Milch – besonders das wertvolle Kolostrum – wird dem Baby dann mit einer alternativen Fütterungsmethode (s. Kap. 23) verabreicht. Der initiale Milcheinschuss kann etwas verzögert eintreten, je nach Häufigkeit des Anlegens in den ersten Tagen.

In manchen Fällen benötigt die Mutter ein Antibiotikum oder Schmerzmittel. Unter beiden Arzneistoffgruppen gibt es stillverträgliche Medikamente.

16.4 Die erste Zeit zu Hause

Kaiserschnittmütter haben eine schwere Bauchoperation hinter sich. Meist sind sie nach der Klinikentlassung noch wackelig auf den Beinen. Sie benötigen noch viel Ruhe, um sich zu erholen, denn schließlich müssen sie ja auch noch für ihr Kind da sein. Das sollte zu Beginn auch ihre einzige Tätigkeit zu Hause sein. Für den Haushalt benötigt sie in der ersten Zeit Unterstützung. Erst nach und nach, wenn die Kräfte zurückkehren, kann sie wieder andere Arbeiten übernehmen.

16.5 Seelische Verarbeitung

Mit einer bevorstehenden Geburt verbinden viele Frauen auch eine Idealvorstellung, wie sie ablaufen sollte. Mit einem Kaiserschnitt, insbesondere nach einer harten erfolglosen Geburtsarbeit, fällt diese Illusion wie ein Kartenhaus in sich zusammen. Manche Betroffenen stecken das Negativerlebnis rasch weg, andere knabbern noch lange daran. Sie fühlen sich als Versager, sind enttäuscht über das fehlende Geburtserlebnis, haben eine Bewusstseinslücke durch die Narkose, die es zu schließen gilt. Dies trifft auch vermehrt auf Frauen zu, die eine Vollnarkose erhielten.

Darüber reden und mit Empathie aufgefangen werden, hilft diesen Frauen mit ihrer Situation fertig zu werden. Stillgruppen bieten beispielsweise dazu Gelegenheit, denn sicher trifft diese Mutter dort auch eine Betroffene zum Erfahrungs- und Gedankenaustausch. Es gibt auch spezielle „Kaiserschnitt-Gruppen".

Literatur

Abrecht-Engel I., Albrecht M., Kaiserschnittgeburt – Vorbereitung, Eingriff, Nachsorge, Rowohlt Taschenbuch Verlag, Reinbek bei Hamburg 1995

Benkert B., Das Ravensburger Stillbuch, Ravensburger Buchverlag, Ravensburg 1997

Lawrence R., Breastfeeding – A guide for the Medical Profession, 5. Edt. by Mosby, St. Louis 1999

Mohrbacher N., Stock J., Handbuch für die Stillberatung, 2. Auflage, La Leche Liga Deutschland e.V. 2001

Rouw E., Kaiserschnitt und Stillen, AFS Bundesverband e.V. 1991

17 Zwillinge stillen

Zwillingsgeburten sind in Deutschland gar nicht so selten. Rund 12 000 werden pro Jahr gezählt. Die Mitteilung über eine Zwillingsschwangerschaft nehmen die meisten Frauen mit gemischten Gefühlen auf. Einerseits ist es etwas Besonderes, andererseits ängstigt sie die bevorstehende Geburt und die Sorge um den Gesundheitszustand steht oft im Mittelpunkt. Auch zweifeln manche werdende Zwillingsmütter, ob sie die damit verbundene Mehrbelastung schaffen, ob es mit dem Stillen klappen wird, ob sie beiden Kindern die gleichen mütterlichen Gefühle entgegenbringen können, und und und …

17.1 Einholen von vielfältigen Informationen

Das Versorgen von Zwillingen stellt immer eine große Herausforderung dar und verlangt schon in der Schwangerschaft eine gute Organisation und Vorbereitung. Über folgende Sachverhalte zum Thema Stillen sollte sich eine werdende Zwillingsmutter informieren:

- **Thema Stillen allgemein.** Mütter, die gut über die Vorteile der Muttermilch, die physiologischen Vorgänge der Laktation, die Möglichkeiten der Steigerung der Milchproduktion, das Abpumpen von Muttermilch, frühe Hungerzeichen und guten Milchtransfer informiert sind, sind motivierter ihre Kinder zu stillen und den Milchaufbau zu unterstützen. Das ist beim Stillen von Zwillingen besonders wichtig. Wertvoll ist der Besuch eines Stillvorbereitungskurses.
- **Stillen nach einem Kaiserschnitt.** Zwillinge kommen oft durch Kaiserschnitt auf die Welt. Selbst diese große Operation stellt bei entsprechender Unterstützung kein Hindernis für das Stillen von Zwillingen dar.
- **Stillen bei Frühgeborenen.** Das Risiko einer vorzeitigen Beendigung der Schwangerschaft liegt bei Zwillingsschwangerschaften höher. Hilfreich ist es daher, sich auch über Frühgeborene zu informieren und die Möglichkeit sie zu stillen.
- **Stillen und Versorgung von Zwillingen.** Allgemeine Kenntnisse über die Handhabung, praktische Tipps, mögliche Stillpositionen, nächtliches Stillen, Babypflege, Wickeln, etc., führen schon in der Schwangerschaft zu mehr Selbstvertrauen in die eigenen Fähigkeiten als zukünftige Zwillings-Mutter.
- **Erfahrungen von anderen Zwillings-Müttern.** Kontakte zu Müttern mit Zwillingen und deren Erfahrungen und wertvolle Ratschläge für den Alltag mit zwei Babys, runden das Ganze ab.

- **Kinderarzt, Hebamme, Stillberaterin.** Schon in der Schwangerschaft sollte ein Gespräch mit dem zukünftigen Kinderarzt und der nachsorgenden Hebamme stattfinden. Auch um mit ihnen über das Stillen von Zwillingen zu sprechen und deren Einstellung und gegebenenfalls deren Unterstützung dazu auszuloten.
- **Unterstützung durch den Vater.** Wenn der Vater über das Stillen und die damit verbundenen vielen Vorteile für die gesamte Familie unterrichtet ist, kann er für die Mutter eine sehr wertvolle Unterstützung sein, besonders wenn es mal nicht so klappt oder sie psychisch einen Durchhänger hat.

17.2 Organisation und Unterstützung

Für den Fall, dass die Mutter schon vorzeitig in die Klinik muss und dort einen längeren Aufenthalt verbringt, muss vorgesorgt werden, insbesondere wenn schon ältere Geschwister zu betreuen sind. Gleiches gilt nach Entlassung aus der Klinik. In der ersten Zeit kann sich die Zwillings-Mutter fast ausschließlich nur um ihre Babys kümmern. Sie benötigt ja die doppelte Zeit. Für den kompletten Haushalt benötigt sie Unterstützung. Entweder abwechselnd von den Großmüttern, Freunden, Nachbarn oder durch eine Haushaltshilfe, die geraume Zeit diese anfallende Tätigkeit übernimmt.

17.3 Stillen von Zwillingen

17.3.1 Grundsätzliches zum Stillbeginn

Wichtig ist Folgendes am Anfang zu beachten:

- Möglichst bald und häufig nach der Geburt stillen zum Aufbau der Milchproduktion. Auch bei Zwillingen reguliert sich die Milchmenge nach dem Prinzip von Angebot und Nachfrage.
- Zu Beginn oft die Stillposition wechseln, so wird das gesamte Brustdrüsengewebe gleichmäßig zur Milchbildung angeregt. Außerdem wird die Mutter sicherer im Umgang mit ihren Babys und den verschiedenen Stillhaltungen.
- Zufüttern reduziert die Milchbildung!
- Wachstumsschübe erfordern häufigeres Stillen während einiger Tage.
- Um den Überblick zu behalten, wer wann und an welcher Brust gestillt wurde, sollte die Mutter dies schriftlich festhalten. Auch die Zahl der nassen und der Stuhl-Windeln sollte sie notieren.
- Gerade beim Stillen von zwei Kindern ist es besonders wichtig, dass die Mutter auf ausreichende und vollwertige Ernährung achtet. Auch die Trinkmenge ist wichtig. Zu jeder Stillmahlzeit gehört ein Getränk für die Mutter!

Zwillinge zu versorgen kann sehr erschöpfend sein, besonders wenn die Kinder nachts nicht gleichzeitig gestillt werden und so die Mutter kaum Gelegenheit hat, ihr Schlafbedürfnis zu stillen. Der Schlaf kommt nur leider nicht auf Knopfdruck und schon gar nicht, wenn die Gedanken um die nächste Stillmahlzeit kreisen. Daher sollte sie untertags jede Möglichkeit nutzen, sich auszuruhen, zu entspannen und wenn möglich zu schlafen.

17.3.2 Verschiedene Möglichkeiten Zwillinge zu stillen

Es liegt in der Entscheidung der Mutter, ob sie ihre Zwillinge gleichzeitig oder getrennt stillt. Die ersten Male nach der Geburt ist es sicherlich leichter für die Mutter jedes Kind einzeln anzulegen, um die Stillpositionen kennen zu lernen. Ist sie schon etwas geübter kann sie versuchen, ihre beiden Kinder unter Anleitung gemeinsam anzulegen. Sie kann dabei unter folgenden Möglichkeiten wählen:

- Doppelter Rückengriff oder Fußballhaltung: beide Kinder liegen in der Rückenhaltung (s. Abb. 17.1). Diese Position eignet sich besonders zu Beginn – zum Lernen und wenn die Kinder noch klein sind. Später können geübte Stillkinder in den unterschiedlichsten Lagen gut trinken.
- Parallelhaltung: beide Babys liegen parallel und schauen in die gleiche Richtung (s. Abb. 17.2).
- Über-Kreuz-Haltung: die Babys liegen V-förmig (s. Abb. 17.3) oder X-förmig (s. Abb. 17.4) an der Brust.

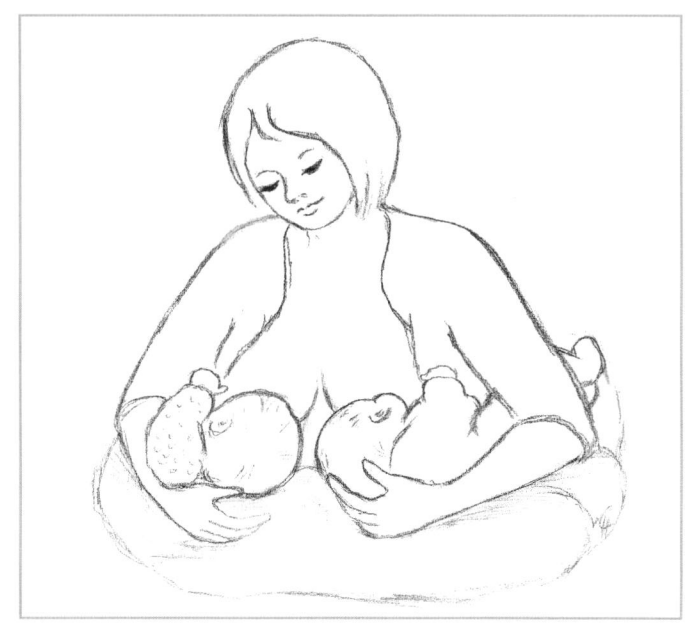

Abb. 17.1 Doppelter Rückengriff. © Wiebke Christophersen

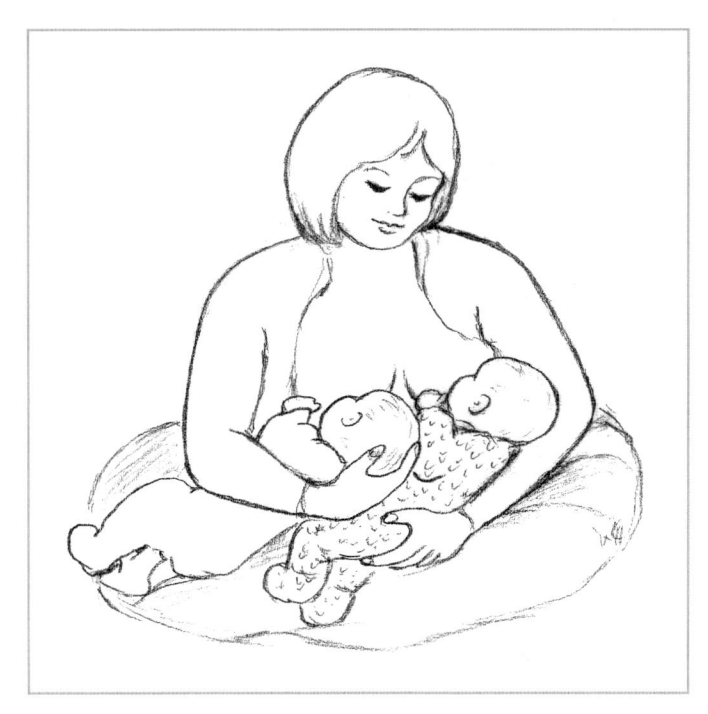

Abb. 17.2
Parallelhaltung.
© Wiebke
Christophersen

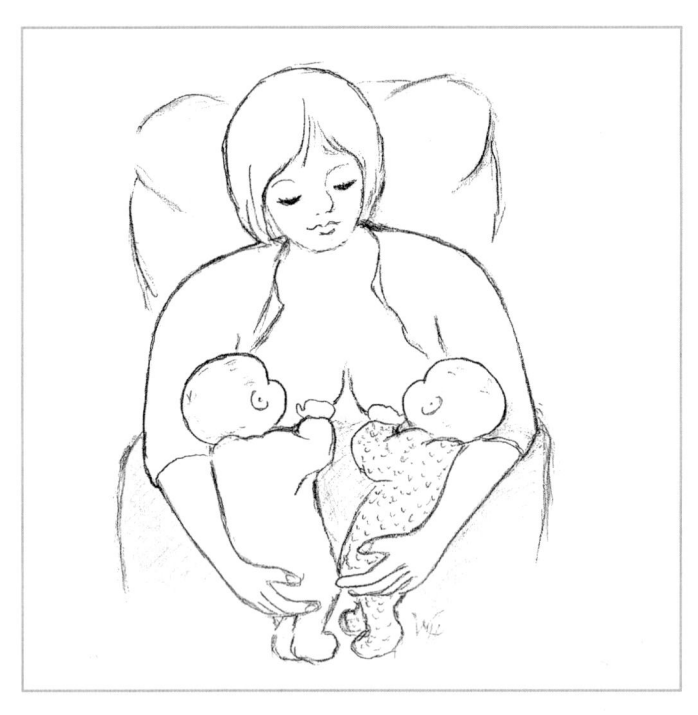

Abb. 17.3 V-Position.
© Wiebke
Christophersen

Stillen von Zwillingen

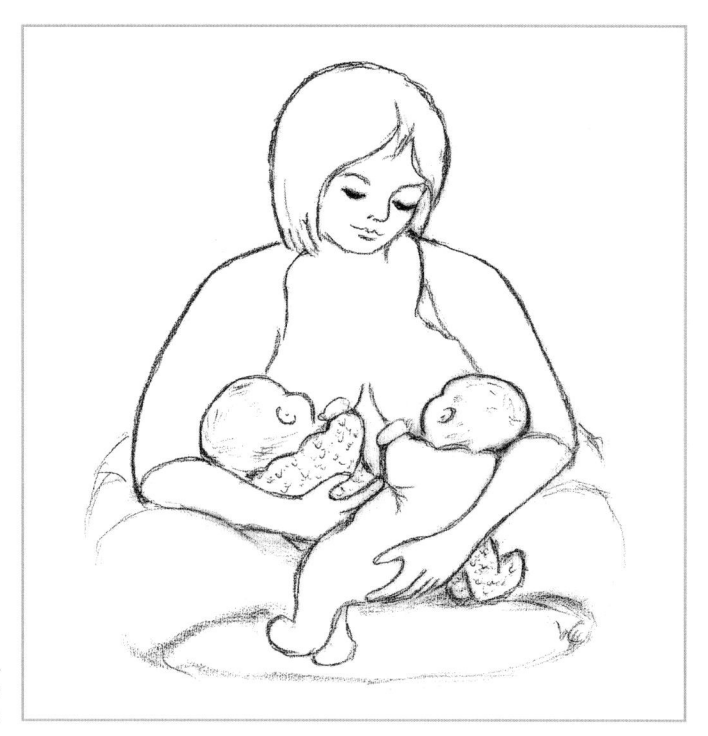

Abb. 17.4 X-Position. © Wiebke Christophersen

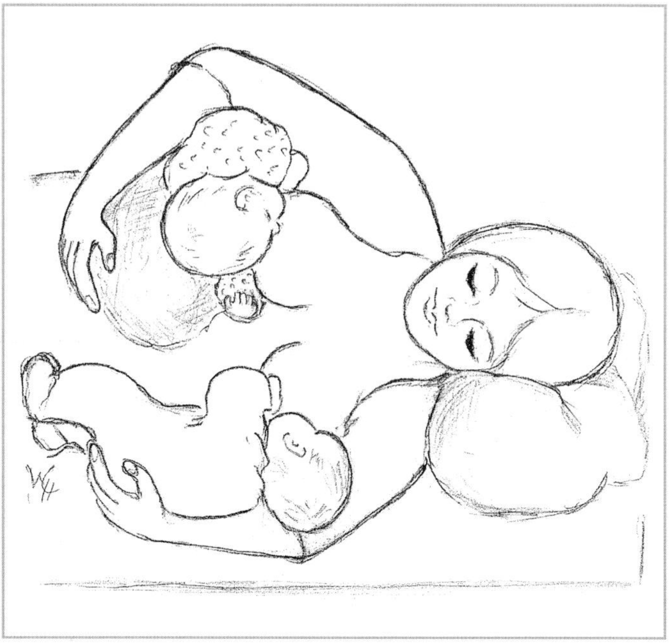

Abb. 17.5 Seitlich liegend. © Wiebke Christophersen

Korrektes Anlegen ist entscheidend, damit der Milchtransfer gewährleistet ist, die Brust gut stimuliert wird und keine wunden Mamillen entstehen. Die Mutter sollte es sich beim Stillen möglichst bequem machen, denn in entspanntem Zustand fließt die Milch besser. Beide Kinder sollen so positioniert werden, dass sie gut trinken können, ohne dabei den Kopf drehen zu müssen. Liegen die Kinder in überstreckter Haltung, können sie nicht gut trinken. Darauf ist unbedingt zu achten.

Gemeinsames Stillen

Vorteile:

- Praktisch und Zeit sparend.
- Der kräftigere Zwilling löst den Milchspendereflex aus (vorteilhaft wenn eines der Babys schwächer saugt).
- Die Prolactinkonzentration steigt, dadurch wird die Milchbildung besser angeregt.

Nachteile:

- Am Anfang für die Mutter schwieriger durchzuführen, besonders wenn sie keine Hilfe hat.
- Die Babys können sich gegenseitig stören bei unterschiedlichem Trinkverhalten.

Getrenntes Stillen

Vorteile:

- Die Mutter kann sich besonders auf korrektes Anlegen konzentrieren, das schont ihre Mamillen.
- Hat ein Baby Probleme beim Erfassen der Mamille, kann die Mutter es besser unterstützen und dafür beide Hände einsetzten.
- Die Mutter kann sich einem Kind ganz gezielt zuwenden, dies intensiviert die Mutter-Kind-Bindung.

Nachteile:

- Größerer Zeitaufwand.
- Milchproduktion wird nicht so effektiv angeregt wie beim Tandem-Stillen.
- Ein Kind muss warten bis es an die Reihe kommt.

Anfangs ist es ratsam bei jeder Stillmahlzeit die Seiten zu wechseln. So werden die Brüste relativ gleichmäßig stimuliert, auch wenn ein Baby mal weniger Hunger hat oder schwächer saugt als das andere. Nach einiger Zeit kann man die Brustseiten nur noch täglich wechseln. Oder man kann jedem Kind seine „eigene" Brust zuteilen, so regelt es die Milchmenge nach seinem eigenen Bedarf. Jede Zwillingsmutter wird hier ihr ganz individuelles Handling finden.

„Stillen nach Bedarf" steht an oberster Stelle. Bei Zwillingen jedoch, kann dies ganz schön anstrengend werden. Es nützt weder den Kindern noch der Mutter und ihrer Milchbildung, wenn die Mutter nach geraumer Zeit erschöpft und ausgelaugt ist. In der Nacht bietet es sich beispielsweise an, bei Hungerzeichen eines Säuglings den anderen auch zum Stillen zu wecken oder hintereinander zu stillen. Dann hat die Mutter anschließend meist eine länger Ruhepause. Allerdings kann es sein, dass das geweckte Baby noch zu müde zum Stillen ist und deshalb zu wenig trinkt. Dann wird es sich unter Umständen schon früher wieder melden. Über die Zeit hinweg wird sich ein Still-, Schlaf- und Wachrhythmus einpendeln. Bis dahin benötigt die Zwillingsmutter auf alle Fälle jede mögliche Unterstützung.

Stillen und Zufüttern

Sollte die Milch nicht mehr reichen und der Kinderarzt empfiehlt die Kinder zuzufüttern, hat sich folgendes Vorgehen bewährt:

- Zuerst beide Kinder stillen, anschließend mit künstlicher Säuglingsnahrung füttern. Der Zeitaufwand ist zwar hoch, aber die Brust wird am besten auf diese Weise stimuliert. Tagsüber kann die Brust noch mit der Milchpumpe stimuliert werden.
- Möchte die Mutter ihre Milchproduktion wieder aufbauen, so ist unbedingt empfehlenswert die Formulanahrung nicht mit der Flasche zu füttern, insbesondere nicht in den ersten 6 Wochen nach der Geburt (**cave:** Saugverwirrung!). Am besten eignet sich in diesem Fall das Brusternährungsset (s. Kap. 24.7). Dieses Stillhilfsmittel gewährleistet einerseits eine zusätzliche Bruststimulation zur Steigerung der Milchmenge, andererseits eine ausreichende Milchmenge zur Sättigung der Babys. Eine Still- und Laktationberaterin weist die Mutter in die Handhabung ein, berät das weitere Vorgehen mit der Mutter und begleitet sie dabei.
- Muss Milch abgepumpt werden, bietet man zuerst diese Milch an, bevor mit Formulanahrung ergänzt wird.

Jeder Tag mit Muttermilchernährung zählt!

„... Die wichtigste Aussage lautet: Zwillinge können gestillt werden. Frauen können genügend Milch für zwei Kinder bilden. Und jedes als Zwilling geborene Kind braucht die Muttermilch als Nahrung, Immunschutz und Entwicklungsförderung sowie die besondere Nähe zu seiner Mutter beim Stillen genau wie jedes einzeln geborene Kind ..."
Utta Reich-Schottky, 2003

Literatur

Fischer E., Das Stillen von Zwillingen, 3. Auflage, AFS Bundesverband e.V. 1998
Lawrence R., Breastfeeding – A guide for the Medical Profession, 5. Ed by Mosby, St. Louis 1999
Mohrbacher N., Stock J., Handbuch für die Stillberatung, 2. Auflage, La Leche Liga Deutschland e.V. 2001
N.N. Zwillinge Stillen, Stillzeit – Fachzeitschrift der AFS 2003, 1:5–9
Sinkwitz S., Das Stillen von Zwillingen, 4. Auflage, Twinmedia Verlag, Gansingen (CH) 2002

18 Babys mit besonderen Bedürfnissen

Jedes Baby hat seine eigene Persönlichkeit und das zeigen sie auch schon recht bald nach der Geburt. Es gibt Babys, die fast den ganzen Tag mit Schlafen verbringen. Andere sind schon etwas aufgeweckter und wollen mehr Ansprache. Und wieder andere benötigen sehr viel Aufmerksamkeit und bringen ihre Mütter ganz schön in Bedrängnis.

18.1 Das „normale" Baby

Gibt es das normale Baby? Ist es das Baby, das neben seinen Nickerchen tagsüber auch nachts schon ein paar Stunden am Stück schläft und zwischendurch die Aufmerksamkeit der Mutter genießt, aber sonst keine besonderen Ansprüche stellt? Nein, das ist eher die Ausnahme. Normal ist, dass die Mutter rund um die Uhr für das Baby da ist, besonders in den ersten Wochen. Die Küche artet langsam in ein Chaos aus, die Wäsche stapelt sich, Duschen ist oft erst in den Mittagsstunden drin und überhaupt ist der ganze Tag über völlig unorganisiert. Nachts ist manchmal Tag für das Baby und dann natürlich auch für die Mutter bzw. den Vater. Erst allmählich kehrt wieder ein weniger chaotischer Tagesablauf ein. Die Nächte können zuweilen immer noch sehr anstrengend verlaufen, bis das Baby sich an einen Tag-Nacht-Rhythmus gewöhnt hat. Von Durchschlafen ist noch lange nicht die Rede. Länger als 6 Stunden schlafen in der Nacht setzt eine gewisse Reife in der Gehirnentwicklung voraus. Diese kann **nicht** (!) antrainiert werden, wie es in diversen Büchern immer wieder zu lesen ist. Deren Erfolgsmethode beruht nicht auf Lernverhalten der Babys, sondern auf Resignation, die gleichzeitig eine Erschütterung des Urvertrauens gegenüber den Eltern nach sich zieht.

Es ist normal, wenn die Säuglinge nur einen kurzen Zeitraum abgelegt werden wollen. Die Zeit des Schlafes reicht aus allein zu sein. Im Wachzustand möchten die meisten Babys Kontakt mit der Mutter haben – Augen-, Hör- und vor allem Hautkontakt. 9 Monate waren sie nichts anderes gewöhnt. Die Mutter ist ihnen vertraut im wahrsten Sinn des Wortes „mit Haut und Haaren". Für die kleinen Erdenbürger gibt es daher nichts Wohligeres als herumgetragen und gestillt zu werden. Erst langsam lösen sie sich davon und beginnen die (Um-)Welt zu entdecken.

18.2 Babys, die viel schlafen

Die so genannten Träumer sind keineswegs leichter zu handhaben, denn sie schlafen garantiert unter dem Stillen häufig ein und die Mutter macht sich berechtigt Sorgen, ob ihr Kind auch genügend Nahrung erhält. Schlafen diese Kinder länger als vier Stunden, müssen sie unbedingt zum Stillen geweckt werden. Das Hungerbedürfnis kann sich bei den Kleinen nach innen wenden und drückt sich in vermehrtem Schlaf aus – meist zur Freude der Mutter. Bei diesen Kindern ist es daher besonders wichtig, die Anzahl der nassen und der Stuhlwindeln zu kontrollieren und dadurch das Gedeihen sicher zu stellen. Als Regel gelten 5–6 nasse Windeln und 2–3 Windeln voll Stuhlgang. Die Mutter sollte die frühen Hungerzeichen bei ihrem Kind erkennen können, um dann das Baby gleich anzulegen. Denn auch ihre Milchbildung leidet, wenn sie das Kind nicht häufig genug stillt.

18.3 Babys, die an Koliken leiden

Babys mit Koliken, weisen bestimmte Symptome auf, anhand derer man ihr Leid erkennen kann:

- Es zieht seine Beine zum Bauch, ballt die Fäuste.
- Oft ist der Bauch hart und prall durch die im Darm befindlichen Gase.
- Anfallsartig beginnt das Baby plötzlich – quasi aus heiterem Himmel – zu schreien.
- Das Schreien ist krampfartig mit verzerrtem Gesicht (deutlicher Unterschied zu Hungergeschrei oder Schreien aus Langeweile).
- Mit unter überstreckt sich das Baby, d.h. es wirft seinen Kopf nach hinten, macht sich steif und biegt seinen Rücken durch.
- Am Ende der Kolik schläft es erschöpft ein.

Auf der Suche nach dem Auslöser der Koliken sind sich die Wissenschaftler nicht einig. Mehrere Faktoren werden in Betracht gezogen, wie ein unreifes Nervensystem, zu häufiges Luftschlucken bei der Ernährung der Kinder, ein noch nicht vollständig ausgereiftes Darmsystem der Säuglinge oder Nahrungsmittelunverträglichkeiten durch Flaschennahrung bzw. Stillen. Das Schreien und Weinen führt wiederum zu vermehrtem Luftschlucken. Erschwerend kommt die Anspannung der Eltern noch dazu. Diese Spannung überträgt sich auf die sensiblen Kinder und bewirkt weiteres Schreien – wie eine endlose Spirale zieht sich das Geschehen weiter. Es raubt den Eltern oft ihren letzten Nerv.

18.3.1 Hilfreiche Tipps, um Koliken zu lindern

Folgendes kann Erleichterung schaffen:

- Das Tragen im Tuch verhilft durch die Bewegungen der Mutter zum Abgehen der Winde, dabei ist darauf zu achten, dass das Kind nicht erst ins Tuch gesetzt wird, wenn es zu schreien beginnt, sondern am besten schon am Vormittag für längere Zeit, damit es sich daran gewöhnt und entsprechend entspannen kann (s. Abb. 18.1).
- Im so genannten „Kolik-" oder „Fliegergriff" mit dem Baby rhythmisch und sanft tanzen. Eine Wärmflasche oder ein warmes Kirschkernkissen unter den Bauch unterstützt die Wirkung.
- Beim Wickeln starke Temperaturschwankungen auf Babys feuchter Haut vermeiden, in dem man gleich nach Öffnen der Windel einen vorgewärmten weichen Wollschal über das Bäuchlein legt.
- Nach dem Wickeln Bäuchlein föhnen (**cave**: auf den Urinstrahl achten, sonst gibt es einen elektrischen Schlag!).
- Das Baby baden (z. B. mit Calendula Kinderbad von Weleda oder einer Mischung aus Lavendel, Rose, Anis je 2 Tropfen in einem Löffel Honig emulgiert).
- Das Kind nackt strampeln lassen im warmen Zimmer.
- Bei Kindern, die künstliche Säuglingsnahrung erhalten bei der Zubereitung Fencheltee statt Wasser benutzen.
- Das Kind nach jeder Mahlzeit gut aufstoßen lassen.

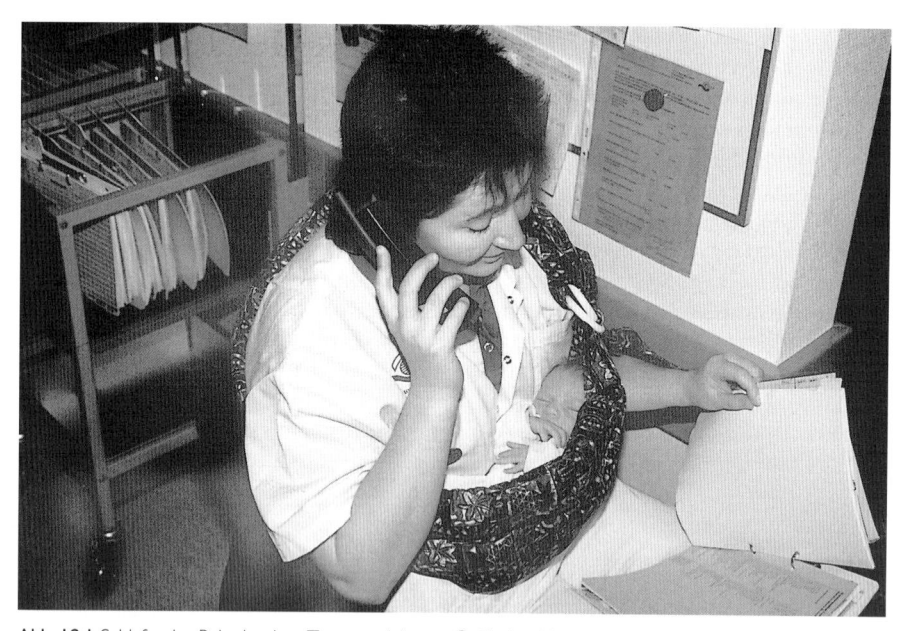

Abb. 18.1 Schlafendes Baby in einer Tragevorrichtung. © Christa Herzog, IBCLC

- Bei der Ernährung der Mutter darauf achten, ob es einen Auslöser gibt (z. B. Kuhmilchprodukte, Kaffee, Schokolade, etc.).
- Das Baby pucken, d.h. fest in ein Tuch packen, damit es Grenzen spürt, denn manche Babys beunruhigt die ungewohnte „Weite" außerhalb des Mutterleibs.

18.3.2 Unterstützende Naturheilmittel

Phytotherapie

Bei Stillkindern kann die Mutter über den Tag verteilt 2 Tassen blähungstreibenden Tee trinken:

Anis	20,0
Fenchel	20,0
Kümmel	20,0
Melisse	20,0

eventuell mit einem Teelöffel Baldrianpresssaft, um dem Geschehen entspannter gegenüberstehen zu können; die Inhaltsstoffe gelangen über die Muttermilch auch zum Kind.

Aromatherapie

Baby-(Bauch)-Massage mit blähungstreibenden und beruhigenden ätherischen Ölmischungen:

- Anis, Kümmel, Fenchel, Koriander, Lavendel oder Rose in Basisöl (Mandel- oder Johanniskrautöl eignet sich gut).
- Weleda Babybäuchleinöl.
- Mit Malvenöl von Wala, 1–2-mal täglich den Bauch massieren.
- Oder mit Kamille-Fenchel-Öl von Frau Stadelmann (s. Anhang B).
- Hat die Mutter ein Stillöl zu Hause, kann sie auch dieses verwenden und damit den Körper, insbesondere den Bauch im Uhrzeigersinn sanft massieren.

Anthroposophie/Homöopathie

Außerdem kann Folgendes versucht werden:
- Chamomilla comp. Supp. von Weleda bei Unruhezuständen besonders in Verbindung mit Zahnungsbeschwerden aber auch bei fieberhaften Erkrankungen; 2–4-mal täglich 1 Zäpfchen einführen.
- Kieserit Tropfen von Weleda bei entzündlichen und krampfhaften Schmerzzuständen wie Zahndurchbruch, Krämpfen im Bauchraum; 1–3-mal täglich 5–10 Tropfen mit Wasser verdünnt verabreichen.

- Belladonna/Chamomilla Globuli von Wala, vor jedem Stillen 2 Globuli unter die Zunge geben.
- Nicotiana comp. von Wala, bei sehr starken Blähungen 2 Globuli vor dem Stillen unter die Zunge geben.
- Carum carvi Supp. von Wala, regelmäßig 1–2 Stunden bevor die Blähungen einsetzen in den After einführen.

Die Kinder reagieren sehr unterschiedlich auf die oben genannten Maßnahmen. Um das Kind nicht zu verwirren und dadurch erneut zum Schreien zu bringen, sollten die Eltern nicht eine Beruhigungsmöglichkeit nach der anderen ausprobieren, sondern sich für eine höchstens zwei entscheiden.

18.4 Babys, die viel weinen

Weinen ist die einzige Kommunikationsmöglichkeit von Babys, um ihre Bedürfnisse mitzuteilen. Daher ist es sehr wichtig, dass die Eltern auf jedes Weinen des Babys reagieren. Erhalten die Säuglinge keine Antwort, resignieren sie, wie es in Untersuchungen über Heimkinder oftmals bestätigt wurde. Die Angst vieler Eltern, ihr Kind dadurch zu verwöhnen ist völlig unbegründet. Im Gegenteil, die Mutter die aktiv auf ihr Baby eingeht wenn es weint, wird bald herausfinden, welches Weinen welches Bedürfnis ausdrückt und kann entsprechend ruhig reagieren. Das wiederum vermittelt dem Baby Sicherheit und Geborgenheit, es fühlt sich völlig angenommen. Dabei bedeutet nicht jedes Weinen Unwohlsein oder ein Bedürfnis. Aletha Solter, Entwicklungspsychologin in Kalifornien, schreibt in ihrem Buch „Warum Babys weinen", es kann auch eine emotionale Lösung von Spannungen sein, die durch irgend etwas Schmerzhaftes entstanden sind, insbesondere wenn Weinperioden zyklisch entstehen und das Baby mit einer gewissen Bestimmtheit weint. Folgende Verletzungen können ein Weinbedürfnis auslösen:

- vorgeburtliche Verletzungen und Geburtstraumata,
- unerfüllte Bedürfnisse,
- Reizüberflutung,
- Frustrationen, die durch Hilflosigkeit entstehen,
- körperliche Schmerzen,
- Müdigkeit,
- Unwohlsein durch zu heiß/zu kalt, zu enge Kleidung, Wundsein, plötzliche laute Geräusche.

Haben die Eltern sich vergewissert, dass das Kind nicht hungrig ist, ihm angenehm warm ist, es eine frische Windel und ansonsten keine Krankheitssymptome hat, so ist das Weinen vom Baby gewollt, um sich von aufgestauten Spannungen zu befreien. Das bedeutet nun nicht, dass das weinende Baby in sein Bett gelegt wird, die Mutter das Zimmer verlässt bis es aufgehört hat zu weinen. Nein, für das Baby ist in diesem Moment wichtig, dass es weinen darf, auf dem Arm oder Bauch der

Mutter/des Vaters, ohne es davon mit allen Mittel abzuhalten (Eltern entwickeln darin wahren Erfindergeist). Die Eltern dürfen lernen, das Weinen des Babys auszuhalten. Und sie werden erkennen, dass die Kinder nach dem Weinen rund um zufrieden sind, ruhiger schlafen und auch mal untertags eine Weile ohne ständige elterliche Aufmerksamkeit auskommen.

Dieses Wissen nimmt oft den Druck von den Eltern, ihr Kind mit allen nur erdenklichen Mitteln versuchen ruhig stellen zu müssen, um „gute" Eltern zu sein. Aber selbst diese Kenntnisse schützen nicht davor, wütende oder aggressive Gefühle dem schreienden Baby gegenüber zu entwickeln, zumal sie meist zu den weniger „günstigen" Zeitpunkten mit dem Weinen beginnen (nachts, beim Essen, etc.) und das Weinen eines Babys an sich für uns schwer zu ertragen ist. Vielleicht kann in dieser Situation Oma, Opa, eine gute Freundin oder die Nachbarin für eine halbe Stunde einspringen, damit sich die Eltern eine Auszeit zum Erholen gönnen können. Anschließend, wenn sie wieder Energie getankt haben, können sie ihr Baby wieder liebevoll annehmen. Für die Eltern ist es eine ganz besondere – wenn auch nicht leichte – Aufgabe, ein Baby mit besonderen Bedürfnissen so anzunehmen wie es ist und ihm Liebe und Geborgenheit zu schenken, die es braucht. William Sears (Kinderarzt und Vater von 8 Kindern aus Kalifornien) ging dem Problem auf den Grund in seinem Buch „Das 24-Stunden-Baby" und kam zu folgender Feststellung: Ein liebesbedürftiges Baby kann mit Hilfe einer einfühlsamen Bezugsperson sein größtmögliches Entwicklungspotential ausschöpfen. Das bedeutet, je mehr Energie, Kraft und Liebe sie in die Erziehung des liebebedürftigen Kindes hineinstecken, desto mehr bekommen sie zurück. Dabei entwickeln sich die Eltern auch weiter, was letztendlich in einer harmonischen Eltern-Kind-Beziehung mündet.

18.5 Beratung in der Apotheke

Mütter von besonders liebesbedürftigen Babys wenden sich auch an die Apotheke, um Hilfe zu bekommen. Meist haben sie schon Informationen von verschiedenen Seiten (Kinderarzt, Hebamme, Freundin, Mutter, etc.) erhalten, die mehr oder weniger erfolgreich waren. Auch in dieser Situation ist es in erster Linie wichtig, Verständnis und Einfühlungsvermögen der Mutter entgegenzubringen. Denn in manchen Fällen sind die Mütter schon recht verzweifelt, nachdem sie schon „alles" versucht haben. Die Abgabe von Dimethicon- oder Simethicon-haltigen Produkten ist nicht das Non-Plus-Ultra. Erstens sind die Präparate sehr süß, enthalten künstliche Aromen (**cave:** Allergie!) und viele Mütter geben diese Tropfen häufig schon prophylaktisch auf den Schnuller und schieben ihn dann in Babys Mund – manchmal schon beim kleinsten Mucks. Besser helfen oben genannte Methoden und das Wissen um das Weinen. Auch homöopathische Mittel können rasch Linderung bringen. Dafür sind von Seiten des Apothekenpersonals ausreichende Kenntnisse über diese Heilmittel und auch die Zeit für eine „Kurzanamnese" notwendig. Durch die Abgabe einer falschen Arznei verliert die Kundin das Vertrauen in die ansonsten sehr wirksame Homöopathie und womöglich auch in ihre Beraterin. Dann ist es besser, die Mutter an einen klassischen Homöopathen weiterzuempfehlen.

Literatur

Guóth-Gumbergen M., Horman E., Stillen, Gräfe und Unzer Verlag, München 2000
Jones S., Schlafende Babys – Ruhige Nächte, Urania-Ravensburger, Berlin 2001
Keller H., Jetzt schläft mein Baby durch, Falken Verlag, Niedernhausen 1999
Lawrence R., Breastfeeding – A guide for the Medical Profession, 5. Edt. by Mosby, St. Louis 1999
Mohrbacher N., Stock J., Handbuch für die Stillberatung, 2. Auflage, La Leche Liga Deutschland e.V. 2001
Sears W., Das 24-Stunden-Baby, La Leche Liga International 1998
Sears W., Schlafen und Wachen, La Leche Liga International 1998
Solter A., Warum Babys weinen, Deutscher Taschenbuch Verlag, München 2000
Stadelmann I., Bewährte Aromamischungen, Stadelmann Verlag, Ermengerst 2001

19 Schnuller

Die Apotheke mit besonderer Beratungsausrichtung rund um die Babyzeit hat die Möglichkeit, viele Mütter zu erreichen. Bestimmte Themenbereiche und Sachverhalte können den Müttern auf dem Beratungsweg oder über einen Info-Handzettel näher gebracht werden. Auf diese Art und Weise kann ihnen auch die Schnuller-Problematik erläutert werden. Entweder informiert die Apothekerin oder PTA die Mütter über die Auswirkung in einem Beratungsgespräch beim Kauf des Schnullers oder sie steckt einen Infozettel mit in die Tüte. Vielleicht kommt die Mutter beim nächsten Apothekenbesuch noch mal auf die Apothekerin oder PTA zu, um genauer nachzufragen.

19.1 Aufklärung über den Schnuller und seine Auswirkungen

Gudrun von der Ohe, Ärztin und IBCLC, hat sich mit diesem Gebiet sehr ausführlich beschäftigt und Recherchen eingezogen. Der Beitrag „Der Schnuller und seine Auswirkungen" aus der Fachzeitschrift „Laktation und Stillen" (3/1999) sowie der Artikel „Zum Schnuller" auf ihrer Homepage (unter www.stillberatungsecke.de/aktuelles.html) wird hier im Folgenden in gekürzter Fassung wiedergegeben:

„Der Schnuller erscheint wie eine gute Errungenschaft des 20. Jahrhunderts. Nicht nur dass die Mütter unabhängiger sind – denn die Säuglinge können ohne Mutter ihr Saugbedürfnis befriedigen – sondern ihm werden auch noch prophylaktische gesundheitsfördernde Aspekte nachgesagt. Laut Produktbeschreibung wird die Kiefermuskulatur mit dem Schnuller zwischen den Mahlzeiten optimal gefördert. Und seit neuestem wird ihm auch eine vorbeugende Wirkung beim plötzlichen Kindstod nachgesagt. Wer von den Müttern möchte nicht diese Vorteile für sein Kind nutzen?

Wer braucht den Schnuller?

Der Säugling braucht den Schnuller nie – er braucht das Original – die Mutterbrust. Der Schnuller übernimmt die Aufgabe der Eltern, ihren Säugling zu beruhigen. Menschliche Zuwendung wird durch einen Gegenstand ersetzt. Fast kein Neugeborenes akzeptiert den Schnuller von Anfang an. Allein die normale Bewegung der

Zunge schiebt ihn aus dem Mund heraus. D. h. der Säugling muss erst langsam an den Schnuller gewöhnt werden, abhängig gemacht werden.

Eingriff in die Intimität

Der Mundbereich ist der sensibelste Körperbereich des Menschen. Wir aber stopfen in den Mund des Säuglings einen Fremdkörper, ohne uns darüber bewusst zu sein.

Lahmlegen der Großhirnrinde

Durch die monotonen Reize des Schnullers wird die Wachsamkeit des ZNS herabgesetzt. Dies ist zwar erwünscht, hat aber auch unbeabsichtigte Folgen, denn Lernerfahrungen finden dabei nicht statt. Eine Stimulation der Großhirnrinde, die notwendig ist zur Entwicklung des unreifen Gehirns, unterbleibt. Der Schnuller behindert einen unserer aktiven Sinne. Er macht mundtot.

Schnuller und Stillen

Wenn die Kinder einen Schnuller erhalten, saugen sie an der Brust, um Nahrung zu bekommen und hören auf, wenn weniger Milch fließt. Das so genannte non-nutritive Stillen unterbleibt, da das weitere Saugbedürfnis mit dem Schnuller befriedigt wird. Steigt jedoch der Nahrungsbedarf bei einem Wachstumsschub, sind die Kinder nicht bereit, zur Stimulation vermehrt an der Brust zu saugen. Die Mutter müsste dann nachpumpen oder ausstreichen zur Steigerung der Milchproduktion.

Besonders in den ersten 6 Wochen können die frühen Hungerzeichen der Säuglinge nicht erkannt werden, wenn sie einen Schnuller im Mund haben. Dadurch verlängern sich die Stillzeiten. Die Kinder erhalten weniger Milch und geraten in eine Art Fastenzustand mit nachfolgender Gewichtsabnahme. Zudem besteht die Gefahr der Saugverwirrung für die Säuglinge durch die völlig unterschiedliche Saugtechnik an Sauger und Schnuller im Vergleich zur Brust. WHO/UNICEF empfehlen in „Schritt 9" gestillten Kindern keinen Sauger oder Schnuller zu geben.

Gerade zu Beginn der Stillzeit kann es durch den Schnuller bedingt, vermehrt zu Milchstaus und Mastitiden kommen. Aufgrund der langen Stillintervalle zwischen den Stillmahlzeiten werden die Brüste nur unzureichend entleert, so dass sich rasch ein Milchstau bis hin zur Entzündung entwickeln kann.

Ein häufigerer Candida-Befall wurde bei Kindern mit Schnullern festgestellt. Soorinfekte können durch ihn auch weiter unterhalten werden. Generell sollte auf Schnuller verzichtet werden, wenn Rezidive auftreten.

Erhöhte Keimbesiedelung und deren Folgen

Kein Schnuller kann absolut sauber gehalten werden. Besonders während einer langen Schlafenszeit (nachts) vermehren sich Keime im Mund und am Schnuller. Der Mund ist nicht verschlossen und Mund- sowie Zungenmotorik sind verändert im Vergleich zu Säuglingen ohne Schnuller. Anatomisch liegen Mundhöhle, Rachen und eustachische Röhre in enger Verbindung. Dieser Umstand begünstigt das Auftreten von Mittelohrentzündungen, ausgelöst durch Bakterien, die über den Rachen leicht zum Mittelohr vordringen können. Studien bestätigen, Stillkinder ohne Schnuller leiden wesentlich weniger an Otitis media als gestillte Säuglinge mit Schnuller.

Kieferfehlstellungen

Normalerweise ist der Kiefer beim Schlafen locker verschlossen, ebenso die Lippen. Ganz anders ist es, wenn ein Schnuller diesen Schluss hindert. Legen die Säuglinge die Zunge beim Saugen am Schnuller über die Kieferleisten, kommt es zu einer unphysiologischen Kieferfehlstellung. Über die Zeit hinweg hat dies negative Auswirkungen auf die Kieferentwicklung.

Latex-Allergien

Fachleute beobachten eine starke Zunahme der Latex-Allergien. Schnuller enthalten Natur-Latex und können Latex-Allergien Vorschub leisten.

Schnuller und orale Erfahrung

Sind die Kinder mit dem Schnuller förmlich zugestöpselt, wird der Kontakt von Lippen, Haut, Gaumen und Zunge blockiert. Erkundungen mit dem Mund als Umwelteroberung nehmen ab.

Schnuller und Sprachentwicklung

Durch den Schnuller unterbleiben die Reize für die Bewegungen der Zunge, die Muskulatur wird dadurch unzureichend ausgebildet, das spätere Sprechen erschwert. Der Schnuller blockiert außerdem die lustvolle Lautbildung im Säuglingsalter. Das Kind hört sich selbst weniger und kann von anderen nicht gehört werden, verarmt somit an dieser Kommunikation.

Die Auswirkungen des Schnullers sind nicht auf die Stillzeit begrenzt. Auch darüber hinaus kann sein Einsatz folgen haben."

Absicht ist es, mit diesem Artikel auf die möglichen weitreichenden Auswirkungen eines Schnullers aufmerksam zu machen. In der Drogerie werden die Mütter sicherlich nicht auf diese Thematik sensibilisiert und schon gar nicht über die diversen im Handel befindlichen Babyzeitschriften, deren Hauptsponsoren Firmen darstellen, die Sauger, Schnuller oder künstliche Säuglingsnahrung herstellen. Diese Aufgabe fällt dem Gesundheitspersonal zu, dazu zählt neben dem Klinikpersonal, den Hebammen und den Kinderärzten auch Apothekenpersonal. Es besteht die Möglichkeit, für Eltern ein Infoblatt über den Schnuller von der Website www.bdl-stillen.de herunterzuladen.

19.2 Wenn Schnuller, dann bewusstes Einsetzen

Ziel ist es, den Müttern nahe zu bringen, den Schnuller bewusst einzusetzen.

Wird das Kind quengelig und weinerlich, so ist es wichtig, die Ursache dafür zu erkennen und nicht das Kind einfach mit dem Schnuller zuzustöpseln nach dem Motto „nun gib schon Ruhe!". Das Baby verlangt vielleicht nach Wärme und Geborgenheit, es ist müde oder ihm ist langweilig und möchte Ansprache oder Abwechslung. Eventuell hat es Hunger, Durst oder es möchte einfach nur sein Saugbedürfnis stillen. Stillen ist dann die erste und beste Lösung.

Wenn sich die Eltern für die Benutzung eines Schnullers entscheiden, sollte dieser gezielt und nur in bestimmten Situationen eingesetzt werden. Beispielsweise beim Einkaufen, wenn die Mutter nun wirklich keine Möglichkeit hat, ihr Kind anders zu beruhigen. Oder bei einer Autofahrt, hier muss sich die Mutter/ der Vater auf den Verkehr konzentrieren. Wird der Schnuller als Einschlafhilfe benötigt, sollte er dem schlafenden Kind aus dem Mund genommen werden. Beim Sprechen und Spielen braucht das Kind keinen Schnuller! Er sollte auch nicht für das Kind sichtbar herumliegen oder gar an einer Schnullerkette befestigt werden. Das Entwöhnen des Schnullers sollte möglichst früh geschehen, spätestens mit $2^{1}/_{2}$ Jahren. Je seltener er benötigt wird, desto einfacher kann der Schnuller auch wieder abgewöhnt werden.

Caroline Schallhammer, Dipl. Logopädin und IBCLC aus Salzburg, schreibt in ihrer wissenschaftlichen Arbeit „Stillen als Prävention in der Logopädie":

„Im Gegensatz zum Schnuller nehmen Daumen lutschende Kinder diesen beim Sprechen und Spielen ganz selbstverständlich aus dem Mund. Der Daumen verweilt im Durchschnitt weniger lang im Mund als ein Schnuller. Erfahrungen zeigen, dass Babys, die beginnen am Daumen zu lutschen, davon abgehalten werden können, wenn sie in dem Moment die Brust angeboten bekommen. Weiterhin konnte sie beobachten, dass sich Kinder nach dem 8. Lebensmonat keine neuen Lutschgewohnheiten mehr suchen, außer sie werden plötzlich ihrer gewohnten beraubt. Die Wahrscheinlichkeit, dass ein Kind im zweiten Lebenshalbjahr beginnt Daumen zu lutschen, ist gering."

Bei Frau Schallhammer kann Literatur zum Thema Schnuller und Stillen bestellt werden, siehe Anhang B.

19.3 Gerücht um den „kiefergerechten" Schnuller

Es gibt keine „kiefergerechten" Schnuller. Dies ist eine Erfindung einer sehr bekannten Firma, die Schnuller, Sauger u. a. herstellt. Die abgeschrägte Form dieses Schnullers ist keineswegs empfehlenswert. „Würde die Brustwarze durch das Saugen so schräg abgeflacht, so ist es eine falsche Konsequenz, diese Abschrägungsarbeit der Zunge abzunehmen. Das Zauberwort „kiefergerecht" suggeriert, dass man dem Kiefer etwas Gutes tut. Trotz der „kiefergerechten" Sauger und Schnuller ist jedoch die Häufigkeit von Zahn- und Kieferfehlstellungen sicher nicht gesunken. Die prophylaktische Wirkung ist eine Behauptung, für die nie ein Nachweis erbracht wurde." (aus dem Vortrag von M. Furtenbach, Dipl. Logopädin, IBCLC, 1999).

19.4 Worauf ist beim Schnuller-Kauf zu achten

Gudrun von der Ohe empfiehlt, wenn ein Schnuller gekauft wird, ist darauf zu achten, dass er möglichst weich und anpassungsfähig ist und im Zahn- und Lippenbereich einen möglichst kleinen Durchmesser hat, um die Atmung und die Zahnentwicklung möglichst wenig zu behindern. Eine runde oder flache symmetrische Form ist zu bevorzugen, nicht die abgeschrägte.

Es gibt nur den weniger guten Schnuller!

Literatur

Furtenbach M., Der Einfluss des Saugens an der Brust auf die orofaziale Entwicklung und das Sprechen, Laktation und Stillen Kongressbericht Innsbruck 1999, 18–27
Mohrbacher N., Stock J., Handbuch für die Stillberatung, 2. Auflage, La Leche Liga Deutschland e. V. 2001
Schallhammer C., Stillen als Prävention, Laktation und Stillen 2001, 2:49–55
Von der Ohe G., Der Schnuller und seine Auswirkungen, Laktation und Stillen 1999, 3:92–95
Von der Ohe G., Zum Schnuller, Ein Weg, mit dem Schnuller umzugehen, Homepage unter www.stillecke.de

20 Die seelische Krise nach der Geburt

Dieses Kapitel ist von großer Bedeutung in der Stillberatung und Betreuung von Wöchnerinnen. Aus diesem Grund wird es hier separat erörtert und nicht unter den Erkrankungen der Mutter aufgeführt.

Besonders die Geburt des ersten Kindes bringt große Veränderungen im Alltag einer jungen Familie mit sich. Die Umstellung auf das Baby und die damit verbundenen Aufgaben stellen in unserer heutigen Kultur eine Herausforderung dar. Früher wurde das Baby in eine Großfamilie hineingeboren. Die junge Mutter konnte sich in der Wöchnerinnenzeit (40 Tage postpartum) erholen und dabei voll auf ihr Kind konzentrieren. Sie wurde von den Familienmitgliedern versorgt und konnte sich nach und nach wieder in den Alltag integrieren. Beim Stillen erhielt sie Anleitung von der Hebamme, der Mutter oder Schwiegermutter. Stillen war eine Selbstverständlichkeit.

Heute sieht die Situation für die Wöchnerinnen ganz anders aus. Der Vater hat meist nur kurz Urlaub, die Mutter muss sich rasch in ihrem neuen Aufgabengebiet zurechtfinden. Anleitung fließt häufig nur spärlich. Wohnt die Mutter oder Schwiegermutter weit entfernt, ist die junge Mutter weitgehend auf sich alleine gestellt. Die Gesellschaft verlangt jedoch ein rasches Funktionieren der Mutter. Für die Wöchnerin ist der Erwartungsdruck sehr groß. Schließlich hat sie jetzt ein Kind geboren, muss glücklich sein und nebenbei noch spielerisch den Haushalt schaffen. Gefühle haben wenig Platz, schon gar nicht negative. Stimmungsschwankungen, die durch die hormonellen Veränderungen im Körper einer Wöchnerin begründet sind, werden – wenn überhaupt – nur kurzzeitig geduldet oder nicht ernst genommen.

20.1 Der Postpartum-Blues

Das seelische Tief, auch abwertend „Heultage" oder „Baby-Blues" genannt, beginnt nach der anfänglichen Euphorie der ersten Tage, meist um den 3.–5. Tag, gerade zum Zeitpunkt des Milcheinschusses. Studien bestätigten, die Hälfte der Wöchnerinnen leiden unter Anpassungsstörungen mit depressiver Stimmung (O`Hara 1978). Heute geht man von 50–80 % betroffenen Müttern aus.

Symptomatik

- Reizbarkeit und Empfindlichkeit,
- Weinerlichkeit, traurige Stimmung,
- rascher Stimmungswechsel,
- Melancholie,
- Konzentrationsschwäche.

Ursachen

- Endokrine Veränderungen. Nach Geburt der Plazenta verändert sich die hormonelle Situation enorm:

  - Östrogen, mit einem Plasmaspiegel von 2100 ng/100 ml vor der Geburt, hat nach einer knappen Woche nur noch einen Wert von 14 ng/100 ml.
  - Die Progesteronkonzentration nimmt niedrigere Werte an, als vor der Schwangerschaft messbar sind.
  - Andere Hormone wie z. B. HPL (Humanes Placentalactogen) oder HCG (Humanes Chorion Gonadotropin) verlassen den Körper ganz.
  - Die Hypophyse produziert wesentlich geringere Mengen des Stresshormons ACTH.
  - Die Schilddrüse reduziert die Thyroxinausschüttung.
  - Zu berücksichtigen ist auch, dass sich bei genau gleichem Hormonspiegel die eine Frau wohl fühlt, eine andere jedoch schon leidet.

- Erschöpfung durch die Wehen, die Geburt und durch das Schlafdefizit.
- Gefühl der Überforderung durch die neuen Aufgaben.
- Schwierige Schwangerschaft, Geburtskomplikationen, Trennung von Mutter und Kind, Frühgeburt, Geburt eines kranken oder behinderten Kindes.

Prognose und Therapie

Die Prognose des Postpartum-Blues ist gut. Im Normalfall bessert sich die Stimmung nach wenigen Stunden bis Tagen wieder. Eine medikamentöse Therapie ist meist nicht erforderlich. Allerdings können Naturheilmittel (s. Kap. 21.8) der Wöchnerin auf sanftem Weg helfen, ihr seelisches Gleichgewicht wieder zu finden. Psychologische Unterstützung in Form von Verständnis, Geduld und Einfühlungsvermögen, sowie viel Zuwendung, besonders von ihrem Partner und anderen Familienangehörigen ist für die junge Mutter in dieser Zeit besonders wertvoll.

20.2 Die postpartale Depression

Von der postpartalen Depression (PPD) sind 10–20 % der jungen Mütter betroffen. Wenn das Stimmungstief länger als 4 Wochen anhält, kann sich eine postpartale Depression entwickeln. Bei manchen betroffenen Frauen stellten sich die Symptome auch erst nach einigen Wochen oder Monaten ein. Oft besteht dann die Schwierigkeit, dass das Stimmungstief selbst von Fachärzten nicht mehr mit der Geburt in Zusammenhang gebracht wird. Stattdessen wird eine vegetative Dystonie diagnostiziert infolge nervöser Erschöpfung.

Im Vergleich zum Postpartum-Blues, der auf die Wöchnerinnenzeit begrenzt ist, beginnt die PPD meist später, jedoch binnen des ersten Jahres. Auch das Ausmaß der Erkrankung kann variieren von leichteren Erscheinungen bis hin zu schweren Fällen.

Margret Minker schreibt in ihrem Buch „Hormone und Psyche": „Erst in den siebziger und achtziger Jahren wurde die postpartale Depression wieder als das erkannt und benannt, was sie tatsächlich ist: ein Sonderfall seelisch-körperlichen Ungleichgewichts, der eng mit dem Gebären eines Kindes zusammenhängt und ganz gesondert betrachtet werden muss." Der belgische Psychosomatiker Piet Nijs drückt es folgendermaßen aus: „Es geht um psychische Schwierigkeiten der im Grunde psychisch gesunden Frau."

Definitionsgemäß versteht man unter einer Depression eine den Lebensumständen nicht entsprechende und damit unbegründbare psychische Verstimmung mit einer Hemmung der gesamten Affektivität. Besonders bedeutsam ist die Suizidgefahr bei Depressiven.

Symptomatik

- Ängstlichkeit, Unsicherheit, großes Anlehnungs- und Trostbedürfnis.
- Ausgeprägte Schlafstörungen (Ein- und Durchschlafprobleme), Übermüdung, Überdrehtheit, starke Nervosität.
- Stimmungsschwankungen.
- Geringes Selbstwertgefühl. Die Figur wird im Moment nicht akzeptiert. Frau fühlt sich außer Stande, ihre Aufgaben zu schaffen.
- Appetitlosigkeit oder Fressattacken.
- Konzentrations- und Gedächtnisschwäche.
- Interesselosigkeit, Ziellosigkeit, ausgeprägter Pessimismus.
- Emotionslosigkeit, Gefühl der Leere.
- Energiemangel, Antriebshemmung mit quälender, innerer Unruhe.
- Körperliche Beschwerden wie Kreislaufstörungen, Herzschmerzen, Kopfschmerzen, Muskelverspannungen, Verdauungsprobleme (Erbrechen, Durchfall, Verstopfung).
- Unkontrollierte Emotionen, Panikattacken.
- Massive Schuldgefühle (vor allem keine gute Mutter zu sein), Versagensängste und damit auch
- Selbstmordgedanken.

Ursachen

- Die PPD wird meist den symptomatischen Depressionen mit Ursache endokriner Störungen zugerechnet. Dabei ist auch die Möglichkeit einer vorliegenden Postpartum-Thyreoiditis (PPT) in Erwägung zu ziehen. 5–9 % der Frauen mit PPT spüren keine Schmerzen (stille Schilddüsenentzündung). Meist sind Frauen betroffen, bei denen während der Schwangerschaft schon erhöhte Schilddrüsen-Antikörper festzustellen waren, oder die in einer vorausgegangenen Schwangerschaft bereits an PPT erkrankten.
Beim Abstillen findet wiederum eine hormonelle Veränderung im Körper der Frau statt. Je langsamer das Abstillen gestaltet wird, desto schonender wirkt es sich auf den Organismus aus. Insbesondere beim abrupten Abstillen über wenige Tage, kann es durch die raschen endokrinen Prozesse zu depressiver Verstimmung kommen.
- Erschöpfungsdepressionen treten nach länger anhaltenden psychischen und physischen Belastungssituationen auf (Frühgeburt, Schreibaby, Kindstod, Partnerprobleme, etc.).
- Reaktiven Depressionen ging ein sehr schmerzhaftes Erlebnis voraus (Geburt)
- Vorausgehende Depressionen schon vor der Schwangerschaft.
- Auch anfängliche Empfängnisprobleme konnten als Auslösefaktor für PPD erkannt werden.
- Isolation beispielsweise infolge Umzug.

Prognose und Therapie

Die Heilung der postpartalen Depression vollzieht sich meist über einen längeren Zeitraum hinweg und ist auch abhängig von der Ausprägung. Je nach Ursache und individuellem Beschwerdebild kommen verschiedene Behandlungsmöglichkeiten in Frage. In leichteren Fällen kann es ausreichen Selbsthilfemaßnahmen anzuwenden, wie

- klärende Gespräche zu führen mit dem Partner, einer Freundin oder einem anderen nahestehenden Menschen,
- sich mit gleichgesinnten jungen Müttern treffen und austauschen z. B. in Selbsthilfegruppen,
- sich ausgewogen zu ernähren und für ausreichend Bewegung an frischer Luft zu sorgen,
- sich um Unterstützung im Haushalt bemühen,
- versuchen mit dem Baby gleichzeitig zu schlafen, um das Schlafdefizit zu verringern,
- erlernen von Entspannungsübungen (Yoga, Reiki, QiGong, Muskelentspannung nach Jacobsen, u. a.), die auf ganzheitlicher Ebene helfen, Körper, Geist und Seele wieder in Einklang zu bringen,
- sich öfter eine Auszeit gönnen mit und auch ohne Partner,

- versuchen öfters Schönheit zu erkennen, anhand von herrlichen Bildern oder einfach in der Natur, verhilft zu positiven Gedanken und Gefühlen,
- am Abend oder am nächsten Morgen einen Tagesplan aufstellen, um sich besser orientieren zu können, sowie anstehende Aufgaben bewältigen zu können.

Bei schwereren Depressionen muss psychotherapeutische Unterstützung hinzugezogen werden. Kontaktadressen sind erhältlich beim Verein „Schatten & Licht – Krise nach der Geburt" (s. Anhang B).

Besteht die Notwendigkeit einer Medikamenteneinnahme, so bedarf es einer kritischen Überlegung, welche Arzneimittel in der Stillzeit zum Einsatz kommen. Psychopharmaka treten in unterschiedlichen Dosen in die Muttermilch über. Folgende Arzneistoffe können in der Stillzeit zum Einsatz kommen laut Schäfer und Spielmann 2001:

- Hypericin- und Johanniskraut-Präparate sind akzeptabel.
- Mittel der Wahl stellen trizyklische Antidepressiva wie Amitriptylin, Clomipramin, Nortriptylin, Imipramin, Desipramin, Dosulepin dar.
- Mittel zweiter Wahl sind die Serotonin-Wiederaufnahme-Hemmstoffe Sertralin und Paroxetin, gegebenenfalls auch Fluvoxamin.
- Nicht angewendet werden dürfen Doxepin und Fluoxetin.
- Bei leichteren Schlafstörungen helfen Baldrianpräparate (ohne Alkohol), bei synthetischen Arzneien ist Diphenhydramin Mittel der Wahl, die Benzodiazepine Lormetazepam oder Temazepam nur falls zwingend erforderlich (kurzzeitig, niedrig dosiert).
- Zur anxiolytischen Wirkung können Oxazepam und Diazepam für eine kurze Zeit in geringen Dosen eingesetzt werden.

Wie bei allen Psychopharmaka liegen keine ausreichenden Erfahrungen zu Langzeitauswirkungen einer Dauertherapie auf gestillte Kinder vor. Bei Kombination mehrerer Psychopharmaka oder erforderlicher längerfristiger Einnahme ist ein Abstillen unumgänglich.

Eine klinische Einweisung der Mutter ist meist bei schweren postpartalen Depressionen zwingend, insbesondere wenn sie Suizid- bzw. Infantizidabsichten hat. Meistens bedeutet dies auch eine Trennung von Mutter und Kind, doch dies sollte – wenn irgend möglich – vermieden werden, damit die Mutter nicht in ein noch tieferes Loch stürzt.

20.3 Die postpartale Psychose

Postpartale Psychosen, Wochenbett- oder Puerperalpsychosen (puerperium, Kindbett, Wochenbett, Geburt) genannt treten nur bei 1–3 von 1000 Frauen auf. Die WHO definiert die Psychose als eine seelische Störung, bei der die Beeinträchtigung der psychischen Funktion ein solches Ausmaß erreicht hat, dass dadurch Realitätsbezug, Einsicht und die Fähigkeit zu sehr gestört sind, um einigen der üblichen Lebensanforderungen noch zu entsprechen.

Es handelt sich um eine Störung des Nervenstoffwechsels, bei der noch unklar ist, welcher der möglichen Neurotransmitter ursächlich dafür verantwortlich ist. Sie tritt charakteristischerweise in den ersten 6 Wochen nach der Geburt auf, am häufigsten jedoch zwischen dem 2. und 4. Tag. Oft kündigt sich die Erkrankung durch bestimmte Symptome wie Verängstigung, Schlafstörungen, Verstimmungen an. Diese treten jedoch in der ersten Postpartum-Phase ohnehin bei vielen Frauen auf, ohne dass gleich mit einer Psychosegefahr gerechnet werden muss, so dass dies eine Früherkennung erschwert. Kurz darauf bricht das Krankheitsbild vehement aus, meist in der Nacht. Die Persönlichkeit der jungen Mutter verändert sich drastisch.

Symptomatik

Die Wochenbettpsychose kann verschiedene Ausmaße annehmen:

- manische Symptome:
    - enorme Antriebssteigerung, motorische Unruhe, großer Tatendrang,
    - ekstatische Glücksgefühle,
    - Verwirrtheit, Überdrehtheit,
    - benötigen ein Minimum an Schlaf (2–3 Stunden), oder totale Schlaflosigkeit,
    - chaotisch im Denken, Sprechen und Handeln bis zur totalen Enthemmung (Raptus).
- depressive Symptome:
    - schwere depressive Verstimmungen mit großen Selbstvorwürfen und Schuldgefühlen (Suizid- und Infantizidabsichten),
    - massive Angstzustände,
    - Antriebs- und Teilnahmslosigkeit bis hin zur absoluten Bewegungslosigkeit (seelisch-körperliche Erstarrung, Stupor).
- schizophrene Symptome:
    - Orientierungslosigkeit (zeitlich, räumlich, persönlich),
    - krankhafte Ideenbildung (Besessenheit), Wahnvorstellungen sowie Wahrnehmungsstörungen (Sinnestäuschungen).

Der Krankheitsverlauf ist absolut nicht vorhersehbar. Es findet ein rascher Symptomwechsel mit entsprechenden Verhaltensänderungen statt.

Ursachen

Man geht davon aus, dass mehrere Faktoren gemeinsam zum Ausbruch der Krankheit führen können. Zu den Hauptauslösern zählen

- die hormonellen Veränderungen,
- eine Erkrankungsneigung durch genetische Faktoren, somit eine entsprechende Disposition zu depressiven, manischen oder schizophrenen Krankheitsbildern.

Prognose und Therapie

Nach einem mehr oder weniger abrupten Beginn hält die Erkrankung einige Tage an und bessert sich meist relativ rasch ohne wesentliche seelische, körperliche oder psychische Auswirkungen. Allerdings hinterlässt sie, je nach Ausprägung, bei den Familienangehörigen oft große Unsicherheit. Es besteht außerdem nach erneuter Schwangerschaft und Geburt ein hohes Rückfall-Risiko. Sofortige psychiatrische Betreuung nach der Entbindung ist in diesem Fall anzuraten.

Aufgrund des dramatischen Krankheitsbeginns und des weiteren Verlaufs ist eine Einweisung in die psychiatrische Klinik unbedingt erforderlich. Der stationäre Aufenthalt bringt oft eine Trennung von Mutter und Kind mit sich. Selbst wenn beide in der Klinik untergebracht werden können (wäre für die Mutter die bessere Alternative), so ist doch wegen der medikamentösen Kombinationstherapie (Neuroleptika, Antidepressiva, Tranquilizer) meist ein Abstillen erforderlich.

In der Stillberatung ist es wichtig, psychische Probleme einer Mutter erkennen und auch unterscheiden zu können, ob es sich lediglich um eine leichte depressive Verstimmung handelt, oder aber um eine behandlungsbedürftige psychische Störung. Im letzten Fall sollte unverzüglich der Partner, die betreuende Hebamme, sowie der Hausarzt der jungen Mutter informiert werden. Für die betroffene Mutter und ihre Familienangehörigen ist es sicher auch eine große Hilfe, ihnen Auskunft über kompetente Fachleute oder eine eventuelle Therapie geben zu können.

Je früher die postpartalen psychischen Störungen diagnostiziert werden, umso rascher und effizienter ist die Behandlung. Dr. J. L. Cox entwickelte zur Früherkennung der postpartalen Depression einen Fragebogen, den sog. Edinburgh Postnatal Depression Scale (EPDS), in dem die Wöchnerinnen zu ihrem momentanen Gemütszustand Auskunft geben sollen. Anhand dessen man nach Auswertung entsprechend vorgehen kann. Erhältlich ist der EPDS unter www.licht-und-schatten.de.

Literatur

Cooper P. J. et al., Psychosocial factors associated with the early termination of breastfeeding. J Psychosom Res 1993. 37(2): 171–176
Cox J. L., Postnatal Depression – A guide for health professionals, Edinburgh: Churchill Livingston 1986
Dix C., Eigentlich sollst du glücklich sein, Kreuz Verlag, Zürich 1987
Geisel E., Tränen nach der Geburt – Wie depressive Stimmungen bewältigt werden können, Kösel Verlag, München 1997
Goedtel R., Seelische Störungen im Wochenbett, Gustav Fischer Verlag, Stuttgart–New York 1979

Hatzapolous F., Albrecht L., Antidepressant use during breastfeeding. J Hum Lact 1996; 12(2): 139–141

Lawrence R., Breastfeeding – A guide for the medical profession, 5. Edition, Mosby, St. Louis 1999

Minker M., Hormone und Psyche, Doris Kunstmann Verlag, München 1990

Mohrbacher N., Stock J., Handbuch für die Stillberatung, 2. Auflage, La Leche Liga 2001

Mutschler E., Arzneimittelwirkungen, 8. Auflage, Wissenschaftliche Verlagsgesellschaft mbH Stuttgart 2001

Nijs P., Die Frau postpartum – Psychologie des Wochenbetts, Kongressverband der Seminarkongresse für psychosomatische Probleme, Springer Verlag, Berlin-Heidelberg-New York 1986

Nispel P., Mutterglück und Tränen. Das seelische Tief nach der Geburt überwinden, Herder Spektrum, Freiburg im Breisgau 2001

O`Hara M., Post-partum „blues", depression and psychosis: a review, J Psychosum Ob Gynecol 1987, 7: 205–207

Pauleikof B., Seelische Störungen in der Schwangerschaft und nach der Geburt. Ihre Häufigkeit, Entstehung, lebensgeschichtliche Problematik, Diagnose, Prognose und Therapie, Enke Verlag Stuttgart 1964 Deutschland e.V.

Rohde A., Riechler-Rössler A., Psychische Erkrankungen bei Frauen. Psychiatrie und Psychosomatik in der Gynäkologie, Roderer-Verlag, Regensburg 2001

Schäfer, C., Spielmann, H., Arzneiverordnung in Schwangerschaft und Stillzeit, 6. Auflage, Urban & Fischer Verlag, München-Jena, 2001

Susman V., Katz J., Weaning and depression: another postpartum complication. Am J Psychiatry 1988. 145(4): 498–501

21 Stillprobleme – Ursachen erkennen und beseitigen

Stillprobleme können besonders in der Anfangszeit, aber auch nach längerer Stillzeit auftreten. Viele Stillschwierigkeiten sind dabei auf unkorrekte Anlegetechnik, zu geringe familiäre Unterstützung und/oder psychische Belastungen zurückzuführen und in den meisten Fällen vermeidbar.

Bei der Behandlung von Stillproblemen steht an erster Stelle das Erkennen der Ursachen und deren Beseitigung!!!

Nicht-invasive Maßnahmen stehen an zweiter Position. Dann erst folgen die invasiven Maßnahmen. Je früher die stillende Mutter auf Anzeichen von drohenden Stillschwierigkeiten reagiert, desto rascher und leichter können sie wieder beseitigt werden. Abstillen ist in den seltensten Fällen die Lösung.

Naturheilmittel können bei bestimmten Stillproblemen sehr gut wirksam sein. Ohne Überprüfung des Stillmanagements sollten aber auf keinen Fall Arzneimittel abgegeben werden. Stillberatung gleicht nicht der Behandlung eines banalen Hustens, bei dem ein bestimmtes Mittel seine Wirkung tut!

Bei Abgabe eines Arzneimittels sind auch stets die Nebenwirkungen in Betracht zu ziehen, beispielsweise bei Calendula-Essenz das allergene Potential. Die Mutter ist darauf hinzuweisen! Eine sorgfältige Information über die Dosierung und die genaue Einnahme ist selbstverständlich.

Es stehen mehrere mögliche Naturheilmethoden mit entsprechenden Mitteln jeweils zur Auswahl. Das bedeutet nicht, dass alle zur Anwendung kommen sollen. Besser ist, der Mutter ein oder zwei Möglichkeiten aufzuzeigen. Die Situation und die Einstellung der Mutter zu den einzelnen Heilmethoden ist dann entscheidend. Manchmal erübrigt sich die Wahl, denn die Mutter muss zu einer anderen Fachperson weitergeleitet werden.

Gerade bei Stillproblemen stößt die Beratung in der Apotheke rasch an ihre Grenzen. Diese gilt es zu erkennen, um die betroffene Mutter sofort an eine kompetente Fachperson (Arzt, Hebamme, Still- und Laktationsberaterin IBCLC, u. a.) weiterzuleiten. Der Zeitfaktor spielt hierbei eine große Rolle, um größere Probleme im Keim zu ersticken. Schließlich geht es hier um das Wohl zweier Personen – das der Mutter und des Kindes! Die Verantwortung in der Stillberatung ist daher nicht zu unterschätzen. Die Stillberaterin begleitet die Mutter bis zur Lösung ihres Problems. Das bedeutet sie bleibt mit ihr in Kontakt, um über das Befinden der Mutter bzw. das des Kindes informiert zu sein und gegebenenfalls weitere Schritte einleiten zu können.

Im Internetportal der Nationalen Stillkommission www.stillen-info.de sind Organisationen und Verbände von Hebammen, Still- und Laktationsberaterinnen IBCLC und Selbsthilfegruppen mit Adressen aufgeführt. So kann rasch Hilfe in der Nähe des jeweiligen Wohnortes gefunden werden.

Wünscht die Mutter eine Unterstützung mit homöopathischen Mitteln, sollte sie an einen klassischen Homöopathen oder mit der Homöopathie vertrauten Hebamme oder Arzt/Ärztin weiterempfohlen werden. Die hier genannten Arzneimittel aus der anthroposophischen Heilkunde sind sehr sichere Mittel mit geringem Nebenwirkungsspektrum, sollten jedoch auf keinen Fall ohne ausreichende Fachkenntnis abgegeben werden. Sie erfordern ein eingehendes Beratungsgespräch, um die genaue Symptomatik der Kundin erfassen zu können.

21.1 Extremer Milcheinschuss

21.1.1 Symptome und Ursachen

Die Brust wird dabei relativ stark durchblutet. Mitverursacher ist der stattfindende Hormonwechsel. Diese starke Durchblutung zieht einen Austritt von Lymphflüssigkeit ins Brustgewebe nach sich und lässt es ödematös anschwellen. Bei der Mutter führt dies zu Berührungsempfindlichkeit und sehr unangenehmen Spannungsgefühlen oder gar Schmerzen in der Brust. Gleichzeitig wird auch mehr Muttermilch gebildet. Die starke Spannung der Brust kann die Mamille abflachen, wodurch das Baby beim Ansaugen eventuell Schwierigkeiten hat.

21.1.2 Prophylaxe

Häufiges und ausreichend langes Stillen ab Geburt führt zu einem milderen Verlauf des Milcheinschusses. Es ist wichtig, die Mutter über diese physiologischen Abläufe in ihrem Körper aufzuklären, damit sie die Zusammenhänge und gegebenenfalls notwendigen Maßnahmen versteht.

21.1.3 Maßnahmen

Vor dem Stillen:

- Kurze feuchte Wärme anwenden in Form von Umschlägen oder Duschen. Dadurch wird das Gewebe weicher, die Muskulatur entspannt sich, die Milchgänge weiten sich ein wenig.
- Eine sanfte Brustmassage in kleinen Kreisen rund um die Brust von außen bis zur Areola wirkt dabei unterstützend (eventuell mit Stillöl s. u.).

- Kurzes Anpumpen mit einer guten elektrischen Milchpumpe, einer effektiven Handmilchpumpe oder sanftes Entleeren mit der Hand bringt Erleichterung bei starkem Spannen. Es vereinfacht auch dem Baby das Fassen der Mamille, wenn unmittelbar vor dem Stillen abgepumpt wird. Meist wird dadurch auch gleich der Milchflussreflex ausgelöst, so dass das Baby sofort trinken kann.

Nach dem Stillen:

- Etwa 20 Minuten kühlen (Cold-Hot-Pack, Quark), damit sich die Blutgefäße zusammenziehen. Folglich vermindert sich die Durchblutung und der Lymphaustritt ins Gewebe. Die Brust schwillt langsam ab.
  Cave: nie Eispackungen direkt auf die nackte Haut → Gefahr von Erfrierungen!
- Eine Lymphmassage bewirkt einen rascheren Abtransport der Lymphe über die Lymphbahnen. Dadurch werden eingeengte, milchleitende Gefäße wieder frei, die Milch kann ungehindert fließen. Diese Maßnahme sollte jedoch ausschließlich von geschulten Personen durchgeführt werden.

Die Einschränkung der Trinkmenge ist **nicht** erforderlich!!

21.1.4 Unterstützende Naturheilmittel

Phytotherapie

- Gekühlte Weißkohlblätter zwischen den Stillmahlzeiten in den BH einlegen: Man verwendet die inneren Blätter. Die mittlere Rippe wird herausgeschnitten und das Blatt am idealsten mit einer Teigrolle weich gewalzt. So können die enthaltenen Senfölglykoside ihre antibakterielle Wirkung (gegen grampositive und gramnegative Bakterien) optimal entfalten. Die Weißkohlblätter können länger auf der Brust bleiben.
- Umschläge mit Retterspitz (5 Essl. auf 1 Liter Wasser) sind bei den Hebammen eine verbreitete Anwendung. Die ätherischen Öle im Retterspitz sind jedoch alles andere als sanft zu Babys Nase. Die Brust sollte daher vor dem Stillen abgewaschen werden.

Aromatherapie

- Massage vor dem Stillen bei Härte und/oder Knoten im Akutfall mit Oleum lactagogum von Weleda.
- Stillöl von Frau Stadelmann (s. Anhang B).

Farbtafel I

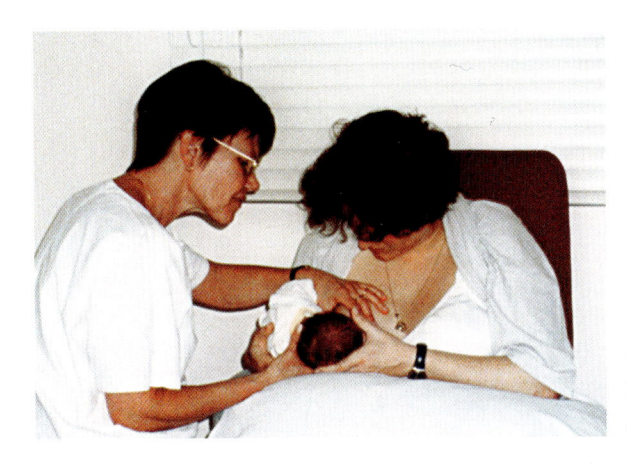

Abb. 13.1 Unterstützung beim Anlegen und Kontrolle der Stillposition.
© Bettina Nilles-Preissler

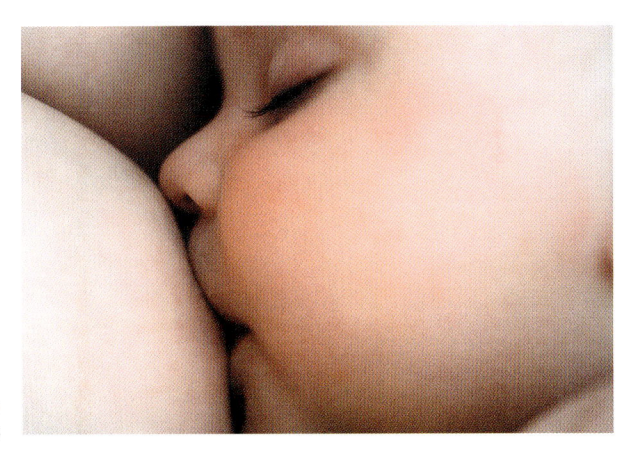

Abb. 13.2 Richtiges Anlegen des Kindes

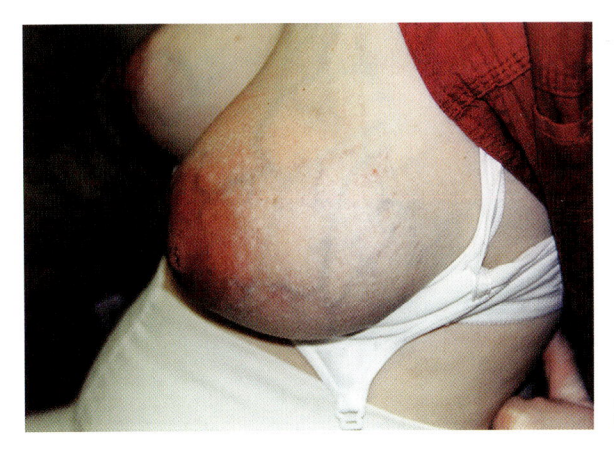

Abb. 21.1 Mastitis.
© Thea Juppe-Schütz, IBCLC

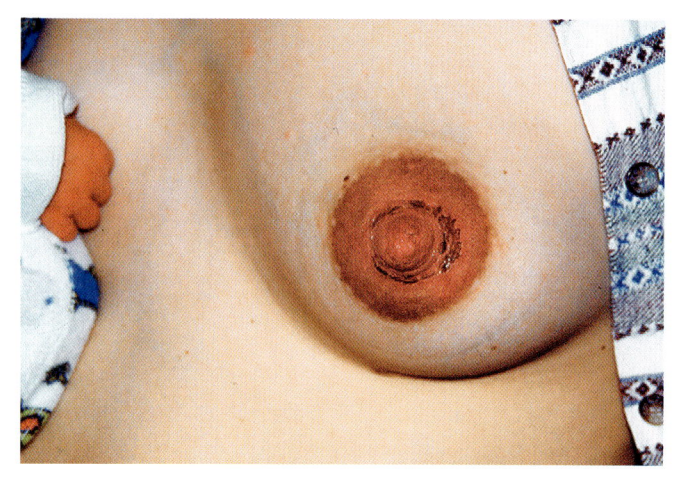

Abb. 21.2
Wunde Mamillen.
© Thea Juppe-Schütz,
IBCLC

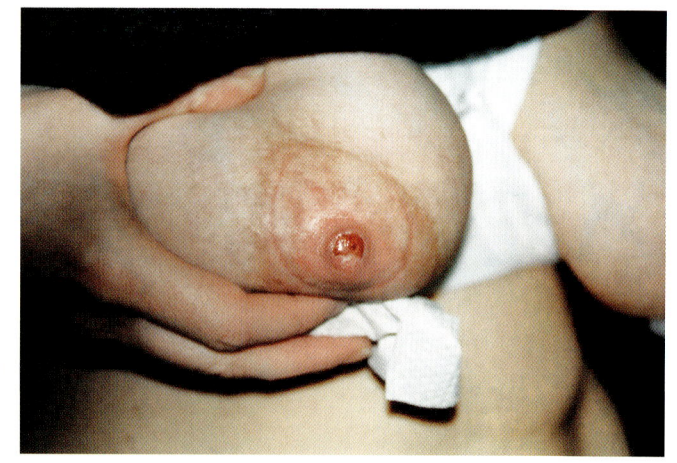

Abb. 21.2
Wunde Mamillen.
© Thea Juppe-Schütz,
IBCLC

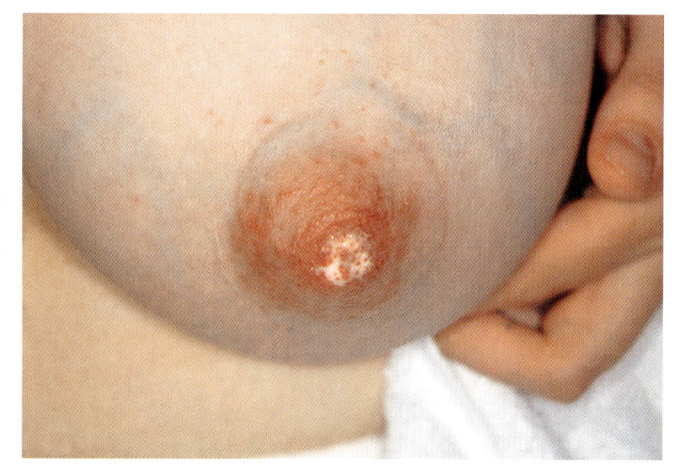

Abb. 21.3 Soorinfektion.
© Christa Herzog

- Massage vor dem Stillen mit Ölmischung aus:

Mandelöl	50 ml
Lavendel	5 Tropfen
Rose	2 Tropfen

- Nach dem Stillen in zimmerwarmen Quark 2 Tropfen Lavendelöl und 2 Tropfen Bergamottöl einrühren, zwischen eine Kompresse streichen und auf die Brust auftragen, Moltontuch darauf legen, mit dem BH fixieren.
- Statt der ätherischen Öle kann auch 1 Esslöffel Calendula-Essenz in den Quark eingerührt werden (cave: Allergie).

21.2 Milchstau und Mastitis

Ein Milchstau kann theoretisch während der Stillzeit immer wieder vorkommen. Meistens tritt dieses Problem jedoch in der Anfangszeit auf. Die Milch staut sich um die Areola (Areola-Stau), in einem oder in mehreren Milchgängen (partieller Stau), selten ist die ganze Brust (generalisierter Milchstau) betroffen. Je früher die Mutter die ersten Symptome erkennt und entsprechend mit der Behandlung beginnt, desto geringer ist das Risiko, dass sich aus dem Milchstau eine Mastitis (Brustentzündung) entwickelt.

Der Übergang von einem Milchstau in eine Mastitis geschieht meist fließend. Die Entzündungszeichen und Schmerzen nehmen zu, das Fieber steigt und Schüttelfrost kann hinzukommen, sowie ein allgemeines Krankheitsgefühl (vergleichbar mit Grippe: Mattheit, Gliederschmerzen).

21.2.1 Symptome und Ursachen

Es bilden sich Knoten in der Brust, die meist berührungsempfindlich sind und schmerzen. Häufig treten rötliche Stellen im gestauten Areal auf (s. Abb. 21.1, s. auch Farbtafel I). Fieber kann hinzukommen.

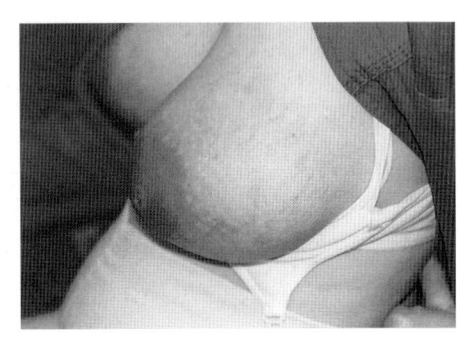

Abb. 21.1 Mastitis. © Thea Juppe-Schütz, IBCLC. (Siehe auch Farbtafel I)

Verursacht wird ein Milchstau durch mangelnde Entleerung der Brust:

- aufgrund ungewohnt längerer Stillintervalle, z. B. wenn das Baby eine Mahlzeit verschläft,
- das Kind trinkt zu wenig,
- unkorrekte Stillposition,
- wunde Mamillen (die Schmerzen zu Beginn und zum Teil auch während des Stillens sind für die Mutter unerträglich, so kürzt sie die Mahlzeiten ab),
- durch Stoß- und Druckeinwirkung auf die Brust (z. B. ein zu enger Still-BH, zu eng oder falsch gebundenes, einschnürendes Tragetuch).

Weitere Gründe können sein:

- abgestorbene Zellen, die sich an den Wänden der Milchgänge ablagern und so den Milchfluss behindern,
- zähe, käsige Milch (gelblich bis grünlich gefärbt), die den Abfluss erschwert,
- Bläschenbildung am Ausführungsgang infolge zäher Milchkonsistenz,
- eine verstopfte Milchpore, verursacht durch zähe Milch oder totes Zellmaterial, das mit der Milch nach außen transportiert wird,
- Stress ist ein weiterer, nicht zu unterschätzender Auslösefaktor: Adrenalin – das Stresshormon – wirkt als Oxytocin-Antagonist und behindert die Auslösung des Milchspendereflexes. Ohne die Hilfe des Milchspendereflexes jedoch, kann die gebildete Milch aus den Alveolen nicht abgetrunken werden. Folge: die Milch staut sich.
- Psychische Probleme zählen mit zu den Hauptauslösefaktoren einer Mastitis. Sei es durch die hormonellen Stimmungsschwankungen, Überforderungsgefühle oder durch anderen seelischen Kummer.

Physiologische Reaktionen auf mangelnde Entleerung sind:

- Wenn die Alveole prall gefüllt ist, befindet sich im Alveolarraum der so genannte „Feedback-Inhibitor of Lactation" (FIL), eine Eiweißverbindung, und blockiert die weitere Milchbildung. Erst bei Entleerung der Zelle und dem damit verbundenen Druckverlust, beginnt die Alveole mit erneuter Milchproduktion. Dieser Vorgang wird autokrine Laktation genannt und etabliert sich erst nach einiger Zeit. Zu Beginn der Stillzeit dominiert noch die hormonelle Steuerung (Prolactin/PIF).
- Ein erhöhter Druck auf die Zellwände der Alveolen führt auch zu einer Überdehnung der Alveolen bis hin zum Zerreißen. Die in den Zellen gebildete Milch und einzelne Bestandteile treten durch das Zerreißen in den Interzellulärraum und aktivieren die Immunabwehr. Dadurch steigt die Körpertemperatur an.
- Beide Vorgänge bewirken eine Reduzierung der Milchproduktion.

21.2.2 Prophylaxe

Korrektes Anlegen und Wechsel der Stillpositionen, damit alle Bereiche gut entleert werden können. Frühzeitiges Anlegen bzw. Stillen nach Bedarf. Kein Schnuller in der Phase des Milchaufbaus! Schnuller verzögern die nächste Mahlzeit an der Brust. Das Saugbedürfnis wird nicht an der Brust befriedigt.

Unterstützung von der Familie (für Psyche und Haushalt) und viele Ruhepausen über den Tag verteilt zur Stressvorbeugung.

Auch die Ernährung hat einen Einfluss: Fette minderer Qualität (erhitzt, gehärtet, mit vorwiegend gesättigten Fettsäuren) können zu dickflüssigerer, fadenziehender Muttermilch führen, die den Milchfluss beeinträchtigt (s. o.). Lecithin, wertvolle Fette und Lachsöl-Kapseln (s. Kap. 32.3 Ernährung in der Stillzeit) wirken dem entgegen.

Durch den Milchstau bzw. die Mastitis selbst kann sich, infolge auftretender Entzündungsreaktionen, die Milchkonsistenz ändern. Auch dann wirken sich Lecithin und oben genannte Fette positiv aus.

21.2.3 Maßnahmen

- Stillmanagement überprüfen.
- Strenge Bettruhe!
- Häufig stillen, dabei das Baby mit seinem Unterkiefer in Richtung gestaute Stelle anlegen (z. B. im Vierfüßler-Stand).
- Falls zu schmerzhaft, abpumpen mit einer elektrischen Pumpe 5–10 Minuten je Seite, beginnend an der erkrankten Brust.
- Abstillen **nicht** erforderlich, verschlimmert eher die Situation!!

Vor dem Stillen:

- Kurz feuchte Wärme (Dusche, Kompressen, „Tauchbad" für die Brust) zur Steigerung der Durchblutung (Oxytocin kann leichter herantransportiert werden, Gewebe entspannt sich etwas),
- Bei Milchbläschen oder weißlichem Pfropf auf der Mamille mit warmen Kompressen versuchen diese aufzuweichen, damit das Baby sie beim Saugen entfernen kann. Bei sehr hartnäckigen Abflussbehinderungen muss ein Arzt den Pfropf mit einer spitzen, sterilen Kanüle beseitigen.

Nach dem Stillen:

- Kühlung der betroffen Stelle mit Cold-Hot-Pack, kalten Kompressen (z. B. Temperature-Pack), Quarkkompressen (**cave:** Quark kann beim Baby zu Unverträglichkeiten führen und die Funktion der Montgomery Drüsen beeinträchtigen, deshalb Mamille und Areola aussparen).

21.2.4 Unterstützende Naturheilmittel

Phytotherapie

- Nach dem Stillen Heilerdekompressen auflegen: 2 gehäufte Teelöffel Heilerde mit etwas kaltem Calendula-Sud oder Calendula-Essenz vermischen bis zur breiigen Konsistenz, auftragen zwischen eine Mullkompresse und auf die betroffene Stelle auflegen, circa 1 Stunde belassen.
- Gekühlte Kohlblätter nach dem Stillen in BH eingelegen (s. Kap. 21.1.4).
- Echinacea einnehmen zur Steigerung der Immunabwehr: 1 Esslöffel Presssaft verdünnen mit einem halben Glas Wasser, oder ein entsprechendes Fertigarzneimittel anwenden.
- Zur Beruhigung Baldrianpresssaft einnehmen oder einen Tee zubereiten aus der Mischung:

Melissenblätter	10,0
Hopfenzapfen	10,0
Passionsblume	10,0

Davon 1 gehäuften Teelöffel mit $1/4$ l Wasser übergießen, 10 Minuten ziehen lassen und anschließend abseihen, nach Bedarf süßen.

Aromatherapie

Bewährt hat sich laut Frau Stadelmann bei Mastitis ihre Mischung Rosengeranie-Lavendel-Öl; nach jedem Anlegen auf die betroffene Stelle auftragen (Mamille und Areola aussparen).

Anthroposophie/Homöopathie

- Erysidoron 1 Tropfen von Weleda bei entzündlichen Erkrankungen wie Brustentzündung, 5 bis 10 Tropfen stündlich im Wechsel mit 1 Tablette Erysidoron 2 einnehmen.
- Apis/Belladonna cum Mercurio Wala, bei örtlich umschriebenen Entzündungen stündlich 5 Globuli.
- Mercurialis Salbe von Wala bei entzündlichen Prozessen auf die betroffene Brust auftragen, Mamille dabei aussparen.
- Mercurialis perennis 10% Salbe von Weleda bei entzündlichen Prozessen, 1–3-mal auf die betroffene Stelle auftragen, Mamille aussparen.
- Bryonia comp. von Wala bei steinerner Härte, sehr schlechter Stimmung der Wöchnerin, Mastitis als Folge von Ärger, alle 2 Stunden 7–10 Globuli.
- Avena sativa comp. von Weleda, 3–4-mal täglich 15 Globuli bei Nervosität.
- Passiflora Nerventonikum von Wala, bei nervöser Unruhe 3-mal täglich 2 Teel. Sirup einnehmen.

21.2.5 Grenzen der Behandlung

Tritt innerhalb von 24–48 Stunden keine wesentliche Besserung ein, ist ein Arzt aufzusuchen. Eine Behandlung mit einem stillverträglichen Antibiotikum (Cephalosporine, Erythromycin, Penicilline) ist in diesem Fall meist notwendig.

Bei sehr starken Schmerzen, besonders beim Stillen, bringt die Einnahme eines stillverträglichen Schmerzmittels (Paracetamol, besser noch Ibuprofen, aufgrund der entzündungshemmenden Komponente) etwa 20 Minuten vor dem Stillen Erleichterung.

Bei fehlendem Milchspendereflex ist der Einsatz von Syntocinon® Nasenspray nach Absprache mit dem Arzt zu erwägen. 3 Minuten vor dem Stillen 1 Sprühstoß in ein Nasenloch geben (cave: es tritt rasch Gewöhnung ein, daher keine längere Anwendung).

Mastitis puerperalis

Der Mastitis puerperalis liegt eine bakterielle Entzündung zu Grunde und sollte ausschließlich ärztlich behandelt werden. Ideale „Eintrittspforten" für die Bakterien stellen Schrunden und Rhagaden an den Mamillen dar. Über Lymphspalten (Bindegewebssepten) erfolgt eine erysipelartige Ausbreitung (interstitielle Mastitis). Dabei handelt es sich zu 94 % um Staphylokokkeninfektionen. Dringen die Erreger über die Milchkanäle ein, vermehren sie sich im Drüsengewebe und infizieren schließlich auch das Nachbargewebe (parenchymatöse Mastitis).

Auslöser einer Mastitis puerperalis kann bei sehr wunden Mamillen auch ein zu lang benutzter, mit Bakterien stark kontaminierter Schnuller sein. Das Kind überträgt diese beim Stillen auf die Mutter.

Mastitis puerperalis stellt also eine Komplikation von wunden Mamillen dar. Therapiert wird mit einem stillkompatiblen Antibiotikum. Ansonsten gilt das gleiche Vorgehen wie beim Milchstau.

Normalerweise ist dabei keine Stillpause erforderlich. Gesunde, reife Kinder werden durch diese Keime auch nicht gefährdet.

Bilaterale Mastitis

Durch Infektion agressiver Keime (β-Streptokokken, *Staphylococcus aureus*, Hospitalismuskeime, etc.) kann sich eine Mastitis in beiden Brüsten entwickeln. Sie stellt im Gegensatz zur Mastitis puerperalis eine Gefahr für das Baby dar. Aus diesem Grund wird in manchen Kliniken eine Stillpause von circa 1–2 Tagen empfohlen, bis das Antibiotikum Wirkung zeigt. In anderen Kliniken werden die Kinder genau beobachtet, während die Mutter unter Antibiotikatherapie weiterstillen darf.

Abszess

Wird eine Mastitis nicht frühzeitig erkannt und entsprechend behandelt, kann sich aus dem Entzündungsherd ein Abszess bilden. Die exakte Diagnose sollte ein Arzt durch Sonographie und/oder Punktion stellen! Ein Abszess hat im Normalfall keine Verbindung zu den Milchkanälen, sondern liegt abgekapselt im Gewebe. Das bedeutet, ein Weiterstillen ist möglich. Eine Mutter mit einem Abszess gehört grundsätzlich in die Behandlung eines Arztes.

21.3 Wunde Mamillen

Es ist ganz normal, wenn die Mamillen zu Beginn der Stillzeit empfindlich sind. Schließlich wird von ihnen ab jetzt „Höchstleistung" abverlangt. Entwickeln sich daraus jedoch nach 24 Stunden wunde, schmerzende Mamillen, muss in jedem Fall die Ursache dafür herausgefunden werden.

21.3.1 Symptome und Ursachen

Im Anfangsstadium zeigt sich eine Rötung, die jedoch schon ziemlich schmerzhaft ist. Diese kann sich weiter entwickeln zu Rhagaden und Fissuren, die nach dem Stillen weißliche Beläge auf der Mamille zeigen. Mit jedem Stillen vertiefen sich diese Risse, werden Schrunden, beginnen zu bluten und verkrusten während der Stillpause. Der Schorf reißt beim nächsten Stillen wieder auf. Die Schmerzen werden dabei immer unerträglicher besonders zu Beginn bis der Milchflussreflex ausgelöst ist (s. Abb. 21.2, s. auch Farbtafel II).

Betrachtet man die Form der Mamille nach dem Saugen, wird man oft eine Deformation feststellen. Anhand bestimmter Wunden und deren Position an bzw. auf der Mamille ist es möglich Rückschlüsse auf fehlerhafte Anlegetechnik zu ziehen:

- In den häufigsten Fällen liegen Anlegefehler vor. Das Baby öffnet den Mund nicht weit genug und saugt an der Mamille. Durch die Reibung der Zungenbewegung und den Druck des Unterkiefers wird sie schließlich wund gescheuert.
- Bei einer ungünstigen Stillhaltung ist das Baby nicht in der Lage die Mamille richtig zu erfassen und/oder hat beim Saugen Probleme.
- Die Brust oder der Kopf des Babys wird nicht richtig abgestützt, dadurch rutscht das Baby ab und saugt nur noch an der Mamille.
- Falsches Saugverhalten kann das Baby zeigen nach Flaschenfütterung oder nach dem es sein Saugbedürfnis am Schnuller befriedigt statt an der Brust. Für beide – Flasche und Schnuller – benötigt das Baby ein anderes Saugverhalten als an der Brust. Selten wird ein Baby mit einem Saugproblem geboren.

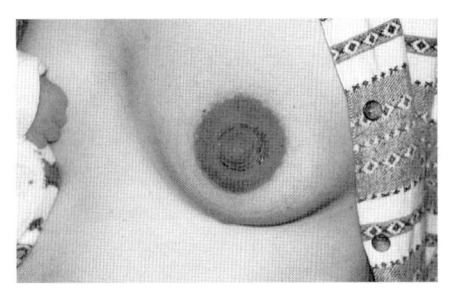

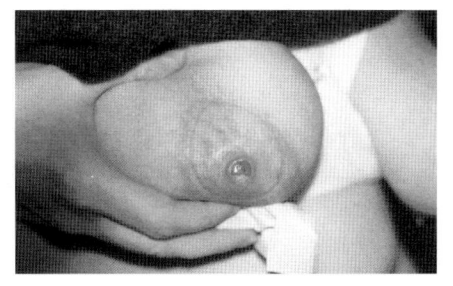

Abb. 21.2 Wunde Mamillen. © Thea Juppe-Schütz, IBCLC. (Siehe auch Farbtafel II)

- Ein zu kurzes Zungenbändchen oder eine abnorme Gaumenform kann wunde Mamillen hervorrufen.
- Flach- und Hohlwarzen können Ursache sein.
- Falsches Lösen des Saugverschlusses am Ende der Stillmahlzeit.
- Soor (s. Kap. 20.4).
- Andere mögliche Auslöser: Allergie auf Brustsalben etc., ständig feuchte Mamillen durch seltenes Wechseln von Stilleinlagen, Einsatz von Brusthütchen oder falsches Anwenden einer Milchpumpe, anatomische Veränderungen im Mund oder neurologische Probleme beim Kind, Allergie auf Nahrungsmittelreste, die ein Kind, das schon Beikost erhält, beim Stillen auf die Haut der Mutter bringt.

21.3.2 Prophylaxe

Eine gute Aufklärung in der Schwangerschaft (Stillvorbereitungskurs) über Stillpositionen, Anlegetechnik, Stillfrequenz, Stillen nach Bedarf, frühe Still- bzw. Hungerzeichen und die Auswirkungen von künstlichen Saugern auf das Stillverhalten ist die beste Vorbeugung. Äußerst wichtig ist dabei den Schwangeren mitzuteilen, dass die Mamillen keinerlei Vorbereitung auf das Stillen benötigen.

In der Schwangerschaft bildet sich eine leichte Keratose (Schicht abgestorbener Hautzellen) auf den Mamillen, quasi als Schutzschicht für die erste Zeit des Stillens, in der das Baby übt, die Mamille richtig zu erfassen. Eine Art Barriereschutz bietet das Sekret der Montgomery-Drüsen und die vermehrte Keimbesiedelung rund um die Mamille mit Acidophilus- und Bifidus-Bakterien schützt vor negativen Keimen, besonders wenn die Mamillen wund werden sollten. Aus diesen Gründen sollte die Brust gegen Ende der Schwangerschaft nur mit Wasser, ohne Seife gewaschen werden.

21.3.3 Maßnahmen

- Stilltechnik überprüfen (Position und Unterstützung durch Kissen, Kopf-Schulter-Hüft-Linie, Anlegen, Saugverschluss lösen falls nötig, Stillpositionen abwechseln zum Entlasten der wunden Stellen).

- Komplette Stillmahlzeit überprüfen.
- An der weniger schmerzhaften Brustseite beginnen bis der Milchspendereflex ausgelöst ist; wenn die Beschwerden auf beiden Seiten vorliegen, kann mit einer Milchpumpe oder durch Brustmassage der Milchspendereflex ausgelöst werden. Das Baby muss dann zu Beginn des Stillens nicht mehr so intensiv saugen, die Schmerzen sind erträglicher.
- Zur Entspannung vor dem Stillen kurz Wärme auf der Brust anwenden (mit feuchten Kompressen, kann gleichzeitig den Milchflussreflex auslösen), genauso wie im Rücken mittels einer Wärmflasche zwischen den Schulterblättern. Mit Hilfe der Entspannungsatmung, die auch zur Wehenveratmung eingesetzt wurde, können die anfänglichen Schmerzen erträglicher werden.
- Nach dem Stillen Hintermilch auf den Mamillen antrocknen lassen (wirkt entzündungshemmend und heilungsfördernd; **cave:** nicht bei Soor!), viel Luft und Sonne an die Brust lassen.
- Oft stillen, damit die Brust nicht so prall wird. Das Baby kann die Mamille leichter fassen und saugt nicht so gierig, weil sein Hungergefühl noch nicht so groß ist. Stilleinlagen in den ersten Tagen meiden, möglichst keinen BH, dafür aber lockere Kleidung tragen, dadurch kann die Luft besser zirkulieren, die Mamillen werden mehr durchblutet und heilen besser ab.
- Brustwarzenschutz nur tragen, wenn die Berührung der Kleidung an den wunden Mamillen unerträglich ist.
- Brustwarzensalben aus hochgereinigtem Wollwachs (z. B. PureLan®, Lansinoh®) nur 2-mal täglich anwenden, sonst weicht die Haut der Mamillen auf und wird noch empfindlicher, außerdem unterbindet die Salbe den direkten Luftkontakt zur Heilungsunterstützung.
- Hydrogelkompressen tragen zur Schmerzlinderung bei, eine förderliche Wundheilung wird noch kontrovers diskutiert. Noch haftendes Gel auf der Mamille muss nicht vor dem Stillen entfernt werden. **Cave:** Nicht anwenden bei infizierten Mamillen!
- Vollständiger Verzicht auf Schnuller und Sauger!
- In Ausnahmefällen ist eine Stillpause erforderlich, in der Muttermilch manuell gewonnen oder mit der Milchpumpe abgepumpt und anschließend alternativ gefüttert wird (z. B. Becherfütterung, SoftCup). Dafür braucht die Mutter unbedingt eine ausführliche Einweisung.
- Bei Hohl- und Schlupfwarzen hilft das Tragen eines Brustwarzenformers, etwa 20 Minuten vor dem Stillen eingelegt, um die Mamillen aufzurichten und dem Baby das richtige Ansaugen zu erleichtern. Auch kurzes Anpumpen mit der Milchpumpe lässt die Mamillen hervortreten.
- Eine neue und sehr wirksame Methode wunde Mamillen zu behandeln, stellt die Lasertherapie dar. Allerdings sollte sie ausschließlich von geschulten Personen durchgeführt werden.
- Tritt nach o. g. Maßnahmen binnen drei Tagen keine Besserung ein, ist die Mutter unverzüglich an eine Hebamme oder Still- und Laktationsberaterin IBCLC zu verweisen. Sie können oft anhand von Form und Lokalität der Wundmerkmale auf die Ursache schließen.

- Bei Saugproblemen ist eventuell ein Saugtraining durch eine erfahrene Hebamme oder Still- und Laktationsberaterin IBCLC erforderlich.

Wichtig: Die Mutter aufklären, dass über wunde Mamillen und besonders Rhagaden leicht Keime eindringen können, die eine Mastitis provozieren. Eine entsprechende Handhygiene (mehrmals täglich Hände waschen), speziell vor dem Stillen, kann vorbeugen!

21.3.4 Unterstützende Naturheilmittel

Es sind viele Salbenzubereitungen mit pflanzlichen Zusätzen oder Homöopathika als Fertigarzneimittel in der Apotheke gegen wunde Mamillen erhältlich. Nachteilig daran sind die Salbengrundlagen, die ein Baby nicht schlucken sollte (Konservierungsmittel, Paraffin, etc.). Damit es jedoch mit diesen nicht in Berührung kommt, müssten die Salben vor jedem Stillen abgewaschen werden. Erstens strapaziert dies die Mamillen unnötig, zweitens ist es schmerzhaft wunde Mamillen mit Rubbeln von der Salbe zu befreien. Aus diesem Grund werden diese Präparate hier nicht erwähnt.

Anthroposophie/Homöopathie

- Mercurialis perennis 20%-Lösung von Weleda 2-mal täglich nach dem Stillen (am besten im Wechsel mit Lansinoh®) auftragen, fördert die Wundheilung, wirkt antibakteriell: 2 Teelöffel Tinktur auf $^1/_4$ l Wasser geben, damit Kompressen tränken und nach dem Stillen etwa 15 Minuten auf die Mamillen legen.
- Traumeel Tabletten 3–5-mal 1 Tablette täglich einnehmen.

21.3.5 Grenzen der Behandlung

Tritt spätestens nach 3 Tagen keine Besserung der wunden Mamillen ein, muss die Mutter an eine Hebamme, Still- und Laktationsberaterin IBCLC oder einen Arzt weitergeleitet werden.

21.4 Soor

Soor wird hauptsächlich durch den Hefepilz *Candida albicans* ausgelöst. Er ist Bestandteil unserer Schleimhäute und weist nur eine geringe Pathogenität auf. Durch eine intakte Schleimhautflora (Symbionten) wird er am Ausbreiten gehindert.

21.4.1 Symptome und Ursachen

Candida-Mykosen treten bei gestörtem (Schleim-)Hautmilieu, herabgesetzter Resistenz oder verminderter zellulärer Immunität auf. Alkalisches Milieu begünstigt die Ausbreitung.

Bei Diabetikern, in der Schwangerschaft, nach Progesterongaben oder einer antibiotischen Behandlung treten Hefepilzinfektionen gehäuft auf.

Infizieren kann sich die stillende Mutter auch durch eine Soorerkrankung ihres Kindes. Er ist im Mund erkennbar durch weißliche Beläge auf der Zunge oder an der Mundschleimhaut und/oder am Po in Form einer flächenhaften Rötung mit scharfer, zum Teil schuppiger Umrandung (Windelsoor).

Der Pilz gedeiht am besten an dunklen, feucht-warmen Stellen (Scheide, Mund, bei Stillenden an den Mamillen, Windelpo etc.). Charakteristische Symptome sind Rötung und starker Juckreiz.

Mamillen, die von Candida-Pilzen befallen sind, können rosa glänzen, rissig, schuppig oder spröde aussehen, nässen und jucken (s. Abb. 21.3). Schmerzen treten dabei zu Beginn, während, nach und/oder zwischen den Stillmahlzeiten auf. Besonders bei einer Infektion der Milchgänge klagt die Frau über brennende bis stechende Schmerzen. Oft berichtet die Mutter nur über diese typischen Schmerzen ohne erkennbare äußerliche Symptome. Dies erschwert die Diagnosestellung, besonders wenn auch das Kind keine Symptomatik zeigt.

Ein Laborbefund (Abstrich, Anlegen einer Kultur) ist oft nicht besonders aussagekräftig. Zum einen sind Hefepilze Bestandteil unserer normalen Schleimhautflora. Zum anderen kann *Candida albicans* bei einer Infektion der Lobi selten in der Muttermilch nachgewiesen werden. Soor ist daher oft eine Ausschlussdiagnose. Differentialdiagnose Ekzem, Allergie: mit ähnlichem äußerlichen Symptomenkomplex aber meist ohne die charakteristischen Schmerzen.

21.4.2 Maßnahmen

- Eine Soorinfektion erfordert immer die gleichzeitige Behandlung von Mutter und Kind. Ist beim Kind auch der Windelbereich betroffen, so muss auch dieser mitbehandelt werden.

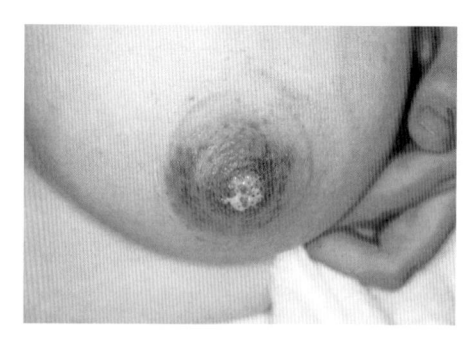

Abb. 21.3 Soorinfektion. © Christa Herzog. (Siehe auch Farbtafel II)

- Wenn Stilleinlagen benutzt werden, dann Einmalstilleinlagen zum Wegwerfen, und diese nach jedem Stillen erneuern. BHs täglich wechseln und auskochen (95 °C).
- Mamillen möglichst trocken halten. **Cave:** Keine Muttermilch antrocknen lassen, sonst erneutes Pilzwachstum.
- Zur Erleichterung der Schmerzen kürzer aber häufiger Stillen. Die weniger schmerzhafte Brust zuerst anbieten. Saugschluss sorgfältig lösen, falls das Baby die Brust nicht alleine loslässt.
- Werden Schnuller und Sauger benutzt, müssen diese oft ausgekocht werden (20 Minuten). Nach der Therapie sollten sie gegen neue ausgewechselt werden. Am besten ist es, keine Schnuller oder Sauger zu benutzen.
- Spielzeug des Babys desinfizieren (mit Desinfektionsmittel einsprühen, einwirken lassen, vor Gebrauch gründlich abwaschen und gut trocknen) oder wenn möglich auskochen.
- Zahnbürsten nach der Behandlung gegen neue austauschen.
- Auf gute Handhygiene bei allen Familienmitgliedern achten. Papiertücher zum Trocknen der Hände sind während dieser Zeit Frottee-Handtüchern vorzuziehen. Andere Handtücher nach einmaligem Gebrauch auskochen (Schuss Essig ins letzte Spülwasser).
- Grundsätzlich wichtig ist eine ausreichend lange Behandlung über das Abklingen der Symptome hinaus (1 Woche), sonst tritt rasch eine erneute Soorerkrankung auf.
- In einschlägiger Fachliteratur wird das Einfrieren und spätere Verfüttern von mit Soor infizierter Muttermilch kontrovers diskutiert. Solange keine eindeutigen Untersuchungen vorliegen sollte die Mutter in dieser Zeit keine Milchvorräte im Tiefkühlfach anlegen.

21.4.3 Wirkstoffe, die in der Therapie Anwendung finden

Nystatin

Nystatin wirkt gezielt gegen *Candida albicans*. Der Wirkstoff wird bei innerlicher Anwendung nicht von der Mundschleimhaut oder im Magen-Darm-Trakt resorbiert, hat also keine systemische Wirkung und wird entsprechend gut vertragen!

Für die Anwendung im Mund- und Mamillenbereich steht Nystatin als Suspension oder Gel zur Verfügung. Auf den Po trägt man eine Nystatin-Zink-Salbe oder -Paste auf.

Fluconazol

Bei sehr hartnäckigen Pilzinfektionen oder einer Soorinfektion in den Milchgängen erhält die Mutter Fluconazol zur innerlichen Einnahme. Die Einnahme sollte abends nach der letzten Stillmahlzeit erfolgen.

Miconazol

Miconazol zählt zu den Breitbandantimykotika, d. h. es wirkt gegen Haut-, Nagel-, Schimmelpilze und Hefen. Dieser Wirkstoff wird bei innerlicher Applikation teilweise in die Blutbahn aufgenommen. Das Nebenwirkungsspektrum ist dadurch weit größer (Erbrechen, vereinzelt Hepatitis, Rötung und Blasenbildung können auftreten). Zur Behandlung der Mundschleimhaut wird das Mundgel eingesetzt. Für die Mamillen eignet sich die Creme besser, denn das Gel trocknet sie zu sehr aus.
Cave: Kann bei empfindlichen Frauen zu schmerzhaften Ekzemen führen!
    Obwohl das Daktar Mundgel auf der Mundschleimhaut und den Mamillen besser haftet, sind Nystatin-Präparate zu bevorzugen. Sie weisen so gut wie keine Nebenwirkungen auf und zeigen eine gute spezifische Wirksamkeit.
Cave: Nystatin- und Miconazol-Präparate dürfen keinesfalls gleichzeitig (z. B. Mutter: Fluconazol, Kind: Nystatin) angewendet werden, sonst blockieren sie sich gegenseitig in ihrer Wirkung!

Gentianaviolett

Gentianaviolett-Lösung 0,5 oder 1 %ig darf lediglich 3 Tage einmal täglich verwendet werden, denn es kann die Mundschleimhaut des Säuglings verätzen. Nachteilig ist auch die starke Verfärbung der Haut. Gentianaviolett ist kompatibel mit anderen Antimykotika.

21.5 Bläschenbildung auf den Mamillen

Bilden sich Bläschen auf den Mamillen, so sollte rasch die Ursache abgeklärt und im Anschluss die jeweils erforderliche Behandlung eingeleitet werden.

21.5.1 Symptome und Ursachen

Saugblasen

Helle Blase, vergleichbar mit einer Wasserblase (oberste Hornschicht hebt sich ab). Kann sich in der Anfangszeit des Stillens entwickeln durch kräftiges Saugen des Babys an der Mamille (bis der Milchspendereflex ausgelöst ist).

Blutblasen

Rötliche bis fast schwarze Blasen. Heftigstes Saugen an der Mamillenspitze bis die Milch fließt oder starkes Saugen nach unkorrektem Anlegen rund um die Mamille kann zu blutgefüllten Blasen führen.

Weiße Bläschen (Milk Blister)

Gelegentlich bilden sich mit Milch gefüllte, weiße Bläschen auf den Mamillen. Der Ausführungsgang eines Lobus ist hier durch ein dünnes Häutchen überzogen, wodurch die Milch nicht mehr abfließen kann. Ein Milchstau kann entstehen.

Weißer Propf

Talg (gelbe, feste Substanz) oder Fettablagerungen (weiß oder leicht gelb) verstopfen einen Milchgang.

Herpesbläschen

Mit klarer Flüssigkeit gefüllte Bläschen deuten auf eine Herpes-Infektion hin. Stillen ist dann absolut kontraindiziert! Die Mutter muss ärztlich betreut werden.

21.5.2 Maßnahmen

Blutblasen und Saugblasen

Heilen von selbst ab. Sollten sie sich öffnen, so können sie mit den gleichen Methoden behandelt werden, die bei wunden Mamillen genannt wurden.

Weiße Bläschen, Talg- und Fettpfropf

- Manchmal gelingt es schon allein durch Stillen und den „Sog" des Babys, das Häutchen bzw. den Pfropf zu lösen.
- Gelingt dies nicht, so kann mit warmen, feuchten Auflagen versucht werden, das Bläschen bzw. den Talg, das Fett, aufzuweichen und anschließend mit einem sauberen Tuch wegzurubbeln.
- Bei hartnäckiger Verstopfung kann mit einer sterilen Spritzenkanüle vorsichtig versucht werden diese zu lösen.
- Misslingt auch dieser Versuch, so muss die Mutter den Arzt aufsuchen, damit er den verstopften Milchgang öffnet.
- Bei der Ernährung auf qualitativ gute Fette achten (näheres im Kap. 32.3).

21.6 Weiße Mamillen

21.6.1 Symptome und Ursachen

Beobachtet eine stillende Mutter weiße Mamillen nach dem Stillen, einhergehend mit brennenden oder sogar stechenden Schmerzen, kann dies auf einen Gefäßkrampf zurückzuführen sein. Durch die Kontraktion der glatten Gefäßmuskulatur kommt es zu Durchblutungsstörungen. Ursachen dafür können die im Folgenden aufgelisteten Faktoren sein.

Latenter Magnesiummangel

Ein Großteil der Schwangeren nimmt ab der zweiten Schwangerschaftshälfte Magnesium, mehr oder weniger hoch dosiert ein. Um die 37. Woche wird es auf ärztliche Anweisung meist abgesetzt, um eintretende Geburtswehen nicht zu mindern. Der Organismus benötigt jedoch weiterhin Magnesium. Insbesondere nach einer schweren Geburt (je nach Dauer vergleichbar bzgl. der Muskelarbeit mit einem Halb-Marathon) sollten die leeren Magnesiumspeicher wieder aufgefüllt werden. Das Baby benötigt über die Muttermilch auch Magnesium und durch die hormonell bedingten Schwitzattacken verliert die Wöchnerin zusätzlich Mineralien. Unmittelbar nach dem Stillen können aus diesem Grund Verkrampfungen in der Brustgefäßmuskulatur auftreten, begleitet von sehr unangenehmen Schmerzen.

Arzneimittel

Theophyllin, Nikotin, Coffein können diesen Gefäßkrampf auslösen.

Raynaud`sches Phänomen

Dabei handelt es sich um arterielle, vasospastische Anfälle, die vor allem durch Kälte (Temperaturwechsel, besonders im Winter, von Zimmerwärme auf Außentemperatur) oder psychische Aufregung ausgelöst werden. Bei stillenden Frauen gehen diese Gefäßkrämpfe einher mit starken Schmerzen und einer Verfärbung der Mamillen (weiß, rot oder bläulich). Die Anfälle dauern selten länger als eine Viertelstunde.

Krampfhaftes Beißen

Manche Babys zeigen einen krampfhaften Beißreflex und beißen deshalb bei allem zu, was in die Mundhöhle gelangt. Durch den Druck, den es mit seinem zusammengepressten Kiefer auf die Mamille ausübt, wird die Durchblutung gestört.

Es kommt zu einem Gefäßkrampf und mit der Zeit zu wunden Mamillen. Zudem kann der Milchfluss gehemmt werden. Eine Verminderung der Milchproduktion bleibt dann nicht aus. Bei den Kindern kann es sich dabei um eine neurologische Störung handeln. Bei längerem Andauern muss dieses Verhalten ärztlich abgeklärt werden.

21.6.2 Maßnahmen

Latenter Magnesiummangel

- Magnesium/Calcium-Gaben im Verhältnis 1:2,
- Punktmassage,
- heiße Kompressen (so weit erträglich) zur Durchblutungssteigerung,
- zum Entspannen auch Wärme (Kirschkernkissen, Wärmflasche) zwischen die Schulterblätter legen.

Raynaud`sches Phänomen

- Wärme anwenden vor dem Stillen, tritt der Spasmus auf, nach dem Stillen nochmals Brust wärmen.
- Möglichst wenig Aufregung, für viel Ruhe und Entspannung sorgen.
- Führt keine der Maßnahmen zum Erfolg, so kann – auf ärztliche Verordnung – Nifedipin oral oder Nitroglycerinsalbe lokal eingesetzt werden (Mamillen dabei aussparen!). Beide Präparate müssen vom Arzt verordnet werden und sind aufgrund starker Nebenwirkungen bedenklich!
- Jack Newman, Pädiater und Still-Experte, empfiehlt aus Erfahrung Vitamin B 6: 150 mg/d für 4 Tage, 25 mg/d im Anschluss bis die Mutter schmerzfrei ist und einige Zeit darüber hinaus.

Starker Beißreflex

- Das Baby eventuell alternativ füttern, bis es seine Kiefer entspannen kann.
- In manchen Fällen ist ein Saugtraining erforderlich. Mutter an erfahrene Hebamme oder Still- und Laktationsberaterin IBCLC weiter empfehlen.
- Der Arzt kann eine Physiotherapie oder logopädische Therapie anordnen.

21.6.3 Unterstützende Naturheilmittel

Phytotherapie

- Pflanzliche Calciumlieferanten: Luzerne (Alfalfasprossen), Himbeerblättertee, Brennnesselextrakt,

- pflanzliche Magnesiumlieferanten: Brunnenkresse (Salat), Luzerne, Löwenzahnblätter (Salat).

Aromatherapie

- Heiße Kompressen mit je 1 Tropfen Rosmarin- (Mamillen aussparen) und 2 Tropfen Lavendelöl auf $^1/_4$ l Wasser, zur Durchblutungsförderung,
- rote Tonerde Kompressen (Bolus rubra): anrühren mit Kamillentee, o. g. Öle zugeben,
- sehr warme Brustmassagen mit Sesamöl eventuell mit „wärmenden" ätherischen Ölen wie Honig-, Vanille-, Anisöl (beruhigen auch gleichzeitig). Mamillen aussparen!!

Anthroposophie/Homöopathie/Biochemie

- Kupfer Salbe rot von Wala harmonisiert Integrationsstörungen des Wärmeorganismus im Kreislauf- und Stoffwechsel-Bewegungssystem bei peripheren und venös hypostatischen Durchblutungsstörungen, Krämpfen aller Art; Brust im Akutfall 1-mal täglich mit der Salbe einreiben, nach Besserung reicht 2-mal wöchentliche Anwendung.
- Arnika comp./Cuprum ölige Einreibung von Weleda gegen Störungen von Gewebsstoffwechsel und Gewebsdurchblutung, schmerzhafte Verspannungen der Muskulatur, venösen Stauungen.
Brust morgens und abends mit jeweils 3 Tropfen Öl einreiben, danach mit einem Wolltuch umhüllen.
- Spascupreel von Heel 3–5-mal eine Tablette.
- Schüssler Salz Magnesium phosphoricum D 12 wirkt entkrampfend und schmerzstillend; bewährt hat sich die Anwendung als „heiße Sieben": 10 Tabletten in heißem Wasser auflösen, langsam schluckweise trinken, bei Bedarf wiederholen.

21.7 Hypergalaktie und starker Milchspendereflex

Die Brust stellt sich meistens binnen der ersten Wochen auf den Bedarf des Babys ein. Ein Ungleichgewicht zwischen Angebot und Nachfrage an Muttermilch kann durchaus noch auftreten. So gibt es immer wieder Frauen, die zu einem verstärkten Milchfluss (Galaktorrhoe) neigen und auch darunter leiden.

21.7.1 Symptome und Ursachen

Meist klagt die Mutter über einen sehr heftigen Milchspendereflex. Das Baby ist überwältigt von der großen Milchmenge, die in seinen Mund spritzt. Es kann sie nicht rasch genug schlucken und verschluckt sich daher häufig. Die Milch läuft aus seinen Mundwinkeln, Protestgeschrei kommt hinzu. Grüne Stühle, infolge eines Ungleichgewichtes an lactosereicher Vordermilch und fettreicher Hintermilch, können auftreten. Ebenso wiederholte Koliken bedingt durch die Luftmengen, die es beim Stillen schluckt. Eine zu geringe Gewichtszunahme beim Baby kann die Folge sein.

Für die Mutter ist dies eine sehr anstrengende und unruhige Zeit. Hinzu kommen noch ständig volle und eventuell schmerzhafte Brüste, besonders beim Einsetzen des Milcheinschusses auf Grund verkrampfter Milchgänge. Das Anlegen kann dann sehr unangenehm werden. Die Milch kann sich durch diese Umstände leichter stauen. Es ist auch möglich, dass während der Stillpausen Milch aus der Brust läuft.

Hauptursache einer übermäßigen Milchproduktion ist falsches Stillverhalten, wie

- zu früher Wechsel von der einen Brust zur anderen,
- zu häufiger Seitenwechsel,
- zusätzliches Pumpen.

Selten sind hormonelle Störungen Auslöser oder eine durch Galaktagoga unterstützte Ernährung.

21.7.2 Maßnahmen

- Mit bestimmten Stillpositionen dem starken Milchspendereflex entgegen wirken: Rückenhaltung, Rücklingsstillen, Australia-Haltung → gegen die Schwerkraft stillen.
- Vor dem Anlegen die Milch ausstreichen bis der Milchspendereflex einsetzt und der erste „Schwall" ausgeflossen ist, dadurch erhält das Baby auch rascher die fettreichere Hintermilch.
- Pro Mahlzeit nur eine Brust anbieten; wenn das Baby die nächste Stillmahlzeit unter 2 Stunden einnehmen möchte, nochmals die gleiche Brust reichen.
- Das Baby öfters aufstoßen lassen, um Koliken weitgehend zu vermeiden.
- Zur Milchreduzierung tragen kalte Kompressen nach dem Stillen bei.

21.7.3 Unterstützende Naturheilmittel

Phytotherapie

- 1–2 Tassen Salbei über den Tag verteilt trinken.
  Cave: manche Frauen reagieren sehr empfindlich auf Salbei und sind dann rasch abgestillt ohne es zu wollen.
- Pfefferminztee hat die gleiche Wirkung, aber eine homöopathische Zusatzbehandlung ist dann nicht möglich!

Aromatherapie

- Quarkkompressen nach dem Stillen mit einer Zugabe von 3 Tropfen Salbeiöl oder einer Mischung aus

Zitronenöl	2 Tropfen
Zypressenöl	2 Tropfen
Salbeiöl	2 Tropfen

- Auch Umschläge mit Salbeisud unter Zugabe von je 2 Tropfen Zitronen- und Zypressenöl sind wirksam (die Öle mit 1 Teelöffel Honig als Emulgator vermischen).

21.7.4 Grenzen der Behandlung

Hormonell bedingte Ursachen der Galaktorrhoe gehören in die Hand des Arztes. Ebenso hartnäckige Fälle, bei denen o. g. Maßnahmen nicht zu einer Besserung führen.

21.8 Erschöpfung und Stillen

21.8.1 Symptome und Ursachen

Manche Babys mit besonderen Bedürfnissen, die viel weinen oder ständig gestillt werden möchten, erfordern sehr viel Geduld und Energie von der Mutter. Es ist nicht verwunderlich, wenn sich dadurch Erschöpfungssignale bei ihr zeigen. Besonders wenn die nächtliche Regeneration auch noch auf der Strecke bleibt und/oder die Mutter kaum Zeit findet sich ausreichend zu ernähren.

Auch Mütter, die ihren Haushalt mit Baby ebenso perfekt weiterführen wollen, wie vor der Geburt, übernehmen sich rasch und fühlen sich entsprechend ausgelaugt. Befinden sich schon Geschwisterkinder im Haushalt oder hat die Mutter Mehrlinge bekommen, benötigt sie unbedingt in den ersten Wochen Unterstützung bei der Pflege der Kinder und im Haushalt, sonst sind ihre Energiereserven bald erschöpft.

Allgemeine Müdigkeit und Schwäche, Schmerzen zwischen den Schulterblättern, Ohnmachtsgefühle, zunehmende Apathie, Erschöpfungsgefühle beim Stillen, Einschlafprobleme, schneller und schwacher Puls, Atemnot bei der geringsten Anstrengung, ständige Magenleere auch kurz nach einer Mahlzeit deuten auf ein „Burn-out-Syndrom" hin. Bei Übergehen der Symptome kann dieser Zustand zu einer postpartalen Depression führen (s. Kap. 20.2)

21.8.2 Maßnahmen

- Viel Geduld und Empathie, sowie Anerkennung der mütterlichen Tätigkeiten von Seiten der Familie, besonders vom Vater des Kindes.
- Unterstützung im Haushalt.
- Bei Problemen mit dem Baby benötigt die Mutter kompetente Beratung von einer Hebamme, Still- und Laktationsberaterin IBCLC, einem Arzt und/oder einer Psychologin (Familientherapeutin, Schreiambulanz).
- Die Mutter sollte sich viel Ruhe und Erholung gönnen.
- Für eine ausgewogene Ernährung muss unbedingt gesorgt werden.
- Vielleicht besteht die Möglichkeit, dass die Mutter sich eine begrenzte „Auszeit" (zwischen 2 Stillmahlzeiten) für sich allein nehmen kann (z. B. für den Einkauf eines schönen Kleidungsstückes, für die Kosmetikerin, für eine Massage, für ein ungestörtes entspannendes Bad, sich in einem Café niederlassen, etc).
- Der Mutter Adressen über Stillgruppen oder Stillcafés zukommen lassen für einen Erfahrungsaustausch mit anderen Müttern.

21.8.3 Unterstützende Naturheilmittel

Phytotherapie

- Bäder nehmen mit Kräuterzusätzen zur Beruhigung und Aufnahme wertvoller Mineralien, z. B. Baldrian-, Brennnessel- oder Moorbäder.
- Bei Nervosität, Einschlafstörungen und innerer Unruhe:
  Kamillentee mit 1 Esslöffel Baldrianpresssaft und 1 Teelöffel Honig.
- Tee aus folgender Mischung

Melissenblätter	10,0
Passionsblume	10,0
Lavendelblüten	10,0
Hopfenzapfen	5,0

zubereiten aus 2 Teelöffeln der Mischung, mit $^1/_4$ L kochendem Wasser übergießen, 10 Minuten ziehen lassen, abseihen, bei Bedarf noch 1 Esslöffel Baldrianpresssaft zufügen, nach Bedarf süßen.

- Zur Stabilisierung der Nerven und bei depressiven Verstimmungen:

Melissenblätter	10,0
Lavendelblüten	10,0
Johanniskraut	20,0

Teezubereitung: 2 Teelöffel mit $^1/_4$ L kochendem Wasser übergießen, 10 Minuten ziehen lassen, abseihen, 1 Esslöffel Baldrianpresssaft zugeben, nach Bedarf süßen.

Aromatherapie

- Anwendung harmonisierender und beruhigender Öle als Badezusatz. Als Emulgator können Honig (1–2 Essl.) oder Totes-Meer-Salz (4 Essl.) verwendet werden:
  warmer, weicher Duft:

Mandarine, rot	10 Tropfen
Kamille, römisch	4 Tropfen
Sandelholz	6 Tropfen

  sehr balsamische Mischung:

Anis	4 Tropfen
Tonka	6 Tropfen
Vanille	6 Tropfen

  fruchtig, heitere Mischung:

Bergamotte	5 Tropfen
Mandarine, rot	7 Tropfen
Neroli	3 Tropfen

  blumige, erotische Mischung:

Lavendel	5 Tropfen
Rose	3 Tropfen
Jasmin	2 Tropfen

- Anwendung beruhigender und stimmungsaufhellender Öle in der Duftlampe:
  Die o.g. Mischungen können, von der Tropfenzahl auf die Hälfte reduziert, auch in der Aromalampe angewendet werden. Allerdings nicht bei Anwesenheit des Babys im gleichen Raum.
  Aber auch als Einzelöle bewirken sie genauso eine Harmonisierung der Seele, helfen die innere Mitte zu finden.
  Erwähnenswert für die psychische und physische Erschöpfung sind die Öle Bergamotte, Mandarine rot, Neroli (Notfallöl), Rosengeranie und das sehr teure Jasminöl.
- Anwendung o.g. Duftmischungen als Einreibung:
  Ein herrlich beruhigendes Massageöl lässt sich mit den Aromamischungen herstellen, in dem man sie zu 30 ml eines Basisöls oder einer Basisölmischung hinzu gibt.
  Die Wirkung lässt sich verstärken mit einer Einreibung am Morgen und am Abend auf dem Solarplexuspunkt (unter dem Brustbein in der Mitte) sowie an beiden Fußsohlen über einen längeren Zeitraum.
- Die Mischung ätherischer Öle „Geborgenheit" von Frau Stadelmann (s. Anhang B) angewandt als Badezusatz (s.o.) oder in der Duftlampe eignet sich auch sehr gut.
- Lavendel-Bad von Weleda oder Wala.

Anthroposophie/Homöopathie

Bei Aufbauschwäche:

- Argentum metallicum praeparatum von Weleda bei erschöpfenden Zuständen, Überlastung, Schlafstörungen; 1–3-mal 1 Messerspitze Pulver einnehmen.
- Levico von Weleda bei allgemeiner Schwäche und Rekonvaleszenz zur Anregung des Aufbaustoffwechsels, latenter und manifester Eisenmangel, Angstzustände; 1–3-mal 5–10 Tropfen mit 1 Glas Wasser verdünnt einnehmen.
- Levico comp. von Wala (Indikation s. o.); 3-mal täglich 10 Globuli.
- Aufbaumittel-Stadelmann.
- Kalium phosphoricum comp. Tabletten von Weleda zur Harmonisierung und Stabilisierung bei nervöser Erschöpfung und Stoffwechselschwäche mit Nervosität, Angst- und Unruhezuständen, depressiver Verstimmung, Rekonvaleszenz, niedriger Blutdruck, Kopfschmerzen; 3–4-mal täglich 1 Tablette einnehmen.
- Wala Nervennahrung.
- Rosenelexier von Wala.

Bei (Ein-)Schlafstörungen und Nervosität:

- Avena sativa comp. von Weleda bei nervöser Unruhe und Erschöpfung 3–4-mal täglich 15 Streukügelchen, bei Schlafstörungen vor dem Schlafengehen 15 Streukügelchen einnehmen.
- Valeriana comp. von Wala: Anregung des Aufbaustoffwechsels zur Entlastung des Sinnes-Nerven-Systems, z. B. bei Einschlafstörungen, Unruhezuständen; 1–2-mal am späten Nachmittag, spätestens $\frac{1}{2}$ Stunde vor dem Schlafengehen 5–10 Globuli unter der Zunge zergehen lassen.
- Kupfer Salbe rot bei kalten Füßen zum Einmassieren in die Fußsohlen vor dem Schlafengehen.
- Zincum valerianicum von Weleda bei Unruhezuständen, insbesondere Bewegungsunruhe und damit zusammenhängenden Einschlafstörungen; 3-mal täglich 15–20 Tropfen verdünnt.

21.8.4 Grenzen der Behandlung

Hält der depressive Gemütszustand über mehrere Tage an, verschlechtert er sich in kürzester Zeit oder es kommen Symptome (s. Kap. 20) hinzu, ist sofort eine Weiterleitung der Mutter an kompetente Ärzte erforderlich!

21.9 Fehlende oder zu geringe Laktation

„Werde ich auch genügend Milch haben, um mein Baby ausreichend ernähren zu können?" Damit visualisieren diese Schwangeren schon eine zu geringe Milchproduktion. Der gesellschaftliche Druck von außen trägt ein Weiteres zur Entstehung einer Stresssituation bei, die dann tatsächlich Stillprobleme auslösen kann.

Häufig liegt eine Fehlinterpretation durch die Mutter vor, infolge unzureichender Aufklärung:

- Eine weiche Brust veranlasst die Frau zur Annahme, es würde nicht genügend Milch gebildet.
- Das Baby möchte sehr häufig gestillt werden.
- Die Mutter ist nicht informiert über Wachstumsschübe des Babys.
- Die Stillmahlzeiten dauern zu kurz.
- Das Baby trinkt so lange an der Brust, weil es sonst zu wenig bekommt.
- Das Baby ist sehr unruhig, weint viel, schläft wenig.
- Das Baby möchte in der Nacht oft gestillt werden.
- Es tropft keine Milch beim Milcheinschuss an der Brust, die gerade nicht stillt.
- Es lässt sich keine oder nur sehr wenig Milch ausstreichen bzw. abpumpen.
- Viel Verunsicherung bringt auch einmal oder gar mehrmaliges Wiegen pro Tag.

Eine ausreichende Milchproduktion ist dann gewährleistet, wenn folgende Faktoren zutreffen (teilweise entnommen aus den ILCA-Leitlinien):

- Das Kind trinkt idealerweise von beiden Brüsten und bestimmt selbst die Stilldauer.
- Die Mutter stillt ihr Kind mindestens 8-mal binnen 24 Stunden.
- Wenn der Milchfluss einsetzt, verlangsamt sich der Saugrhythmus, das Schlucken ist zu hören (zuerst non-nutritives Saugen bis der Milchspendereflex einsetzt, anschließend nutritives, regelmäßiges Saugmuster).
- Die Brust fühlt sich nach dem Stillen weicher an.
- Mindestens 6 nasse Windeln binnen 24 Stunden ab dem 6. Tag nach der Geburt.
- Mindestens 3–4-mal Stuhl binnen 24 Stunden ab dem 6. Tag und in den ersten 4 Wochen.
- Das Baby ist aufgeweckt, hat einen guten Muskeltonus und glatte Haut.
- Es ist meist zufrieden nach dem Stillen (satte Babys können aus anderen Gründen unruhig sein!).
- Das Baby nimmt kontinuierlich zu:
  mindestens 18 g pro Tag – mindestens 120 g pro Woche,
  das Geburtsgewicht ist erreicht mit 14 Tagen,
  das Geburtsgewicht ist verdoppelt mit 5–6 Monaten.
- Kopfumfang und Länge nehmen zu.

21.9.1 Symptome und Ursachen

Sind oben genannte Punkte nicht annähernd erfüllt, so liegt tatsächlich eine zu geringe Milchproduktion vor. Hervorstechende Merkmale sind dabei eine sich abzeichnende Gedeihstörung sowie eine fortwährende Unzufriedenheit des Babys.

Das Stillmanagement betreffende Auslöser

- Längere räumliche Trennung zwischen Baby und Mutter (Kaiserschnitt, Säuglings-Intensivstation, etc.).
- Neugeborenes zu lange schlafen lassen erhöht auch das Risiko einer Hyperbilirubinämie (Neugeborenengelbsucht), die erst recht schläfrige Kinder zur Folge hat.
- 24-Stunden-Rooming-in nicht möglich oder von der Mutter nicht gewollt.
- Kein oder zu seltenes nächtliches Stillen.
- Inkorrekte Anlegetechnik und/oder Stillposition.
- Zeitbeschränkung der Stillmahlzeit.
- Der Hunger und das Saugbedürfnis werden durch Flasche (Zusatznahrung) oder Schnuller gestillt.
- Saugprobleme beim Baby.
- Zu wenig Unterstützung vom Klinikpersonal.

Mütterliche Auslöser

- Milchspendereflex ist beeinträchtigt (emotionale Gründe, Schmerzen, Rauchen, Alkohol, Drogen).
- Arzneimitteleinnahme (Östrogene, Amphetamine, Ergotaminabkömmlinge wie Bromocriptin, Diuretika).
- Absolutes Flüssigkeitsdefizit oder das andere Extrem, zu hohe Flüssigkeitsaufnahme.
- Unzureichende Ernährung (Schlankheitswahn, zu geringe Gewichtszunahme in der Schwangerschaft).
- Äußerst selten unzureichendes Brustgewebe (z. B. durch Brustreduktionen).
- Endokrinologische Erkrankungen (Hypophysen-, Schilddrüsenerkrankungen).
- Plazentareste im Uterus und dadurch bedingte Hemmung der Prolactinsekretion.

Kindliche Auslöser

- Anatomische Anomalie (Lippen/Gaumenspalte, zu kurze Zungenbändchen, etc.),
- Neugeborenengelbsucht oder andere Krankheiten,
- Behinderungen,
- Frühgeborenes,
- sehr schläfriges Baby (durch komplizierte Geburt, Schmerzmittel, Narkosemittel, etc.).
Sicher gibt es noch andere Gründe, doch diese sind die am häufigsten anzutreffenden Faktoren.

21.9.2 Maßnahmen

Optimierung des Stillmangements

- Aufklärung der Mutter über Stillverhalten, Wachstumsschübe, effektives Saugen, etc.
- Anlegetechnik, Stillpositionen (evtl. Dancer-Hold praktizieren), Saugverhalten genau kontrollieren.
- Häufiges, effektives (10–12-mal binnen 24 Stunden, auch nachts!) und ausreichend langes Stillen anregen (mit hörbarem Schlucken des Kindes).
- Mehrmaliges Seitenwechseln pro Stillmahlzeit zur Anregung der Milchbildung.
- Brustmassage vor dem Stillen (s. a. Kap. 21.1) und während des Stillens.
- Entspannungstechniken fördern die Auslösung des Milchspendereflexes (Oxytocin), auch Rückenmassage und Wärmeanwendungen.
- Kein Einsatz von Sauger und Schnuller!
- Unmittelbar nach den Stillmahlzeiten kurz abpumpen, vorzugsweise mit einem Doppelpumpset um die Stimulation der Milchdrüsen zu erhöhen (Prolactinspiegel) – die Begleitung durch eine Fachperson (Hebamme, Still- und Laktationsberaterin IBCLC ist hier besonders wichtig!

Maßnahmen für die Mutter selbst

- Am besten Baby mit zu sich ins Bett nehmen, viel schmusen, Körperkontakt (nackte Haut!), Tragetuch benutzen – lässt Mütterlichkeitshormon Prolactin vermehrt bilden und sezernieren.
- Entlastung im Haushalt, viel Ruhe.
- Gesunde Ernährung mit entsprechenden Nahrungsergänzungsmitteln sowie Galaktagoga (s. Kap. 32).
- Bei Milchmangel durch Erschöpfung, dort aufgeführte Maßnahmen zusätzlich ergreifen.
- Genussmittelkonsum drastisch einschränken.

Maßnahmen, die das Kind betreffen

- Nötige medizinische Maßnahmen.
- Falls erforderlich, zusätzliche Nahrung anbieten, am besten mit Hilfe des Brusternährungssets (s. Kap. 24.7).
- Falls erforderlich, Saugtraining durchführen.
- Kind erst stillen, wenn es ganz wach ist.
- Mehrmaliger Seitenwechsel während einer Stillmahlzeit hält das Baby wach, eventuell das Baby wickeln bevor die andere Brust gereicht wird, sollte es wieder einschlafen, dann bis auf die Windel entkleiden und mit direktem Hautkontakt weiterstillen.

- Babys mit Verdacht auf KISS-Syndrom (Kopfgelenk induzierte Symmetrie-Störung) sollten einem erfahrenen Arzt vorgestellt werden; als hilfreich hat sich Kranio-Sakral-Therapie und Osteopathie erwiesen.

21.9.3 Unterstützende Naturheilmittel

Phytotherapie

- Milchbildungstee trinken, aber nur 2–3 Tassen über den Tag verteilt und nicht – wie es viele Mütter praktizieren – 2 Liter!! Zu viel des Guten führt zu gegenteiliger Wirkung, kann sogar bei Mutter und Kind Blähungen auslösen:

Anisfrüchte	10,0
Fenchelfrüchte	10,0
Schwarzkümmelsamen	10,0
Dillsamen	5,0
Kardobenediktenkraut	10,0
Brennnesselkraut	10,0
Geißrautenkraut	5,0
Melissenblätter	20,0

4 Teelöffel dieser Mischung mit $^1/_2$ L heißem Wasser übergießen, 10 Minuten ziehen lassen, abseihen, nach Bedarf süßen, über den Tag verteilt trinken.

- Weleda Milchbildungstee.
- Stilltee von Frau Stadelmann.
- Alle bereits genannten Beruhigungstees können abgewechselt werden mit dem Milchbildungstee, so dass die stillende Mutter auf diese Weise ihren Flüssigkeitsbedarf – je nach Durst – decken kann.
- Schlehenelexier von Weleda einnehmen.
- Äußerlich Bockshornkleesamen-Umschläge anwenden, getrockneten Extrakt in Kapselform einnehmen.
  Die Wirkung von Semen Foenugraeci ist wissenschaftlich durch Studien belegt.
- Bei gleichzeitig geringen Eisenwerten kann zum Ausgleich Kräuterblutsaft der Firma Salus eingenommen werden, oder ein anderes Eisen-Präparat pflanzlichen Ursprungs.
- Mönchspfeffer (Agnus castus), in der Apotheke auch in Tablettenform erhältlich, stimuliert die Milchproduktion.

Aromatherapie/Homöopathie

- Oleum lactagogum von Weleda in der Akutphase sternförmig auf die Brust auftragen, zur Massage, zur Anregung der Milchproduktion und des Milchflusses;

es riecht sehr intensiv besonders für feinfühlige Wöchnerinnen und noch mehr für sensible Babynasen, daher sehr sparsam dosieren!
- Stillöl von Weleda wirkt milder, besser geeignet für empfindliche Riechorgane und nach der Akutphase.
- Stillöl von Frau Stadelmann.

Vor dem Stillen anwenden zur Massage, anschließend feucht-warme Kompressen auflegen, damit die Öle noch besser in die Haut eindringen können zum Entfalten ihrer Wirkung.

21.9.4 Grenzen der Behandlung

Tritt nach kurzer Zeit keine Besserung ein, muss die Mutter an eine Hebamme oder Still- und Laktationsberaterin IBCLC oder einen Arzt weiterempfohlen werden!

Fehlende (Agalaktie) oder gestörte Laktation können begründet sein in zu geringem Brustgewebe, Hypoprolactinämie, Hypothyreose oder Sheehan´s Syndrom. Diese Ursachen und deren Behandlung müssen vom Arzt abgeklärt und entsprechend therapiert werden.

Literatur

Amir L. H., Harris H., Adriske L., An audit of mastitis in the emergency department, J Hum Lact 1999, 15: 221-224
Boericke W., Homöopathische Mittel und Wirkungen, Wissenschaftlicher Autorenverlag, Leer 2000
Das Handbuch für die stillende Mutter, La Leche Liga International 2001
Davis P., Aromatherapie von A-Z, Goldmann Verlag, München 2002
Dittmar V. W., Loch E. G., Wiesenauer M., Naturheilverfahren in der Frauenheilkunde und Geburtshilfe, Hippokrates Verlag, Stuttgart 2001
Dixon J. M., Leonard R., Brusterkrankungen, Dorling Kindersley Verlag, 2000
Enz M., Aromatologie – Das Wissen um die Heilkräfte der ätherischen Öle, Joy Verlag, 2001
Fetherson C., Risk factors for lactation mastitis, J Hum Lact, 1998, 14:101-109
Fischer-Rizzi S., Himmlische Düfte, Hugendubel Verlag 2003
Frohne D., Heilpflanzenlexikon, Wissenschaftliche Verlagsgesellschaft, Stuttgart 2002
Graf F. P., Homöopathie für Hebammen und Geburtshelfer, Teil 1–8, Elwin Staude Verlag, Hannover 2001
Guernsey H. N., Homöopathie in Gynäkologie und Geburtshilfe, Similium Verlag, Ruppichteroth 1995
Guóth-Gumberger M., Horman E., Stillen, Gräfe und Unzer Verlag, München 2000
Herzog C., Prävention, Ursachen und Therapie von Mamillenproblemen, 2001
Inch S., Fisher C., Mastitis: infection or inflammation? Practitioner, 1995, 239: 472-476
International Lactation Consultant Association (ILCA), Leitlinien für das Stillmanagement während der ersten 14 Lebenstage auf wissenschaftlichen Grundlagen, VELB – Verband Europäischer Laktationsberaterinnen, 2000
Keidel W., Lehrbuch der Physiologie, Thieme Verlag, Stuttgart 1970
Köhler G., Lehrbuch der Homöopathie, Band 2, 2. Auflage, Hippokrates Verlag, Stuttgart 1991
Kroth C., Stillen und Stillberatung, Ullstein Medical. Wiesbaden 1998

Lavabre M., Mit Düften heilen, Bauer Verlag, 1992
Lawrence R., Breastfeeding – A guide for the medical profession, 5. Edition, Mosby, St. Louis 1999
Martius G., Cammann U., Gynäkologie, Geburtshilfe & Neonatologie, Kohlhammer Verlag, 2004
Mohrbacher N., Stock J., Handbuch für die Stillberatung, 2. Auflage, La Leche Liga Deutschland e.V. 2001
Mutschler E., Arzneimittelwirkungen, Wissenschaftliche Verlagsgesellschaft, Stuttgart 2001
Opri F., Mammary mycoses. Chemotherapy, 1982, 28: 61-65
Pahlow M., Das große Buch der Heilpflanzen, Bechtermünz Verlag, Augsburg 2000
Pahlow M., Heilpflanzen, Hirzel Verlag, Stuttgart 2000
Roy R., Roy C., Homöopathie für Mutter und Kind, Goldmann Verlag, München 1999
Schaefer C., Spielmann H., Arzneiverordnung in Schwangerschaft und Stillzeit, 6. Auflage, Urban & Fischer Verlag, München 2001
Scott J., Scott S., Naturmedizin für Frauen, Mosaik Verlag, 1992
Sharp D. A., Moist wound healing for sore or cracked nipples. Breastfeeding Abstracts 1992, 12(2):19
Spangler A., Hildebrandt E., The effect of modified lanolin on nipple pain/damage during the first ten days of breastfeeding, Int J Childbirth 1993: 15-20
Sporleder E., Checkliste bei unzureichender Gewichtszunahme, 2000
Stadelmann I., Hebammensprechstunde, Stadelmann Verlag, Ermengerst 2001
Stadelmann I., Bewährte Mischungen, Stadelmann Verlag, Ermengerst 2001
Tisserand R., Aromatherapie – Heilung durch Duftstoffe, Bauer Verlag, 1980
Velb, Unterrichtskripten vom VELB für die Ausbildung zur Still-und Laktationsberaterin:
Wagner H., Arzneidrogen und ihre Inhaltsstoffe, Wissenschaftliche Verlagsgesellschaft, Stuttgart 2003
Wala Hebammenkompendium, 5. Auflage 2003
Walia H. S., Abraham T. K., Shaikh H., Fungal mastitis. Case report, Acta Chir Scand 1987, 153: 133-135
Weed S., Naturheilkunde für schwangere Frauen und Säuglinge, 5. Auflage, Orlanda Verlag, Berlin 2000
Weleda Arzneimittelverzeichnis mit Liste der Pflegepräparate, 20. Auflage 2002
Werning C., Medizin für Apotheker, Wissenschaftliche Verlagsgesellschaft, Stuttgart 1997
Wiesmann E., Medizinische Mikrobiologie, Thieme Verlag, Stuttgart 1986

22 Stillprodukte

Das Angebot an Stillhilfsmitteln umfasst mittlerweile ein beträchtliches Sortiment. In einigen Situationen können sie für die stillende Mutter und ihr Baby sehr hilfreich sein. Im Normalfall benötigt die Mutter jedoch keine Stillhilfen.

22.1 Stillhilfsmittel für hohle und flache Mamillen

22.1.1 Brustwarzenformer

Brustwarzenformer sind anatomisch geformt und bestehen meist aus 2 Teilen: einer härteren Polypropylen-Außenschale, mit Löchern für eine bessere Luftzirkulation, und einer weicheren Silikon-Innenschale mit einer Öffnung für die Mamille (s. Abb. 22.1). Sie werden in die BH-Körbchen eingelegt (auf BH-Größe achten, eventuell eine Nummer größer wählen!). Die Firma Ameda bietet für ihn passende Komforteinlagen an, damit wird das Tragen der Brustwarzenformer angenehmer und die Haut geschont.

In der Schwangerschaft ist die natürliche Elastizität der Haut hormonell bedingt erhöht. Durch Verwachsungen verkürzte Bindegewebsfasern bei Hohl- und Flachwarzen versucht man mit Hilfe von Brustwarzenformern zu dehnen. Die Schalen sollten ab dem 7. Schwangerschaftsmonat täglich getragen werden, beginnend mit 10 Minuten bis zu 8 Stunden steigernd.

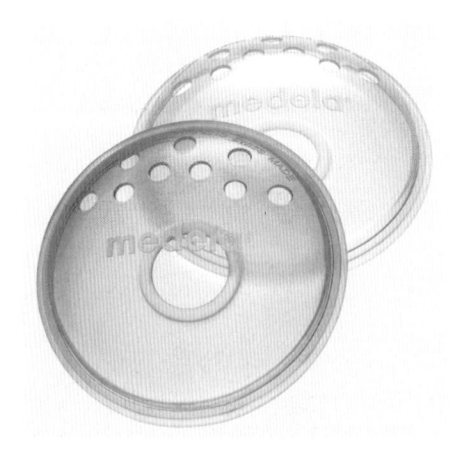

Abb. 22.1 Brustwarzenformer. © Medela

Die Anwendung in der Schwangerschaft ist heute umstritten. Durch Studien konnte die Wirksamkeit nicht eindeutig belegt werden. Einige der betroffenen Frauen werden auf diese Weise erst auf „ihr Problem" aufmerksam und entwickeln schon in der Schwangerschaft eine Scheu vor dem ersten Stillen. Das Baby saugt jedoch nicht an der Mamille allein, sondern „nimmt einen Mund voll Brust". Sammelt es gerade in den ersten Tagen keine anderen oralen Erfahrungen mit Sauger, Schnuller, Finger, etc., so ist das Neugeborene auf die Brust seiner Mutter geprägt. Mit Rebonding-Versuchen (Baby liegt nackt auf dem unbekleideten Oberkörper der Mutter), Geduld und Unterstützung einer erfahrenen Hebamme oder Stillberaterin wird das Baby an der Brust saugen lernen.

Bei starkem Milcheinschuss sind Brustwarzenformer hilfreich. Etwa 30 Minuten vor der nächsten Stillmahlzeit werden sie in ein Bustier eingelegt. Durch die Druckeinwirkung wird der Bereich um die Areola weicher und die Mamille so besser fassbar für das Baby. Auslaufende Muttermilch, die in den Schalen aufgefangen wird, sollte nicht verfüttert werden, denn sie ist nicht keimfrei.

Flache Mamillen oder Hohlwarzen können mit einer Brustpumpe auch kurz vor dem Stillen angepumpt werden, damit sie hervorstehen und für das Baby leichter zu erfassen sind.

Nach einiger Zeit erübrigt sich das Problem durch das häufige Saugen des Babys von allein und die Mutter kann auf das Hilfsmittel verzichten.

22.1.2 Brusthütchen

Brusthütchen werden vieler Orts zu rasch bei flachen oder hohlen Mamillen eingesetzt. Mit oben genannten Methoden kann die Anwendung von Brusthütchen weitgehend vermieden werden, denn sie bringen auch beträchtliche Nachteile mit sich (s. u.).

22.2 Stillhilfsmittel für wunde Mamillen

Grundsätzlich muss bei wunden Mamillen immer nach der Ursache geforscht und diese beseitigt werden. Stillhilfsmittel allein einzusetzen, bringt keinen Erfolg auf Dauer und ist keine Basis für eine gute Stillberatung.

22.2.1 Brustwarzenschutz

Ein Brustwarzenschutz unterscheidet sich vom Brustwarzenformer durch eine größere Öffnung der weicheren Silikon-Innenschale. Die Schalen sind auch mit Löchern versehen, um eine gute Luftzirkulation und somit das Abtrocknen und Heilen wunder und rissiger Mamillen zu fördern. Außerdem bieten die Schalen gleichzeitig einen Schutz vor Reibung und Verkleben mit der Kleidung, denn

Frauen mit sehr wunden Mamillen können oft die leichteste Berührung nicht mehr ertragen (s. Abb. 22.2).

Um die Brust nicht einzuengen, sollten die Schalen in ein Bustier (eventuell eine Nummer größer) eingelegt werden. Sonst besteht die Gefahr, dass Milchgänge verengt oder abgedrückt werden und ein Milchstau provoziert wird. Die Firma Ameda bietet dazu geeignete Saugeinlagen an, die in den Brustwarzenschutz eingelegt werden können, um während des Tragens auslaufende Milch aufzusaugen.

Zuhause kann die Stillende auch durch lockere Kleidung ohne BH und hin und wieder unbekleideten Brüsten viel Luft und Sonne an ihre Mamillen lassen. Ist sie häufiger unterwegs, so ist der Brustwarzenschutz eine mögliche Hilfe.

22.2.2 Saughütchen (Brusthütchen, Stillhütchen)

Saughütchen gibt es in verschiedenen Ausführungen und Größen. Die neuesten Modelle bestehen aus hauchdünnem, transparentem, flexiblem Silikon und sind geschmacksneutral. Zu bevorzugen sind Stillhütchen mit „Ausschnitt", die Mutter und Kind wenigstens geringen Hautkontakt ermöglichen (s. Abb. 22.3).

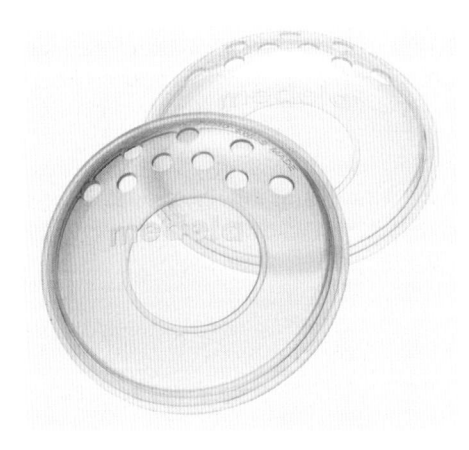

Abb. 22.2 Brustwarzenschutz. © Medela

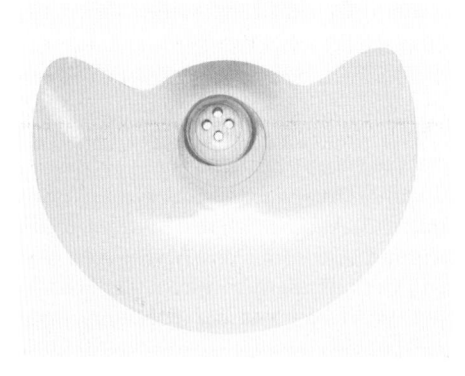

Abb. 22.3 Saughütchen. © Medela

Brusthütchen stellen kein Allheilmittel dar und sollten daher nur kurzfristig zum Überbrücken bei folgenden Stillproblemen eingesetzt werden:

- **Flach- oder Hohlwarzen.** Nur wenn oben genannte Methoden keinen Erfolg bringen bei flachen oder hohlen Mamillen, sollte ein Stillhütchen benutzt werden.
- **Sehr wunden Mamillen.** Es gilt an erster Stelle die Ursache der wunden Brustwarzen zu finden! Kurzzeitig kann die Mutter Brusthütchen verwenden, um die Schmerzen beim Anlegen zu mildern. Saughütchen können wunden Mamillen nicht vorbeugen!
- **Schwachem Saugreflex des Babys.** Frühgeborene und Babys, die viel schlafen, können oral stimuliert werden und profitieren daher von Stillhütchen.

Stillhütchen werden angewendet, um das Kind an die Brust zu bringen und es an der Brust zu halten. Sie sind einfach in der Anwendung, billig, leicht zu reinigen und nicht abschreckend für die Mutter. Trotzdem muss der Einsatz eines Stillhütchens gründlich abgewogen werden:

- Zu schnell gewöhnen sich die Säuglinge an dieses Hilfsmittel und wollen dann nicht mehr ohne gestillt werden.
- Das Saugen an einem Stillhütchen ähnelt sehr der Saugtechnik an einem Schnuller oder Flaschensauger, das bedeutet, sie bringen auch die Gefahr einer Saugverwirrung mit sich. Das Baby hat nach dem Hütchensaugen Probleme die Brust richtig zu erfassen und zu entleeren.
- Es findet kein Austausch von Hautkeimen zwischen Mutter und Kind statt durch die Silikonbarriere. Folglich kann die Mutter keine immunmodulierenden Stoffe (z. B. IgA) über die Haut an ihr Baby weitergeben.
- Auch Pilzinfektionen können sich unter dem Hütchen in dem feucht-warmen Milieu rascher bilden.
- Die Bruststimulation ist beim Stillen mit einem Saughütchen herabgesetzt und kann auf Dauer zur Verminderung der Milchmenge führen.

Die richtige Anwendung der Stillhütchen

- **Auswahl.** Stillhütchen und Mamille müssen von der Größe her aufeinander abgestimmt sein.
- **Hygiene.** Hände waschen vor dem Stillen.
- **Beim Auflegen beachten.** Erst den Rand nach oben klappen (ähnlich eines mexikanischen Sombreros), dann auf die Mamille setzen, den Rand wieder umklappen; das Baby zieht beim Saugen die Mamille in den Trichter.
- **Reinigung.** Nach dem Stillen das Hütchen unter kaltem, anschließend mit heißem Wasser ausspülen, täglich für 10 Minuten auskochen und in einem trockenen Tuch aufbewahren.

- **Kontrolle.** Es kann vorkommen, dass die Brust beim Stillen mit Brusthütchen ungenügend entleert wird. Deshalb ist eine Kontrolle der Brust auf Verhärtungen oder Rötungen nach jedem Stillen vorzunehmen.
- **Milchmenge.** Aufgrund der geringeren Bruststimulation ist es gerade in der Aufbauzeit der Milchmenge wichtig, 2-mal täglich mit einer guten elektrischen Brustpumpe die Brust anzuregen.
- **Gewicht.** Das Gewicht des Kindes muss während der Stillzeit mit einem Hütchen 1-mal pro Woche kontrolliert werden. Nimmt das Baby zu wenig zu, ist es erforderlich, die Brust nach jedem Stillen 5–10 Minuten mit einer elektrischen Milchpumpe zu stimulieren, um die Milchbildung anzuregen.
- **Entwöhnen.** Die Mutter sollte versuchen, das Baby immer wieder ohne Saughütchen zu stillen, beispielsweise nachts, wenn das Baby noch schläfrig ist, bei den ersten Hungerzeichen oder während des Stillens, wenn der größte Hunger gestillt ist.

22.2.3 Brustwarzensalben

Im Normalfall benötigt eine stillende Frau keine Salbe für die Mamillen. Die Aufgabe der Fett- und Feuchtigkeitsregulierung übernehmen die Montgomery-Drüsen (s. Kap. 9). Brustwarzensalben sollten auch nicht prophylaktisch angewendet werden.

Bei sehr trockenen, wunden, rauen oder rissigen Mamillen hat sich hoch gereinigtes Wollwachs (im Englischen als Lanolin bezeichnet) bewährt. Es bildet einen Schutzfilm, der die Feuchtigkeit im Gewebe hält, Schorf- und Krustenbildung vermindert und dadurch die Wundheilung fördert. Außerdem baut es die natürlichen Hautfette wieder auf. Das Wollwachs wird lediglich 2-mal täglich hauchdünn aufgetragen, muss vor dem Stillen nicht entfernt werden, ist hypoallergen und geschmacksneutral.

Nicht geeignet für die Anwendung im Bereich der Areola und Mamille sind Salben mit

- Erdölprodukten in der Salbengrundlage (Vaseline, Paraffin, etc.): Gefahr beim Verschlucken für das Baby,
- adstringierenden Wirkstoffen (Gerbstoffen), sie können schädlich sein für das Baby,
- Lokalanästhetika, sie führen zur Hemmung des Milchspendereflexes infolge nervaler Betäubung im Bereich der Areola und Mamille bei der Mutter und/oder zu Saugproblemen beim Kind,
- hohem Zuckergehalt, wodurch die Soorgefahr erhöht ist,
- Alkohol, der die Haut um die Mamillen austrocknet,
- Vitaminen, sie können zu einer Überdosierung an Vitaminen beim Kind führen.

Salben mit den genannten Inhaltsstoffen müssen vor dem Stillen unbedingt entfernt werden. Bei wunden Mamillen ist dies für die Mutter meist schmerzhaft und nicht im geringsten förderlich für die Wundheilung.

22.2.4 Spezial-Kompressen

Für wunde Mamillen sind auch spezielle Kompressen erhältlich. Sie werden direkt auf die wunden Mamillen aufgelegt und mit dem BH fixiert:

Die Grundlage der Multi-Mam® Kompressen von Ameda besteht aus 75 % Aloe-Barbadensis-Gel und wirkt dadurch auf der Haut kühlend, beruhigend und feuchtigkeitsspendend. Es aktiviert das Immunsystem und fördert auf diese Weise die Wundheilung. Mütter berichten auch über eine schmerzstillende Wirkung. Die Kompressen enthalten keine Konservierungsstoffe oder andere chemische, die Säuglingsgesundheit beeinträchtigende Substanzen. Aus diesem Grund ist es nicht notwendig, Gelreste vor dem Stillen zu entfernen. 2-mal tägliches Erneuern der Kompressen ist empfehlenswert.

Mother Mates® Hydrogel-Stilleinlagen sind absorbierende transparente Hydrogelverbände, die einen kühlenden und lindernden Effekt zeigen bei wunden Mamillen. Sie saugen auch überschüssige Milch auf und lassen diese auch wieder verdunsten. Diese Kompressen bestehen aus Polyurethan (für die Stabilität), Wasser (kühlende Wirkung) und Glykol (Schutz vor Austrocknung). Nach jedem Stillen sollten die Stilleinlagen mit warmem Wasser abgespült werden. So können sie über mehrere Tage angewendet werden. Wenn die Pads milchig trüb werden, sollten sie durch neue ersetzt werden.

22.3 Stillhilfsmittel bei auslaufender Milch

22.3.1 Stilleinlagen

Stilleinlagen sind in unterschiedlichen Materialien und Größen erhältlich und für die Frauen angenehmer und diskreter zu tragen als die harten Milchauffangschalen. Bewährt haben sich Stilleinlagen aus Wolle und Seide. Die Eiweißfasern der Seide schützen die Haut vor Pilz- und Bakterienwachstum und geben die Feuchtigkeit an die Wollfasern ab. Diese saugen die auslaufende Milch auf und dienen gleichzeitig als Wärmehülle.

Stilleinlagen aus Papier sind nur empfehlenswert, wenn die Mamillen mit Soor befallen sind. Denn aus hygienischen Gründen müssen Stilleinlagen bei einer Pilzinfektion nach jedem Stillen gewechselt werden. Ansonsten stellen sie eher eine Müllbelastung dar.

22.3.2 Milchauffangschalen

Milchauffangschalen sind ähnlich hergestellt wie der Brustwarzenschutz, die äußere Schale besitzt jedoch keine Löcher. Sie werden in den BH eingelegt zum Auffangen der auslaufenden Milch zwischen und/oder während der Stillmahlzeiten (s. Abb. 22.4).

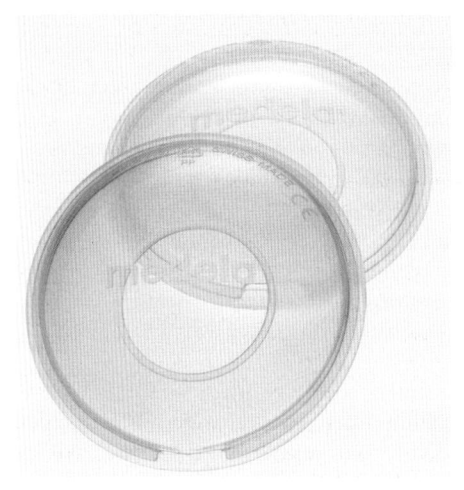

Abb. 22.4 Milchauffangschalen. © Medela

Das Auslaufen der Milch ist in den meisten Fällen nur ein temporäres Problem. Ein paar Wochen nach der Geburt sind die Schließmuskeln in der Mamille kräftig genug, um den Milchfluss bei Einsetzen des Milchspendereflexes zu stoppen. Vorher kann das Ausfließen auch durch Drücken mit dem Handballen auf den Bereich rund um die Areola und Mamille verhindert werden. Frauen, deren Milch sehr leicht und auch reichlich ausläuft zwischen den Stillmahlzeiten, greifen gerne auf Milchauffangschalen zurück, wenn sie außer Haus gehen.

Allerdings können Milchauffangschalen das Ausfließen der Milch durch den andauernden Druck auch provozieren. Bei zu engem BH besteht die Gefahr, dass Milchgänge eingeengt oder abgedrückt werden und sich ein Milchstau bildet. Aus diesem Grund sollten Milchauffangschalen nicht über einen längeren Zeitraum und keinesfalls nachts angewendet werden.

Benutzt die Mutter dieses Stillhilfsmittel zum Auffangen auslaufender Milch während des Stillens, um sie dann an das Baby zu verfüttern, muss sie folgende Hygiene einhalten:

- Hände waschen vor dem Stillen.
- Brust mit fließendem Wasser abwaschen.
- Nur Schalen mit Ausguss für die aufgefangene Milch verwenden.
- Schalen nach jedem Benutzen auskochen.

22.4 Milchpumpen

Qualitativ hochwertige Milchpumpen sind sehr wertvolle Stillhilfsmittel, denn sie können die Milchbildung fördern und das Stillen damit unterstützen.

Brustpumpen ahmen den physiologischen Saugrhythmus mehr oder weniger gut nach. Babys saugen an der Brust zu Beginn einer Stillmahlzeit in raschen Abständen (bis zu 120 Saugzyklen pro Minute, Hartmann 2003) bis der Milchspendereflex ausgelöst ist. Fließt die Milch, so wechseln sie in einen langsameren, gleichmäßigen Saugrhythmus (Saugen: Schlucken: Atmen im Verhältnis 1:1:1 oder 3:1:1, 45–60 Saugzyklen pro Minute) über. Ein Saugzyklus besteht also aus Saug-, Entspannungs- und Ruhephase. Jedes Baby hat seinen individuellen Saugrhythmus. Eine Milchpumpe kann daher das Saugen nur annähernd nachahmen.

Die Pumpen arbeiten mit Unterdruck, das bedeutet, sie bauen ein Vakuum auf und wieder ab (entspricht einem Zyklus) und imitieren auf diese Weise den Saugmodus. Ein hohes Vakuum ist jedoch nicht gleichzusetzen mit hoher Pumpleistung. Ganz im Gegenteil, zu starker Unterdruck kann zu Schmerzen (als Folge Hemmung des Milchspendereflexes) bis hin zur Verletzung des Brustdrüsengewebes führen. Um den Milchspendereflex auszulösen, sollte daher das Abpumpen mit niedrigem Vakuum und höherer Zyklenzahl begonnen werden. Wenn die Milch fließt, reduziert man die Pumpzyklen und erhöht das Vakuum so weit, wie es für die Mutter noch angenehm ist.

Apotheker, PTA, Hebammen und Stillberaterinnen sollten verschiedene Pumpenmodelle kennen und über deren Handhabung und Effektivität informiert sein. Denn die Wahl der Brustpumpe hat großen Einfluss auf die Förderung und Aufrechterhaltung der Milchproduktion. Folgende Kriterien fließen in die Beurteilung von Milchpumpen mit ein:

- **Effektivität.** Kann die Milchpumpe die Brust ausreichend physiologisch stimulieren?
- **Sicherheit bezüglich des Vakuums.** Ist es möglich das Vakuum zu regulieren? Liegt der Maximalwert des Vakuums im physiologischen Bereich, oder besteht Verletzungsgefahr bei Unachtsamkeit?
- **Hygiene.** Entspricht die Pumpe den üblichen Hygieneanforderungen? Sind die Pumpenteile autoklavierbar (für die Klinik relevant)? Wie aufwendig ist die Reinigung der Pumpe?
- **Komfort.** Ist das Zusammenbauen des Zubehörsets, der Anschluss sowie das Bedienen der Pumpe möglichst unkompliziert? Ist das Zubehörset kompatibel mit anderen Milchpumpen? Können Standardbabyflaschen mit der Pumpe benutzt werden? Besteht die Möglichkeit beidseitig abzupumpen? Besteht prompter Service bei Reparaturen und rasche Lieferfähigkeit für Ersatzteile?
- **Lautstärke.** Ist die Lautstärke unangenehm? Wichtig bei nächtlichem Abpumpen!
- **Mobilität.** Besteht die Möglichkeit die Milchpumpe mitzunehmen?

22.4.1 Elektrische Milchpumpen

Zum Entleeren größerer Mengen Muttermilch oder bei erforderlichem längerem Abpumpen eignet sich am besten eine vollautomatische elektrische Intervall-Milchpumpe. Sie stehen den stillenden Müttern in den Entbindungskliniken zur Verfügung oder können über Mietdepots ausgeliehen werden. Die Kosten werden in den meisten Fällen – bis das Baby 4 Monate alt ist – von den Krankenkassen übernommen (s. Abb. 22.5 und 22.7).

Elektrische Milchpumpen gibt es in unterschiedlichen Größen und auch Qualitäten. In die Beurteilung einer Brustpumpe fließen folgende Kriterien mit ein:

- **Effektivität.** Je besser eine Pumpe das physiologische Saugmuster simuliert, desto effektiver ist sie. Vollautomatische elektrische Standardbrustpumpen arbeiten mit einem Pumpmuster von etwa 48 Zyklen pro Minute. Halbautomatische Membranpumpen erreichen 25 Zyklen/Minute, die Mutter muss diese aller-

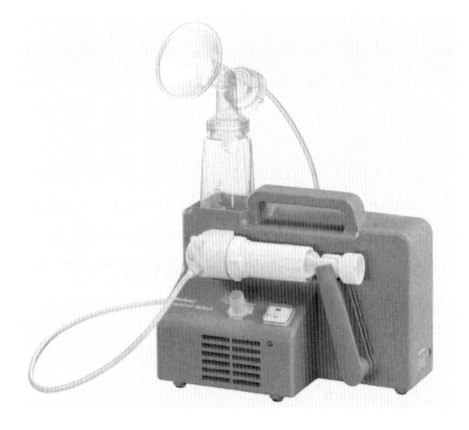

Abb. 22.5 Intervallpumpe lactina®. © Medela

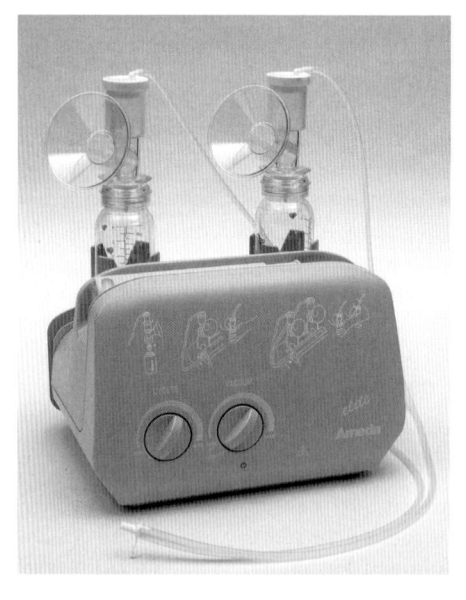

Abb. 22.6 Intervallpumpe elite®. © Ameda

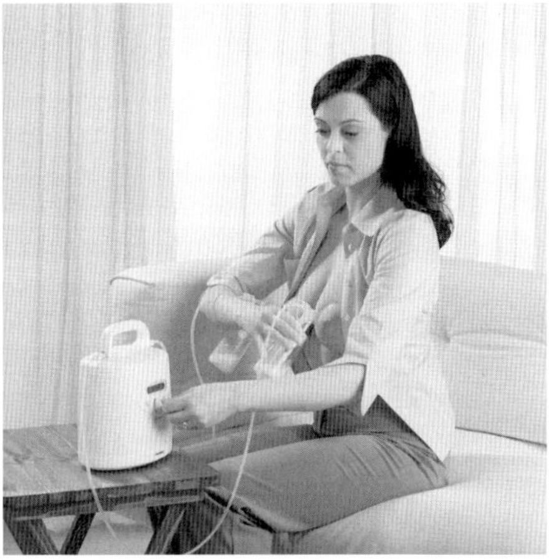

Abb. 22.7 2-Phasen-Intervallpumpe Symphony® mit Doppelpumpset in Aktion. © Medela

dings selbst regulieren, indem sie eine Öffnung mit dem Finger auf und zu hält. Mit kleineren elektrisch betriebenen Pumpen oder Handpumpen ist das Erreichen hoher Zyklenzahlen schwierig. Außerdem kann eine Pumpe mit niedriger Zyklenzahl für die Mutter schmerzhaft sein, aufgrund der länger anhaltenden Sogwirkung auf die Mamille. Die Brustwarze verweilt bei diesen Brustpumpen länger im Saugtrichter als bei Modellen mit hoher Zyklenzahl. Ein weiterer Nachteil ist die geringere Stimulation der Brust mit Pumpen diesen Typs und der negativen Auswirkung auf die Milchproduktion. Berufstätige Mütter, die 2 bis 3 Stillmahlzeiten pro Tag pumpen, können ihre Milchproduktion damit nicht aufrechterhalten (Green 1982). In diesem Fall ist es ratsam eine qualitativ gute elektronische Intervall-Brustpumpe mit Doppelpumpset zu verwenden. Das spart Zeit und regt die Milchproduktion besser an.
In der Studie von Garza konnte sogar Folgendes festgestellt werden: In Muttermilch, die mit Hilfe vollautomatischer elektrischer, Brustpumpen gewonnen wurde, befindet sich ein höherer Fettgehalt als in der Milch, die mit Modellen niedrigerer Zyklenzahl gepumpt wurde.

- **Sicherheit.** Während des Stillens entsteht in der Saugphase ein Vakuum von bis zu 230 mmHg, das sich etwa 1 Minute hält, und in der Entspannungsphase wieder auf 0 mmHg reduziert. Ein durch eine Brustpumpe erzeugtes Vakkum darf den maximalen Bereich von 230 mmHg keinesfalls überschreiten. Die Dauer des höchsten Vakuums und des gesamten Zyklus soll sich im physiologischen Rahmen befinden, damit die Mamille sich nicht zu lange im Saugtrichter befindet.
- **Reinigung und Hygiene.** Um Bakterienwachstum zu vermeiden, müssen alle Muttermilchreste gründlich entfernt werden. In die Pumpe sollte unbedingt eine Schutzvorrichtung integriert sein, die beim Überlaufen der Milch verhindert, dass sie in den Pumpmechanismus eindringt.
Pumpengehäuse sind relativ leicht zu reinigen mit einem feuchten Lappen. Bevor eine neue Mutter die Pumpe erhält (im Krankenhaus, bei Mietdepots),

sollte sie gründlich desinfiziert werden. Zudem muss im Krankenhaus das Pumpzubehör sterilisiert bzw. autoklaviert werden. Zur Reinigung der Zubehörteile siehe Kapitel 23.1.2. Das Zubehör sollte sich dabei leicht und rasch auseinander und wieder zusammensetzen lassen.

- **Komfort.** Die leichte Bedienung der Pumpe ist ein wichtiges Auswahlkriterium für Mütter. Bei halbautomatischen Pumpen muss die Mutter den Saugmodus selbst regulieren indem sie mit dem Finger eine Öffnung auf und zu hält. Das ist ziemlich umständlich und Bedarf einiger Übung. Diese Pumpenmodelle sind nicht mehr zeitgemäß.

Bei vollautomatischen elektrischen Intervallpumpen (von Medela, Ameda) kann die Mutter mit Hilfe zweier Knöpfe Saugstärke und Saugrhythmus individuell einstellen. Möchte sie beide Brüste gleichzeitig abpumpen, sind Zusatzteile erforderlich.

Die Milchpumpe neuester Entwicklung basiert auf wissenschaftlichen Untersuchungen von Prof. Hartmann (University of Western Australia). Sie vereint zwei verschiedene Pumpmuster – eine Stimulations- und eine Abpumpphase – in einem Pumpprogramm, dem sog. 2-Phasenpumpprogramm. Die Mutter muss lediglich einen Knopf bedienen, um die automatische Kombination von Vakuumstufe und Zyklenanzahl zu starten. Sehr komfortabel ist auch der einfache Wechsel vom ein- zum beidseitigen Abpumpen und umgekehrt. Das Vakuum bleibt dabei konstant und es werden dafür keine zusätzlichen Teile benötigt. Gebrauchsinformationen (Pumpmodus, Vakuumstufe, Akku-Status) werden bei dieser Pumpe sogar in verschiedenen Sprachen über ein LCD-Display angezeigt. Für manche Mütter ist diese einfache Handhabung eine große Erleichterung. Andere bevorzugen es, Saugstärke und Saugrhythmus selbst nach ihrem Gefühl zu regulieren.

Die Brusthaube einer Pumpe muss exakt passen, sonst kann es zu Verletzungen kommen. Für Frauen mit sehr großen Brüsten ist es daher wichtig Brusthauben in Spezialgröße für das Abpumpen erhalten zu können. Umgekehrt bei sehr kleinen Brüsten, hier benötigt eine Frau einen Einsatz zum Verkleinern des Trichters. Für besonders sanftes Abpumpen bei empfindlicher Brust bieten Hersteller weiche Brusthauben aus Silikon an.

- **Lautstärke.** Pumpen mit geringem Geräuschpegel werden von Müttern bevorzugt, insbesondere wenn sie nachts oder an ihrem Arbeitsplatz abpumpen müssen.

Kleinere Pumpen bringen eine höhere Lautstärke mit sich. Die neueste Pumpengeneration arbeitet sehr leise.

- **Mobilität.** Ist es für die Mutter entscheidend, die Milchpumpe überall mit hinnehmen zu können, so sollte das Gerät auch mit Batteriebetrieb arbeiten. Manche Pumpen können mit Hilfe eines Adapterkabels auch an den Zigarettenanzünder im Auto angeschlossen werden. Auch das Gewicht spielt beim Transport eine Rolle. Für sehr mobile oder berufstätige Mütter sind Sets mit Rucksack bzw. Tragetasche (s. Kap. 34.1 und Abb. 34.1) erhältlich. Sie ermöglichen ein diskretes Abpumpen sowie hygienischen Transport durch eine integrierte Kühltasche.

22.4.2 Handmilchpumpen

Möchte die Mutter hin und wieder Muttermilch gewinnen oder nur kleinere Mengen abpumpen, eignet sich dafür eine Handmilchpumpe. Sie sind meist recht klein und passen in die Handtasche, sind also leicht zu transportieren. Handpumpen lassen sich auch einfach in ihre Einzelteile zerlegen und sind ebenso rasch wieder zusammengesetzt.

Allerdings Bedarf die Anwendung dieser Brustpumpen etwas Übung bis die Mutter relativ gleichmäßig pumpen und sich gleichzeitig dabei so entspannen kann, dass der Milchspendereflex ausgelöst wird. Der Erfolg der Milchgewinnung hängt aber auch vom Modell der Pumpe ab:

So gibt es auch bei den Handbrustpumpen bereits eine neue Generation, gewissermaßen als Pendant zu den elektrischen Milchpumpen, mit einer 2-Phasen-Pumpmöglichkeit. Mit dem speziell beidseitig bedienbaren Griff dieser Pumpe ist es daher möglich, den Saugrhythmus des Babys besser nachzuahmen. Wie bei oben genannter elektrischer 2-Phasen-Pumpe kann die Mutter auch mit einem Stimulationsmodus das Pumpen beginnen, indem sie mit dem Daumen den oberen Griffteil rasch aufeinander folgend drückt. Der Milchspendereflex wird dadurch schneller und leichter ausgelöst. Anschließend, wenn die Milch fließt, geht sie zu effektivem Abpumpen mit langsamerem Rhythmus über. Dafür bewegt sie den unteren Teil des Griffes rhythmisch mit der ganzen Hand. Der Milchfluss wird dadurch erhöht und die Abpumpzeit reduziert. Der schwenkbare Griff erleichtert das Abpumpen auch für Linkshänder (s. Abb. 22.8).

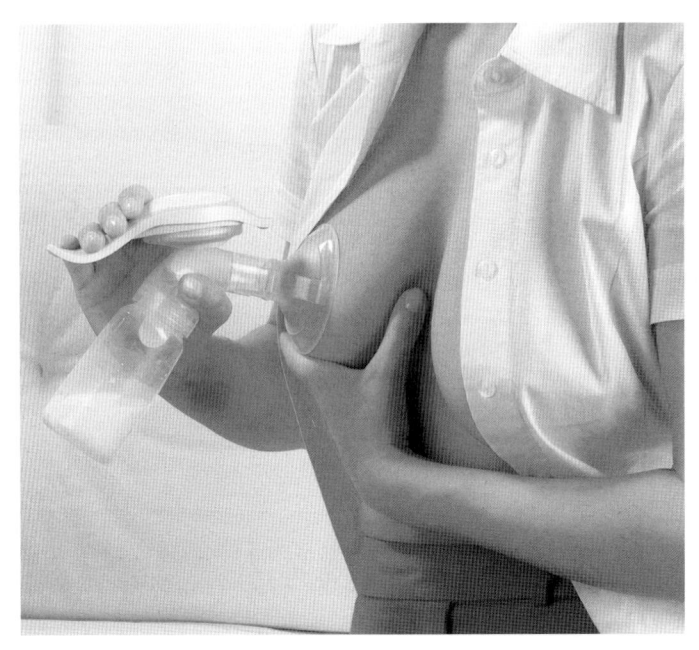

Abb. 22.8 Handpumpe Harmony® mit 2-Phasen-Pumpmöglichkeit. © Medela

Mit Kolben- oder Hebelpumpen gelingt die Milchgewinnung ebenso, allerdings sind sie weniger komfortabel, verlangen mehr Geschick und führen leichter zur Ermüdung der Hand.

Mit der Einhandpumpe von Ameda ist die Mutter in der Lage ihr Kind zu Stillen und auf der anderen Brustseite synchron abzupumpen. Durch den drehbaren, ergonomischen Handgriff kann sie auch ohne Probleme von Linkshänderinnen benutzt werden und gewährleistet auch ermüdungsfreies Abpumpen (s. Abb. 22.9).

Nicht mehr zeitgemäß sind so genannte Hubkolbenpumpen bzw. Zylinderpumpen. Die Handhabung ist komplizierter, man benötigt beide Hände und die Standfestigkeit lässt zu wünschen übrig.

Absolut nicht empfehlenswert sind Ballonpumpen! Durch Drücken des Ballons wird bei dieser Pumpe die Sogwirkung aufgebaut. Leicht kann mit zu festem Druck der Sog zu groß und infolgedessen Brustdrüsengewebe verletzt werden. Außerdem ist keine ausreichende Hygiene gewährleistet, denn der Gummiballon lässt sich nicht sterilisieren und aufgefangene Muttermilch muss zur weiteren Verwendung über die Brustglocke ausgegossen werden. Eine erhöhte Keimbesiedelung der Milch ist dadurch vorprogrammiert. Der Pumpvorgang selbst führt sehr rasch zur Ermüdung der Hand.

Handpumpen sollten nach jedem Gebrauch gründlich mit Spülmittel gereinigt und sterilisiert werden. Bei mehrmaliger Benutzung an einem Tag reicht es, sie einmal täglich (vorzugsweise abends) zu vaporisieren. Die Brusthaube sowie der Handgriff der neuen 2-Phasen-Einhandpumpe sind nicht autoklavierbar (Klinikbedarf), jedoch vaporisierbar.

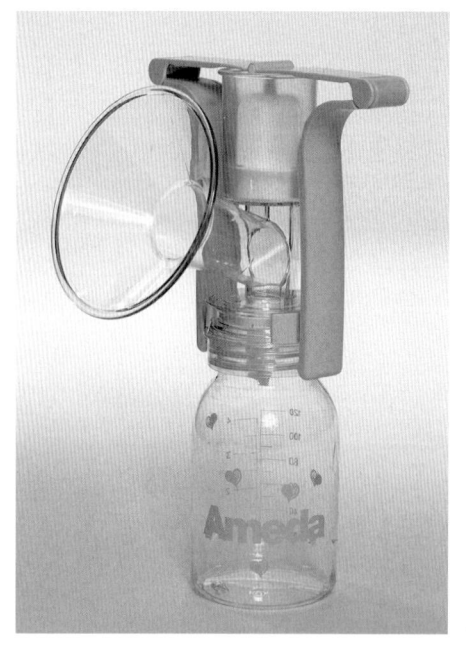

Abb. 22.9 Einhandpumpe. © Ameda

Möchte die Mutter lediglich Milch auf Vorrat pumpen, so ist es am einfachsten, wenn sie während des Stillens die andere Brust abpumpt. Denn das Baby löst den Milchspendereflex aus und die Mutter kann anschließend bequem die Milch abpumpen. Dazu eignet sich am besten eine Einhandpumpe.

22.5 Temperature Pack

Das Temperature Pack ist eine spezielle Brustkompresse, für Kälte- als auch für Wärmeanwendungen. Der weiblichen Brust anatomisch angepasst mit einer seitlichen Verlängerung, ermöglicht sie auch Brustdrüsengewebe in der Achselregion zu behandeln. Als Kältekompresse wird sie zuvor in die Tiefkühltruhe gelegt, für Wärmeanwendungen in heißem Wasser oder in der Mikrowelle erhitzt. Ein Baumwollbezug schützt hygienisch und verhindert Hautverletzungen bei zu kalter oder zu heißer Auflage (s. Abb. 22.10).

Zur Linderung von Milchstau und Mastitis eignet sie sich hervorragend und wird von den Frauen sehr gut angenommen. Allerdings ist das Temperature Pack sehr teuer in der Anschaffung. Apotheken können dieses spezielle Stillhilfsmittel gegen eine Gebühr zur Ausleihe anbieten.

22.6 Abgabe der Stillhilfsmittel in der Apotheke

Informationen über die richtige Anwendung des Stillproduktes, gegebenenfalls auch über Vor- und Nachteile sind bei der Abgabe der Hilfsmittel eminent wichtig. Bei der Vermietung einer elektrischen Milchpumpe begrüßt es die Mutter sicher sehr, wenn sie eine genaue Einweisung für das Gerät erhält. Ein Merkblatt über das

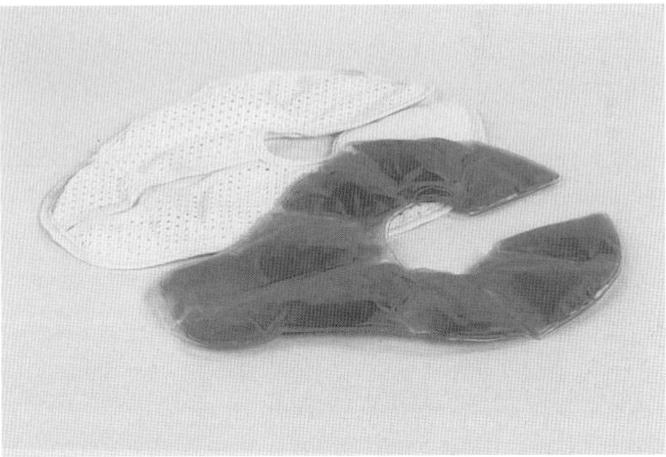

Abb. 22.10
Temperature Pack.
© Ameda

Sammeln und Aufbewahren der Muttermilch rundet die kompetente Beratung ab, vermittelt der Mutter das Gefühl, mit ihrem Problem oder Bedürfnis in richtigen Händen zu sein und stärkt ihr Vertrauen in die Apotheke.

Die Einstellung „am Stillen verdient die Apotheke sowie so nichts, dann wenigstens an den Stillprodukten" ist nicht korrekt. Kompetente Beratung und Unterstützung bei Stillproblemen sind gefragt. Die Mutter merkt rasch, ob man ihr nur etwas verkaufen möchte, oder sie ehrlich berät. Das fällt auch auf die Apotheke wieder zurück und sie wird es mit ihrer Treue über die Stillzeit hinaus danken.

Literatur

AFS, Stillen und Stillprobleme, Hippokrates Verlag, Stuttgart 1995
Benkert B., Das Ravensburger Stillbuch, Ravensburger Buchverlag, Ravensburg 1997
Garza C. et al., Effects of method of collection an storage on nutrients in human milk, Early Human Dev; 6:295–303, 1982
Green D. et al., The efficacy of four methods of human milk expression, Early Human Dev, 6:153–158, 1982
Hartmann P. E. et al., Effect of vacuum profile on breast milk expression using an electric breast pump, J Hum Lact 18 (4), 2002
Hartmann P. E. et al., Response of breasts to different stimulation patterns of an electric breast pump, J Hum Lact 19 (2), 2003
Lawrence R., Breastfeeding – A guide for the medical profession, 5. Edition, Mosby, St. Louis 1999
Mohrbacher N., Stock J., Handbuch für die Stillberatung, 2. Auflage, La Leche Liga Deutschland e.V. 2001
Wilson-Clay B., Hoover K., The Breastfeeding Atlas, LactNews Press, Austin 2002

23 Entleeren der Brust, Sammeln und Aufbewahren der Muttermilch

23.1 Entleeren der Brust

Entleeren ohne Baby

Das Entleeren der Brust ohne Baby ist auf verschiedene Arten möglich:

- mit der Hand,
- mit einer Handmilchpumpe,
- mit einer elektrischen Brustpumpe.

Ziele der Brustentleerung

Ziele der Brustentleerung können sein

- eine begrenzte Menge Muttermilch zu sammeln (als Vorrat, wenn die Mutter ohne Kind außer Haus geht),
- eine übervolle Brust zu entlasten (z. B. wenn das Baby zum ersten Mal durchschläft),
- die Milchmenge aufrechtzuerhalten (z. B. bei Benutzung von Stillhütchen),
- die Milchbildung aufzubauen (z. B. bei Saugproblemen, einem frühgeborenen oder kranken Kind),
- auf Überschuss zu pumpen (z. B. bei einem Frühgeborenen).

Das Wichtigste für eine erfolgreiche Milchgewinnung ist das Anregen des Milchspendereflexes. Ohne ihn ist es nur möglich eine geringe Milchmenge zu entleeren. Die meisten Probleme beim Abpumpen oder Ausstreichen sind auf das Ausbleiben des „Let-Down-Reflexes" zurückzuführen und nicht auf eine zu geringe Milchproduktion. Haupt-Antagonist von Oxytocin ist, wie schon erwähnt, das Stresshormon Adrenalin. Die Oxytocinkonzentration wird durch viel Hautkontakt und Schlaf erhöht.

Maßnahmen, um die Auslösung des Milchspendereflexes zu erleichtern

- Vertraute oder möglichst entspannte Atmosphäre und Umgebung.
- Anwendungen auf der Brust mit feuchter Wärme.
- Wärmekissen zwischen die Schulterblätter legen.
- Rückenmassage vom Partner.
- Sanfte Massage unter der warmen Dusche.
- Sanfte Stimulation durch leichtes Rollen der Mamillen zwischen den Fingern.
- Meditative Entspannungsübungen, Visualisieren (die Milch fließt, das Baby liegt im Arm beim Stillen).
- Wenn Mutter und Kind getrennt sind, hilft ein Foto, eine Windel oder ein Kleidungsstück mit dem Geruch des Babys.
- Viel Unterstützung von Hebamme, Stillberaterin, Partner und/oder anderen Familienmitgliedern.
- Verwendung des Doppelpumpsets beim Entleeren mit einer elektrischen Brustpumpe.
- Wenn dies nicht hilft, kann Syntocinon® Spray (enthält Oxytocin) unterstützend wirken. **Cave:** es tritt rasch ein Gewöhnungseffekt ein, daher sollte es nur in Ausnahmefällen eingesetzt werden!

Hygienemaßnahmen

Damit die Muttermilch so wenig wie möglich mit Keimen kontaminiert wird, besonders bei frühgeborenen oder kranken Babys, ist es wichtig, folgende Regeln zu beachten:

- Tägliches Duschen.
- Hände und Fingernägel gründlich waschen mit Wasser und Seife.
- Stilleinlagen häufig wechseln, falls verwendet.
- Sterile Behältnisse bei jedem Entleeren verwenden.
- Die Brust unter fließendem Wasser abspülen (ohne Seife und Lappen!), abtupfen mit Einmalhandtuch oder an der Luft trocknen lassen.
- Die ersten gewonnenen Tropfen Muttermilch verwerfen, weil sie eine stärkere Keimbelastung aufweisen; außer beim Kolostrum, hier ist jeder Tropfen wertvoll!
- Die Milch möglichst umgehend verfüttern, ansonsten kühlen oder einfrieren.

Für ein gesundes, termingeborenes Baby können die Hygieneregeln etwas lockerer gehandhabt werden.

Es treten umso weniger Probleme auf, je besser die Mutter informiert und unterstützt wird. Am besten erhält die Mutter Anweisungen zum Entleeren, Abpumpen und Aufbewahren der Muttermilch mündlich als auch schriftlich.

23.1.1 Manuelles Entleeren

Jede stillende Mutter sollte mit der Technik der manuellen Brustentleerung vertraut sein. Manche Mütter können mit dieser Methode ihre Brust effektiver entleeren als mit einer Pumpe. Als Hilfsmittel benötigt die Frau lediglich ein Auffanggefäß.

Von Hand ausgedrückte Milch ist bakteriell weniger belastet als mit Brustpumpen gewonnene Muttermilch. Hilfreich ist diese Technik auch beim Milcheinschuss oder bei einer sehr vollen Brust, wenn das Baby Probleme hat beim Erfassen der Brust. Durch kurzes Ausstreichen der Milch wird der Bereich um die Mamille weicher, das Anlegen des Kindes erleichtert.

Vor dem Entleeren der Brust wird die Brust massiert. Durch den Hautkontakt wird die Oxytocinausschüttung und damit der Milchspendereflex angeregt. Zusätzlich steigt der Prolactinspiegel und damit die Laktation. Auch die Bildung der fettreicheren Hintermilch wird gefördert.

Die Technik der Marmet-Massage hat sich als sehr effektiv erwiesen. Sie ist im La Leche Liga Informationsblatt Nr. 27 genau aufgeführt. Es ist sehr wichtig, der stillenden Mutter eine exakte und praktische Anleitung für diese Methode zu geben. Die Brust wird dabei zuerst in kleinen Kreisen spiralförmig von außen nach innen mit den Fingerspitzen massiert. Anschließend folgt ein streifenförmiges sanftes Streicheln von außen zur Areola hin rund um die Brust, sowie leichtes Schütteln der Brüste. Im letzten Schritt werden die Milchgänge hinter der Areola mit rollenden Bewegungen der Finger entleert. Dieses Vorgehen wiederholt man 3-mal.

Für in der Stillberatung Tätige ist es am besten, diese Technik in Seminaren praktisch zu erlernen. Aus diesem Grund wird sie an dieser Stelle nicht genauer beschrieben.

Die Marmet-Methode berücksichtigt beim Entleeren auch das physiologische Saugmuster des Babys: Durch das Ausstreichen der hinter der Areola gelegenen Milchgänge mit der Zunge, erzeugt das Baby einen positiven Druck. Das heißt, es entsteht ein Pumpmechanismus indem das Baby die Milchgänge mit der Zunge zusammenpresst und die Milch zur Milchgangsöffnung bewegt. Beim manuellen Entleeren übernehmen diese Aufgabe die rollenden Finger. Im Anschluss erweitern sich die Milchgänge wieder und ziehen Milch aus den hinteren Bereichen nach vorne. Ein negativer Druck entsteht aus dem Vakuum infolge des Saugens. Die raschen Saugbewegungen der Babys werden jeweils durch das Schlucken unterbrochen.

Manuelles Entleeren beruht hauptsächlich auf der Wirkung des positiven Druckes. Beim Pumpen hingegen überwiegt der negative Druck.

23.1.2 Effizientes Pumpen

Der ideale Pumpbeginn

Damit nach der Geburt die Prolactinrezeptoren möglichst bald besetzt und die Laktation optimal angeregt wird, sollte die Mutter bei einer Trennung von ihrem Kind oder bei Saugproblemen idealerweise sofort, spätestens nach 6 Stunden postpartum beginnen abzupumpen. Beim Aufbau der Milchproduktion ist es erforderlich, die Brust genauso oft zu entleeren, wie ein gesundes Neugeborenes stillen würde: 2–3-stündlich tagsüber, mindestens 1-mal nachts. Die Babys erhalten dadurch rasch das wertvolle Kolostrum, der Milcheinschuss verläuft für die Mutter milder, der Uterus bildet sich schneller zurück.

Das Elementarste beim Aufbau und Erhalt der Milchbildung ist die Einhaltung der täglichen Pumpzeiten. Sie sollten zur Gewohnheit werden als Bestandteil des Tages.

Die jungen Mütter pumpen die ersten 10 Tage 8-mal binnen 24 Stunden (entspricht einer Milchmenge von 500–700 ml, anschließend zur Aufrechterhaltung der Laktation 6–8-mal oder mindestens 100 Minuten mit einer 6-stündigen nächtlichen Pause. Somit wird gewährleistet, dass die Mutter genügend fettreiche Hintermilch bildet und bei der Entlassung des Babys eine ausreichende Milchmenge produziert.

Pumpdauer

Zur Auslösung des Milchspendereflexes sollte eine Brustmassage dem Pumpen vorausgehen (s. o.). Viel Hautkontakt (Känguruen bei Frühchen) hebt die Oxytocin- und Prolactinkonzentration.

Beim einseitigen Abpumpen ist eine Pumpzeit von 20–30 Minuten empfehlenswert: linke und rechte Seite jeweils im Wechsel etwa 7 Minuten, dann 5 Minuten und schließlich noch jeweils 3 Minuten entleeren. Dadurch wird das Abpumpen durch mehrere Oxytocinschübe unterstützt.

Wesentlich effektiver und zeitsparender ist das Pumpen mit einem Doppelpumpset. Der Prolactinlevel ist wesentlich höher und damit die Milchbildung vermehrt. Die Pumpzeit beträgt lediglich 10–12 Minuten.

Grundsätzlich ist es effektiver für die Milchbildung, häufiger etwas kürzer (8-mal 15 Minuten) zu pumpen, als seltener und länger (z. B. 6-mal 20 Minuten).

Hygiene

Hier gelten selbstverständlich die oben bereits erwähnten Hygieneregeln. Mamillenprobleme lassen sich wie folgt vermeiden:

- Mamille zur besseren Haftung anfeuchten.
- Bei wunden Mamillen an der weniger schmerzenden Seite mit Pumpen beginnen, eventuell auch unter Verwendung eines weichen Brustglockeneinsatzes.
- Beim Pumpen mit niedrigstem Vakuum (geringstem Sog) beginnen und höherer Zyklenzahl; nach dem die Milch fließt, Zyklen reduzieren und Vakuum schrittweise erhöhen, soweit es noch angenehm für die Mutter ist.
- Muttermilch nach dem Pumpen auf der Mamille verteilen und antrocknen lassen.

- Eventuell auf ein anderes Pumpmodell wechseln, wenn wunde Mamillen nicht heilen.
- Soor als Ausschlussdiagnose bei langwierigen wunden Mamillen.

Reinigung der Pumpensets

Die Teile des Pumpensets (Brustglocke, Sammelflasche) nach dem Entleeren der Brust mit Bürste und Spülmittel reinigen und mit klarem Wasser gut nachspülen. Einmal täglich 20 Minuten auskochen oder vaporisieren. Bei einem gesunden Neugeborenen reicht es aus, die einzelnen Teile in der Geschirrspülmaschine (65 °C) zu reinigen. Staub kann den Aufbau des Vakuums beeinträchtigen, deshalb müssen Membran und Luftschläuche auch regelmäßig alle 2–3 Tage im Vaporisator gereinigt werden.

23.2 Sammeln und Aufbewahren der Muttermilch

23.2.1 Geeignete Milchaufbewahrungsbehältnisse

Die gebräuchlichsten Aufbewahrungsbehältnisse für Muttermilch sind Glas- oder Plastikflaschen (s. Abb. 23.1). Besonders, wenn das Baby überwiegend oder ausschließlich gepumpte Milch erhält, spielt die Qualität der Behältnisse eine wichtige Rolle. Das Gefäßmaterial kann entweder Substanzen in die Milch abgeben oder aber aus der Milch entfernen infolge Adhäsion:

- **Glas.** Glas ist inert und daher trotz möglicher geringfügiger Adhäsion von Leukozyten, das geeignetste Material zur Muttermilchaufbewahrung. Vitamine, Mineralien, wasser- und fettlösliche Bestandteile der Milch bleiben unbeeinflusst.
  Auch zum Einfrieren stellen Glasflaschen die 1. Wahl dar.
- **Polycarbonate (PC).** Klares Hartplastik kommt als zweitbeste Möglichkeit zum Einfrieren von Muttermilch in Frage. Allerdings wurde vor kurzem von Ärzten des Berliner Universitätsklinikums Benjamin Franklin nachgewiesen, dass sich Bisphenol A bereits bei einer Temperatur von 37 °C aus den Plastikflaschen löst. Aufgeraute Oberflächen, die mit der Zeit durch die Reinigung mit der Flaschenbürste entstehen, setzen auch Bisphenol A frei. Dieser hormonähnliche Wirkstoff kann laut Prof. Oehlmann (Universität Frankfurt) zu Krebs und Fruchtbarkeitsstörungen führen. Weitere Informationen finden Sie unter www.oekotest.de.
- **Polypropylen (PP).** Trübe Plastikflaschen aus Polypropylen enthalten kein Bisphenol A, sind unzerbrechlich, autoklavierbar und zum Einfrieren von Muttermilch geeignet.

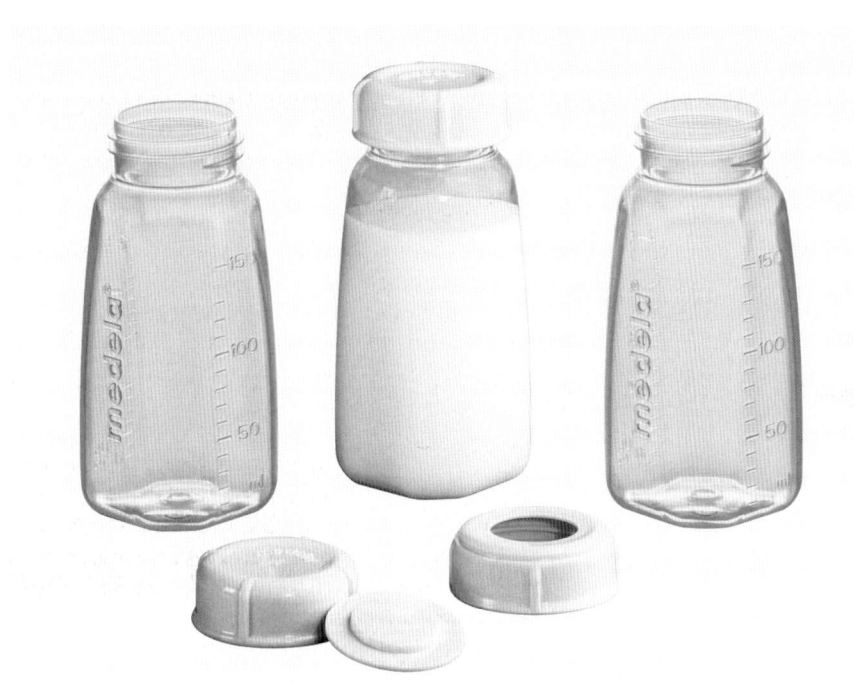

Abb. 23.1 Fläschchen zur Milchaufbewahrung. © Medela

Allerdings weisen sie auch einige Nachteile auf. So konnte ein geringer Verlust von Lysozym, Lactoferrin und Leukozyten binnen 24 Stunden Muttermilchlagerung in diesen Flaschen nachgewiesen werden. Weiterhin können sich bei längerer Benutzung dieser Flaschen vermutlich durch die Bürstenreinigung kleinste Kerben an der Flaschenwand bilden. Milchreste, die darin haften bleiben, stellen dann eine Kontaminationsquelle dar. Aber eine kürzere Nutzungsdauer behebt dieses nur für die Klinik relevante Problem.

- **Polyethylen (PE).** Aufbewahrungsbeutel aus Polyethylen eignen sich hervorragend im Hausgebrauch für das Einfrieren von Muttermilch (s. Abb. 23.2). Für die Klinik sind sie wegen ihrer Nachteile nicht empfehlenswert! Sie sind schwieriger in der Handhabung, Muttermilchbestandteile (IgA, Fette) lagern sich an die Beutelwände und das Kontaminationsrisiko ist bei Verwendung dieser Gefrierbeutel aus folgenden Gründen erhöht:

  – durch die Instabilität der Beutel, sie können leicht umkippen,
  – beim Einfrieren können die Nähte platzen,
  – beim Auftauen kann der Beutel porös sein, Milch kann auslaufen.

Die Firmen Medela und Ameda stellen vorsterilisierte, doppellagige Gefrierbeutel her mit einer Polyethylenaußenschicht und mit einem inneren Nylonüberzug für eine geringere Adhäsion der Muttermilchfette.

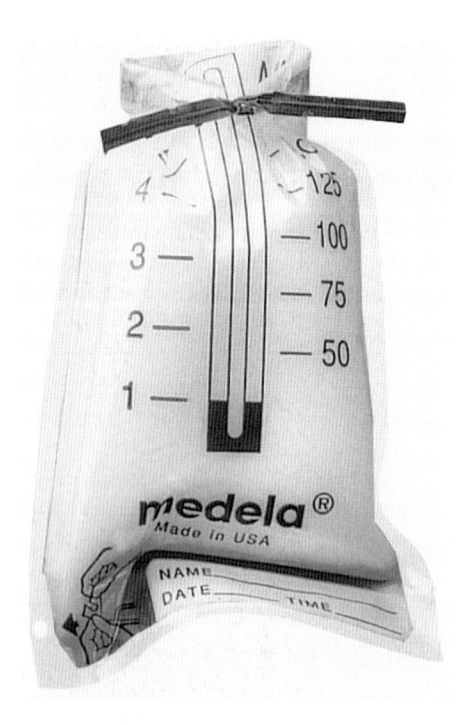

Abb. 23.2 Gefrierbeutel zur Milchaufbewahrung.
© Medela

Diese Aufbewahrungsbeutel sind in vielen Apotheken noch unbekannt, auch in Drogerien findet man sie nur selten. Die Apotheke als Kompetenzcenter sollte die stillende Mutter auf diese Möglichkeit der Aufbewahrung hinweisen.

23.2.2 Sammeln der Muttermilch

Sammelt die Mutter mehrere Mahlzeiten in einer Flasche, so darf sie keine warme, frisch abgepumpte Milch zur schon gekühlten Milch geben. Erst wenn die warme Milch abgekühlt ist, kann sie in die Sammelflasche gegeben werden. Bei einem Transport in die Klinik darf die Kühlkette nicht unterbrochen werden!

Es ist auch möglich, frische, gekühlte Milch zu schon gefrorener Milch zu geben. Allerdings sollte die gefrorene Menge größer sein als die frische, damit ein Auftauen vermieden wird. Weil die Milch beim Einfrieren an Volumen zunimmt, ist es empfehlenswert, das Behältnis nicht bis zum Rand zu befüllen, sondern etwa 2,5 cm Platz zu lassen.

23.2.3 Aufbewahren der Muttermilch

Für das Kind ist die Verfütterung von frischer Muttermilch am besten. Ist das nicht möglich, sollte die Milch rasch gekühlt werden. Bei nicht vorhandener Kühlmöglichkeit kann die Milch begrenzt aufbewahrt werden und muss anschließend sofort verfüttert werden. Milch, die binnen 24 Stunden abgepumpt wird, kann gemeinsam in einem Behältnis gesammelt werden. Aber sie muss zwischenzeitlich im Kühlschrank (hintere Wand) aufbewahrt werden und kann dann eingefroren werden.

Aufbewahrungsfristen der Muttermilch:

- Lagerung bei Raumtemperatur:
  6–8 Stunden (Pejaver et al. 1996, 8 Std.; Balmer 1997, 6 Std.).
- Im Kühlschrank (im hinteren Bereich!):
  bei +4 – +6 °C 72 Stunden (Springer 1998),
  bei 0 – +4 °C 8 Tage (Pardou et al.1994).
- Im Tiefkühlgerät:
  2 Wochen im Tiefkühlfach des Kühlschranks ohne eigene Tür,
  3–4 Monate im Tiefkühlfach mit separater Tür,
  6–12 Monate im Tiefkühlgerät bei konstanter Temperatur von –19 °C.

Für kranke Kinder gilt ein strengeres Reglement, das in der Klinik erfragt werden muss.

Durch Tiefkühlen wird die Muttermilch zwar auf sehr schonende Art haltbar, allerdings wirkt sich dies negativ auf einige wertvolle Inhaltsstoffe aus:

- Vitamin-C-Gehalt reduziert sich,
- Triglycerid-Konzentration vermindert sich,
- lebende Zellen werden zerstört (Leukozyten zerstört, Lymphozyten reduziert),
- Hydrolyse der Lipide kann eintreten, hinterlässt seifigen Geschmack.

23.2.4 Auftauen und Erwärmen der Muttermilch

Gefrorene Muttermilch sollte sehr schonend wie folgt aufgetaut werden (nach Springer 1998):

- langsam über 24 Stunden im Kühlschrank (+4 °C),
- über einige Zeit bei Raumtemperatur (wird sie im aufgetauten Zustand nicht gleich verfüttert, muss sie im Kühlschrank aufbewahrt werden),
- schnell unter fließendem kalten oder lauwarmen Wasser (höchstens 37 °C).

Aufgetaute Milch kann ungeöffnet 24 Stunden, bereits geöffnet nur 12 Stunden im Kühlschrank aufbewahrt werden.

Beim Auftauen sowie beim Erwärmen der Muttermilch gilt es schonend vorzugehen:

- unter fließendem warmen Wasser bis die Trinktemperatur erreicht ist,
- im Flaschenwärmer (weniger gute Alternative).

Grundsätzlich ist es besser, eher kühlere Muttermilch zu verfüttern als zu warme. Um das aufgerahmte Fett besser zu verteilen, kann die Milch geschwenkt werden. Nicht verfütterte, aufgewärmte Muttermilch muss verworfen werden.

Keinesfalls sollte die Muttermilch in der Mikrowelle aufgetaut oder erwärmt werden! Durch die kurzzeitige starke Hitzeeinwirkung entstehen so genannte „heiße Inseln", die Lipase wird zerstört, der Vitamin-C-Gehalt reduziert. Durch Verminderung der IgA- und Lysozymspiegel können sich *E. Coli* und andere pathogene Keime rasant vermehren.

23.2.5 Pasteurisieren von Muttermilch

Beim Pasteurisieren wird die Muttermilch für 30 Minuten auf 56 °C, bzw. bei der speziellen Holder-Methode auf 62,5 °C erhitzt. Es werden dadurch die meisten Bakterien, Viren und Pilze inaktiviert, aber auch essentielle Inhaltsstoffe wie Enzyme, Vitamine, humorale und zelluläre Komponenten zerstört. Diese Art der Konservierung wird hauptsächlich bei gespendeter Frauenmilch für Muttermilchbanken durchgeführt.

Literatur

Arnold L. D., Recommendations for collection, storage and handling of a mother`s milk for her own infant in the hospital setting, West Hartfort, CT: Human Milk Bank Association of North America 1, 1993

Arnold L. D., Storage containers for human milk: an issue revisited, J Hum Lact 1995, 11:325-328

Balmer S. E., Nicoll A., Weaver G. A., Williams A. F., Guidelines for the collection, storage and handling of mothers`s milk to be fed her own baby on a neonatal unit, British Association of Perinatal Medicine 1, London 1997

Daschner F., Genügt zur Säuglingsflaschendesinfektion die Geschirrspülmaschine oder ist eine (Dampf-)Sterilisation erforderlich? Consilium Infectiorum XXXI: 1984, 1997

Egli F., Frischknecht K., Geborgenheit, Liebe und Muttermilch – Ein Ratgeber für Eltern von Frühgeborenen und kranken Neugeborenen, rund ums Stillen, Abpumpen und Muttermilch, Balance Kunstverlag, Sarnen 2002

Eidelman A. I., Szilagyi G., Patterns of bacterial colonisation of human milk, Obstetrics & Gynecology 1979, 53: 550-552

Friis H., Andersen H. K., Rate of inactivation of cytomegalovirus in raw banked milk during storage at -20 °C and pasteurisation, Brit Med J 1982, 285: 1604-1605

Hemer J., Bakterielle Kontamination abgepumpter Muttermilch, Hyg. Med. 1987, 19: 15-35

Lawrence R., Breastfeeding – A guide for the medical profession, 5. Edition, Mosby, St. Louis 1999

Meier P., Breastfeeding for mothers and low-birth-weight infants, Nurs Clin 1996, 31

Mohrbacher N., Stock J., Handbuch für die Stillberatung, 2. Aufl., La Leche Liga Deutschland e.V. 2001

Springer S., Sammlung, Aufbewahrung und Umgang mit abgepumpter Muttermilch für das eigene Kind im Krankenhaus und zu Hause, Leipziger Universitätsverlag 1998

24 Alternative Fütterungsmethoden

Schnuller, Sauger und damit das Füttern mit der Flasche sollten in den ersten 6 Wochen unbedingt vermieden werden (s. a. Schritt 9 der „10 Schritte zum erfolgreichen Stillen" oder ILCA-Leitlinien). Wenn es doch erforderlich ist ein Baby zuzufüttern – sei es, weil es nicht an der Brust trinken möchte, sei es weil es mehr als 7 % abgenommen hat – dann gibt es alternative Fütterungsmethoden, um eine Saugverwirrung des Säuglings zu vermeiden.

Für PTA`s und Apotheker, die stillende Frauen beraten und unterstützen, ist es wichtig, Kenntnisse über die verschiedenen Alternativen zu besitzen, da sie über die Apotheke erhältlich sind. Die genaue Anwendung wird an dieser Stelle nicht erklärt. Dafür ist ein Ausbildungskurs erforderlich, mit der Möglichkeit diese Methoden exakt zu üben, damit sie der Mutter fachgerecht nahe gebracht werden können.

24.1 Ernährung mit dem Löffel

Indikation:

- Neugeborene, die nach dem Stillen zusätzlich geringe Mengen Flüssigkeit benötigen.
- In den ersten Tagen.
- Babys mit zu kurzem Zungenbändchen.
- Wenn es Probleme beim Anlegen gibt.

Vorteile:

- Beugt einer Saugverwirrung vor.
- Schnell und effektiv, wenn man es beherrscht.
- Benötigt nur geringen Kraftaufwand.
- Das Baby bringt die Zunge nach vorne (wichtig für anschließendes Stillen!), das verbessert auch die Zungenbeweglichkeit.
- Es können auch geringe Flüssigkeitsmengen verfüttert werden.
- Die Verdauung beginnt bereits im Mund (Enzyme!, im Gegensatz zur Magensonde).
- Die Verdauung wird auch durch die Sinnesreize Geruch und Geschmack stimuliert, dadurch werden die Babys wacher und aufmerksamer.
- Billig in der Anschaffung und leicht zu reinigen.

Nachteile:

- Benötigt Übung.
- Zu Beginn Verlust der wertvollen Muttermilch durch versabbern; nach einiger Übung gibt sich das.
- **Cave:** Das Saugbedürfnis wird nicht befriedigt!
  Diese Methode sollte nicht auf Dauer oder als einzige Fütterungsmethode durchgeführt werden. Der Säugling benötigt unbedingt eine andere Möglichkeit sein Saugbedürfnis zu befriedigen!
- **Cave:** Das Baby kann sich bei nicht sachgerechter Anwendung sehr leicht verschlucken. Verschluckte Mengen an Flüssigkeit können aspiriert werden und eine Lungenentzündung provozieren!

24.2 Ernährung mit dem Becher

Becher mit einem biegsamen und abgerundeten Rand verwenden (s. Abb. 24.1).

Indikation:

- Neugeborene, die nach dem Stillen zusätzlich Flüssigkeit benötigen.
- Saugschwache, kranke oder behinderte Kinder.
- Kinder mit Untergewicht (Gedeihstörung).
- Kinder mit neurologischen Problemen.
- Säuglinge mit zu kurzem Zungenbändchen.
- Für Frühgeborene schon ab der 32. Woche (Gestationsalter).

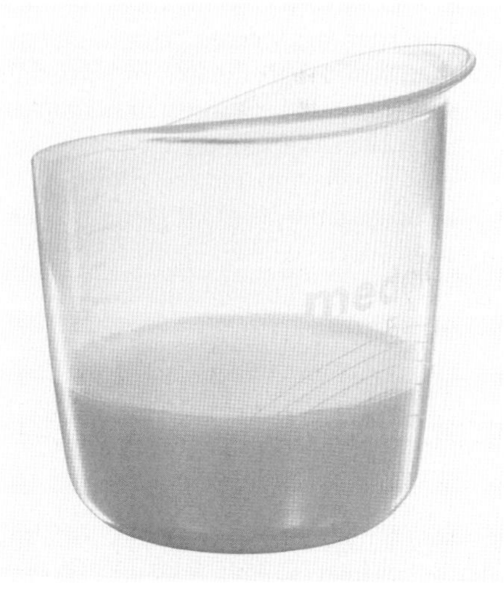

Abb. 24.1 Ernährungsbecher mit biegsamem, abgerundeten Rand. © Medela

- Bei Hohl- und Flachwarzen der Mutter, um keinen zusätzlichen Stimulus im Gaumen zu setzen.
- Um eine Mahlzeit zu überbrücken – auch bei älteren Kindern, die eine Flasche nicht annehmen, wenn die Mutter abwesend ist.

Vorteile:

- Beugt einer Saugverwirrung vor.
- Baby öffnet den Mund.
- Benötigt nur geringen Kraftaufwand.
- Das Baby bringt die Zunge nach vorne (wichtig für anschließendes Stillen!), das verbessert auch die Zungenbeweglichkeit.
- Es können auch geringe Flüssigkeitsmengen verfüttert werden.
- Das Baby bestimmt selbst das Tempo, die Trinkmenge und die Art, wie es aus dem Becher trinkt.
- Die Verdauung beginnt bereits im Mund (Enzyme!, im Gegensatz zur Magensonde).
- Die Verdauung wird auch durch die Sinnesreize Geruch und Geschmack stimuliert, dadurch werden die Babys wacher und aufmerksamer.
- Der Becher ist billig und kann leicht gereinigt werden.
- Die speziellen Becher besitzen einen Deckel, somit kann die Milch hygienisch im Kühlschrank aufbewahrt oder sogar eingefroren werden.

Nachteile:

- Zu Beginn Verlust der wertvollen Muttermilch durch versabbern; nach einiger Übung gibt sich das.
- Das Baby kann eventuell viel Luft schlucken (**cave:** Blähungen).
- Die Kinder gewöhnen sich rasch daran.
- **Cave:** Das Saugbedürfnis wird nicht befriedigt!
  Diese Methode sollte nicht auf Dauer oder als einzige Fütterungsmethode durchgeführt werden. Der Säugling benötigt unbedingt eine andere Möglichkeit, sein Saugbedürfnis zu befriedigen!
- **Cave:** Das Baby kann sich bei nicht sachgerechter Anwendung sehr leicht verschlucken. Verschluckte Mengen an Flüssigkeit können aspiriert werden und eine Lungenentzündung provozieren! Die Mutter muss in der Becher-Anwendung geschult werden! Dann ist es nicht schwer, das Kind auf diese Art zu füttern.

24.3 Ernährung mit dem SoftCup Spezial Trinkbecher

Der SoftCup besitzt ein weiches, löffelförmiges Mundstück, das sanft auf der Lippe des Babys liegt (s. Abb. 24.2). Es lässt sich automatisch nachfüllen.

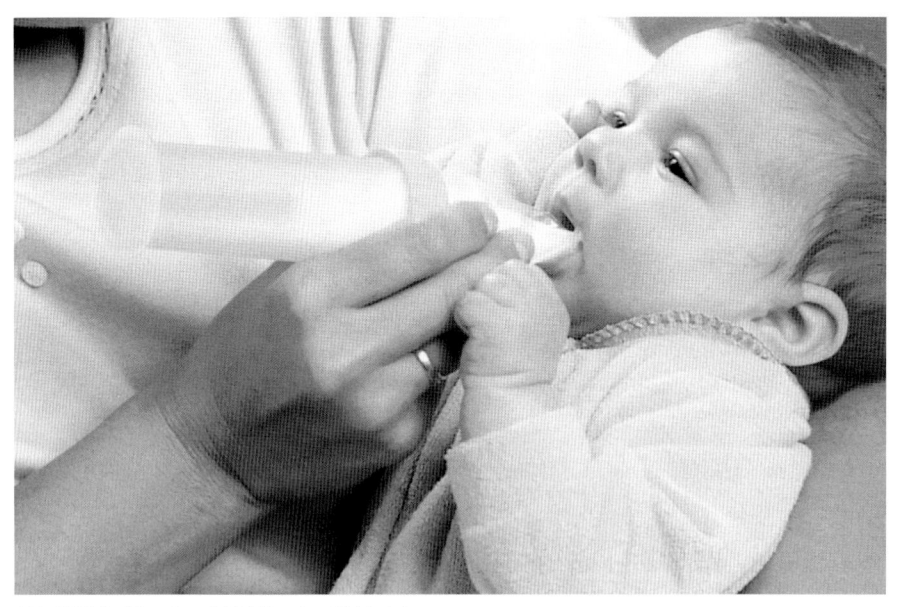

Abb. 24.2 SoftCup Spezial Trinkbecher. © Medela

Indikation:

- Neugeborene, die nach dem Stillen zusätzlich Flüssigkeit benötigen.
- Saugschwache, kranke oder behinderte Kinder.
- Ernährungsbeginn bei Kindern mit Lippen-Kiefer-Gaumen-Spalten (LKG).
- LKG-Kinder nach Lippen- oder Gaumenplastik (nach der OP), wenn das Saugen schmerzt.
- Sind die Mütter berufstätig, kann die Betreuungsperson des Kindes in Abwesenheit der Mutter mit dem SoftCup füttern.
- Bei einer Stillpause aufgrund wunder Mamillen.

Vorteile:

- Beugt einer Saugverwirrung vor.
- Die Flüssigkeit kann genau dosiert werden.
- Kein Flüssigkeitsverlust durch Sabbern.
- Geringer Kraftaufwand für das Baby.
- Das Kind bestimmt Tempo und Trinkmenge.
- Verdauung beginnt bereits im Mund (Enzyme!, im Gegensatz zur Magensonde).
- Die Verdauung wird auch durch die Sinnesreize Geruch und Geschmack stimuliert, die Babys werden dadurch wacher und aufmerksamer.
- Durch die Ähnlichkeit mit einer Babyflasche ist die Hemmschwelle zur Anwendung des SoftCups geringer als bei anderen Fütterungsmethoden.

Nachteile:

- Die Kinder gewöhnen sich an diese Fütterungsart.
- Der SoftCup ist teuer.
- Die Reinigung ist zeitaufwändig.
- Die Teile müssen richtig zusammengesetzt werden.
- Die Mutter benötigt auch hier eine genaue Einweisung in die Handhabung des SoftCups.
- **Cave:** Das Saugbedürfnis wird nicht befriedigt!
  Diese Methode sollte nicht auf Dauer oder als einzige Fütterungsmethode durchgeführt werden. Der Säugling benötigt unbedingt eine andere Möglichkeit, sein Saugbedürfnis zu befriedigen!
- **Cave:** Das Baby kann sich bei nicht sachgerechter Anwendung sehr leicht verschlucken. Verschluckte Mengen an Flüssigkeit können aspiriert werden und eine Lungenentzündung provozieren! Die Mutter muss in der Anwendung des SoftCups geschult werden! Dann ist es nicht schwer, das Kind auf diese Art zu füttern.
- **Cave:** Nicht anwenden, wenn die Mutter Flach- oder Hohlwarzen hat (beeinträchtigt sonst späteres Stillen)!

24.4 Ernährung mit der Spritze (ohne Kanüle!) oder mit der Plastik-Pipette

Für diese Fütterungsart benötigt man eine 2 ml oder 5 ml Spritze.

Indikation:

- Unruhige Neugeborene, die nach dem Stillen etwas Flüssigkeit benötigen.
- In den ersten Tagen.
- Für Frühgeborene ab der 32. Woche (Gestationsalter).
- Bei Hypoglykämie.

Vorteile:

- Beugt einer Saugverwirrung vor.
- Zunge bewegt sich nach vorne (wichtig für korrektes Saugen an der Brust).
- Keine Stimulation am Gaumen (wichtig bei Hohl- oder Flachwarzen der Mutter).
- Es sind nur kleine Mengen an Flüssigkeit notwendig.
- Die Flüssigkeit kann genau dosiert werden.
- Kein Flüssigkeitsverlust durch Sabbern.
- Geringer Kraftaufwand für das Baby.
- Das Kind bestimmt Tempo und Trinkmenge.
- Verdauung beginnt bereits im Mund (Enzyme!, im Gegensatz zur Magensonde).

- Die Verdauung wird auch durch die Sinnesreize Geruch und Geschmack stimuliert, die Babys werden dadurch wacher und aufmerksamer.
- Preiswert in der Anschaffung.

Nachteile:

- Das Baby öffnet den Mund beim Füttern nicht weit.
- Es kann sich rasch an die Fütterungsmethode gewöhnen.
- **Cave:** Das Saugbedürfnis wird nicht befriedigt!
  Diese Methode sollte nicht auf Dauer oder als einzige Fütterungsmethode durchgeführt werden. Der Säugling benötigt unbedingt eine andere Möglichkeit, sein Saugbedürfnis zu befriedigen!

24.5 Ernährung über den Finger mit dem FingerFeeder

Der FingerFeeder ist ein spezieller Silikonaufsatz für eine Spritze (s. Abb. 24.3). Für Frühgeborene wird eine 5 ml Spritze, für Reifgeborene eine 20 ml Spritze benutzt.

Indikation:

- Kinder mit Saugschwäche, fehlendem Saugreflex oder unkoordiniertem Saugen.
- Frühgeborene.
- Babys mit Kieferklemme (neurologisches Problem).
- Säuglinge mit falscher Zungenposition.
- Kinder mit hohem Gaumen.
- Mütter mit großen Mamillen und Baby mit kleinem Mund (Missverhältnis von Mamille und Mund des Kindes).
- Säuglinge mit oralen Missbildungen (z. B. Lippen-Kiefer-Gaumenspalte).

Vorteile:

- Kein Risiko der Saugverwirrung.
- Baby lernt richtig zu saugen, denn es bekommt nur Flüssigkeit, wenn es die Zunge richtig bewegt, Saugtraining möglich.

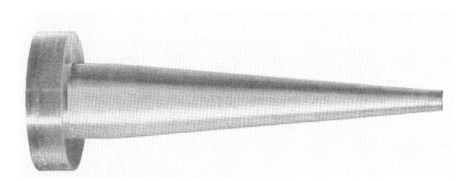

Abb. 24.3 FingerFeeder als Aufsatz auf eine Spritze. © Medela

- Beeinflussung der Zungenlage (z. B. wenn Baby mit hochgezogener Zungenspitze saugt).
- Lockerung des Kiefergelenkes möglich.
- Nur geringe Flüssigkeitsmenge nötig.
- Kein Flüssigkeitsverlust.

Nachteile:

- Der Finger stellt einen starken Stimulus dar.
- Säuglinge gewöhnen sich rasch an die Fütterungsmethode.
- Es stellt immer einen Eingriff in den Intimbereich des Babymundes dar.
- **Cave:** nicht anwenden, wenn die Mutter Flach- oder Hohlwarzen hat (beeinträchtigt sonst späteres Stillen)!
- **Cave:** Bei langen Fingernägeln und unsorgfältigem Umgang besteht Verletzungsgefahr für das Baby.
- **Cave:** Dem Baby nie die Milch in den Mund spritzen. Dies kann zum Verschlucken oder zu Aspiration, Bradykardien bis hin zur Lungenentzündung führen.
- **Cave:** Absolute Hygiene ist erforderlich, eventuell mit Fingerling.

24.6 Ernährung mit dem Haberman Sauger

Der Haberman Sauger ist ein speziell entwickelter Silikonsauger mit einem besonderen Spalt-Ventil (s. Abb. 24.4).

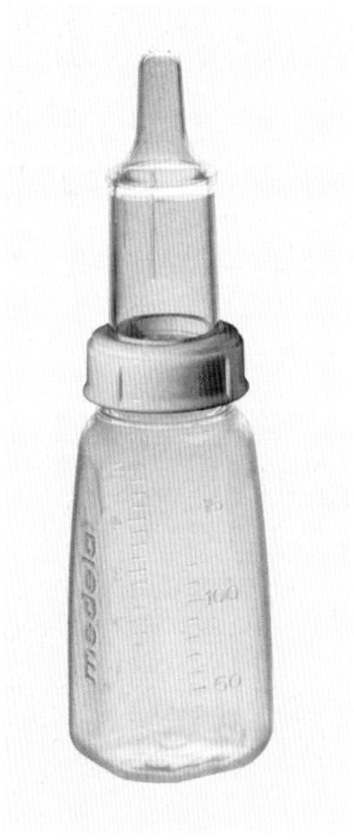

Abb. 24.4 Haberman Sauger. © Medela

Indikation:

- Kinder mit Lippen-Kiefer-Gaumenspalte (LKG).
- Kinder mit Down Syndrom.
- Kinder mit neurologischen Schwierigkeiten oder anderen Saugproblemen.

Vorteile:

- Kind presst den Spezialsauger zusammen, um an die Flüssigkeit zu kommen.
- Ventil lässt die Milch langsam und gleichmäßig fließen und verhindert, dass das Baby Luft schluckt.

Nachteile:

- **Cave:** nicht anwenden, wenn die Mutter Flach- oder Hohlwarzen hat (beeinträchtigt sonst späteres Stillen)!

24.7 Ernährung mit dem Brusternährungsset

Das Brusternährungsset (BES) oder Supplemental Nursing System (SNS) besteht aus mehreren Teilen (s. Abb. 24.5): einer Flasche mit speziellem Aufsatz und Verschluss, einem Seil mit dem die Mutter die Flasche um den Hals hängen kann, sowie 3 verschiedenen Schlauchsystemen.

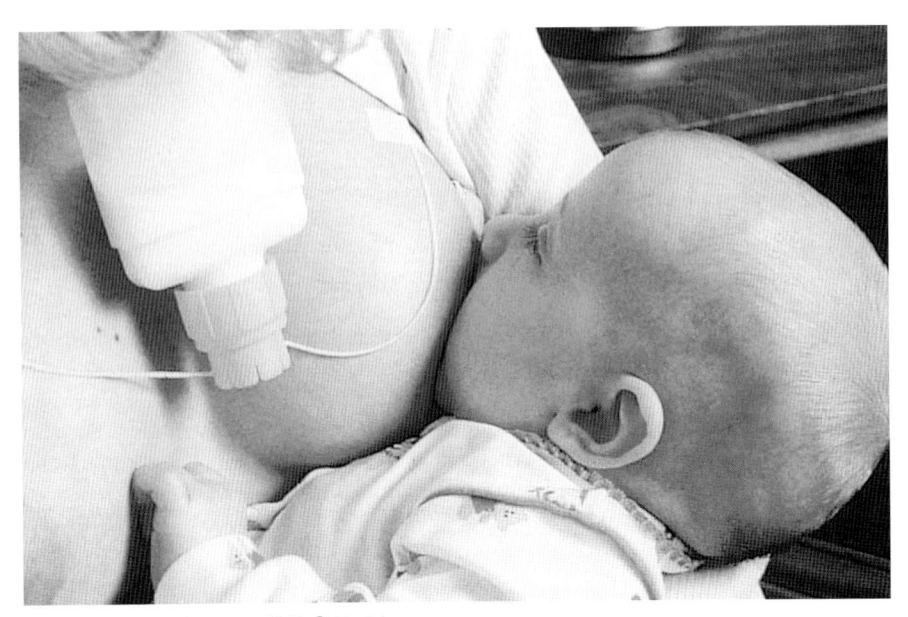

Abb. 24.5 Brusternährungsset SNS. © Medela

Indikation:

- Bei Milchmangel.
- Bei zu langsamer Gewichtszunahme.
- Babys, die zugefüttert werden müssen.
- Saugschwache, kranke oder behinderte Kinder.
- Frühgeborene.
- Kinder mit neurologischen Problemen.
- Bei mangelndem Brustdrüsengewebe.
- Nach Brustreduktionen.
- Wiederaufnahme des Stillens nach Abstillen (Relaktation).
- Stillen eines Adoptivkindes (Adoptivstillen).
- Bei beeinträchtigtem Milchspendereflex.

Vorteile:

- Stimulation der Mamillen und dadurch Anregung der Milchbildung.
- Kein Risiko der Saugverwirrung.
- Baby liegt an der Brust, spürt, riecht, fühlt, sieht und schmeckt die Mutter; das bringt emotionale Vorteile für Mutter und Kind.
- Baby erhält für seine Anstrengung eine „Belohnung".
- Zeitersparnis (statt im Anschluss nach dem Stillen noch zuzufüttern).
- Unterstützt korrektes Saugverhalten.

Nachteile:

- Die Anschaffung des Hilfsmittels kostet viel.
- Benötigt Übung und Geschicklichkeit.
- Das Baby kann sich daran gewöhnen.
- Schwierig bei sehr flachen oder Hohlwarzen der Mutter.
- Kann die Mutter als Belastung empfinden (Reaktionen der Mitmenschen, aufwändiges Handling).
- Ist umständlich zu reinigen.
- **Cave:** Die Mutter benötigt unbedingt fachmännische Anleitung für die Handhabung des Hilfsmittels und Begleitung bis zur Lösung ihres Problems.

Erfahrungen aus der Praxis zeigen, dass Mütter zu Beginn dem SNS sehr skeptisch gegenüberstehen. Nach einer guten Einführung in das Handling des Brusternährungssets fassen sie jedoch rasch Vertrauen und sind schließlich sehr froh über diese Stillhilfe. Selbst Stillberaterinnen zeigen oft Scheu vor diesem Instrument. So kann die Apotheke es als ihre Aufgabe sehen, Mütter und auch skeptisches Stillpersonal in die Anwendung des funktionellen Stillhilfsmittels einzuweisen.

Literatur

Benkert B., Das Ravensburger Stillbuch, Ravensburger Buchverlag, Ravensburg 1997
Guóth-Gumberger M., Hormann E., Stillen, Gräfe und Unzer Verlag, München 2000
Herzog C., Zufütterungsmethoden für gestillte Säuglinge, Ausbildungsskript vom VELB 2002
Lawrence R., Breastfeeding – A guide for the Medical Profession, 5. Edt. by Mosby, St. Louis 1999
Mohrbacher N., Stock J., Handbuch für die Stillberatung, 2. Aufl., La Leche Liga Deutschland e.V. 2001
Nehlsen E., Verschiedene Zufütterungsmethoden, in „Stillen aus interdisziplinärer Sicht" von Springer S., Leipziger Universitätsverlag 2000
Schallhammer C., Breast ist best – Pro und Contra alternativer Fütter- und Saugmöglichkeiten, unveröffentlichtes Skript, Salzburg 2002

25 Mütter mit Frühgeborenen unterstützen

Mütter, die ein Frühgeborenes zur Welt gebracht haben, benötigen eine Unterstützung der besonderen Art. Ihre Schwangerschaft ging vorzeitig zu Ende, oft wurde das Baby durch Kaiserschnitt geboren, dadurch sind die Frauen gesundheitlich noch angeschlagen, Mutter und Kind liegen auf getrennten Stationen oder gar in verschiedenen Kliniken. Die größte Sorge gilt dem Kind. Wird es durchkommen? Wenn ja, ohne zurückbleibenden Schaden? Enttäuschung, Selbstvorwürfe, Schuld, Zweifel, Wut, Tränen – und die Angst. Gefühle, die Mütter in dieser Situation verspüren. Und die Frage nach dem „Warum? Warum ich? Warum wir beide?".

25.1 Mögliche Gründe für eine zu frühe Geburt

- Rauchen ist Risikofaktor Nummer 1. Das Kind leidet unter jeder Zigarette!
- Alkoholgenuss, Drogenkonsum.
- Das Alter der Mutter (<16, >38 erhöht das Risiko)
- Vorliegende Krankheiten wie Diabetes, Asthma, Hyper- oder Hypotonie, Nierenerkrankungen, Anämie.
- Disposition (erbliche Veranlagung).
- Über- oder Untergewicht, sowie der Ernährungsstatus spielen eine Rolle.
- Plazentaanomalien z. B.:
  - Placenta praevia (Plazenta liegt vor dem Muttermund),
  - Plazentainsuffizienz (durch eine zu kleine oder schon verkalkte Plazenta ist die Versorgung des Kindes nicht mehr gewährleistet).
- Zervixinsuffizienz (Schwäche des Muttermundes).
- Vorzeitiger Blasensprung.
- Gestose, HELLP-Syndrom (Schwangerschaftsvergiftung).
- Infektionskrankheiten, z. B. Toxoplasmose.
- Sturzunfälle.
- Körperliche Überlastung.
- Psychische Auslösefaktoren wie z. B.: Partnerschaftsprobleme, ungewollte Schwangerschaft, Angst vor dem „Mutter werden", Angst vor Erkrankung oder Behinderung des Kindes, traumatisches Ereignis (Tod eines Angehörigen, Unfall, etc.).
- Vom Kind bedingte Ursachen wie z. B.: Behinderung, Missbildung, Stoffwechselerkrankung, Mehrlinge.

25.2 Wann wird ein Baby als Frühgeborenes bezeichnet?

Als „Frühgeborene" werden Kinder benannt, die vor dem Ende der 37. Schwangerschaftswoche (bis 36. SSW Gestationsalter) geboren wurden. Eine weitere Einteilung findet statt in:

- LBW (Low Birth Weight), Geburtsgewicht <2500 g,
- VLBW (Very Low Birth Weight), Gestationsalter < 32. SSW, Gewicht <1500 g,
- VVLBW (Very Very Low Birth Weight) oder ELBW (Extremely Low Birth Weight), Gestationsalter < 28. SSW, Gewicht <1000 g,
- SGA (Small for Gestational Age), 10 % Abweichung von der Wachstumskurve.

Entscheidend ist jedoch die Reife der Kinder. So kann ein Frühgeborenes sogar besser in Form sein, als ein termingeborenes Baby mit Anpassungsproblemen.

25.3 Mögliche gesundheitliche Probleme bei Frühgeborenen

Insbesondere bei sehr früh geborenen Babys ist das Organsystem nicht ausreichend ausgereift und entsprechend noch nicht oder nur teilweise funktionsfähig. Dazu zählen:

- **Atemsystem.** Fehlen des Surfactant-Faktors.
  Alveolen sind noch nicht zum Gasaustausch fähig
  ⇒ Gefahr von Atemnotsyndrom, Pneumothorax, bronchopulmonale Dysplasie.

- **Zentrales Nervensystem (ZNS).** Regulationsstörungen von Atmung, Kreislauf, Temperatur, Stoffwechsel, Muskelspannung.
  ⇒ Apnoen, Herzfrequenzveränderungen (Tachy-/Bradykardien), Körpertemperaturschwankungen (begünstigt durch fehlendes Fettpolster),
  ⇒ Gehirnblutungen unterschiedlicher Schweregrade, Entwicklungsstörungen, Hydrozephalus.

- **Immunsystem.** Frühgeborene haben keinen Nestschutz (Immunstoffe) von der Mutter erhalten.
  ⇒ starke Infektionsgefahr (nekrotisierende Enterokolitis NEC, Meningitis u. a.).

- **Magen-Darm-Trakt.** Saugen und Schlucken sind noch nicht oder nur begrenzt möglich. Magen und Darm sind nur beschränkt belastbar, die Verdauung und

Resorption findet nur unvollständig statt. Frühgeborene mit diesen Problemen werden anfänglich mit Sonde oder parenteral ernährt.
⇒ Gefahr von Dysenterie und schweren Darmstörungen, Schwankungen des Blutzuckerspiegels,
⇒ Gefahr der Hypoglykämie.

25.4 Muttermilch – ideal für Frühgeborene!

Paula Meier, Leiterin des Stillförderungsprogrammes des Rush Presbiterian Hospital Chicago fordert:
„Frühgeborene sind nicht kleine Neugeborene, sondern Babys mit besonderen Bedürfnissen. Muttermilch ist für das Frühgeborene Medizin, Stillen ist Therapie!"
Selbstverständlich bringt die Muttermilchernährung für Frühgeborene die gleichen Vorteile mit sich wie für Reifgeborene (s. Kap. 7). Es gibt jedoch Vorzüge, die speziell hervorzuheben sind, von denen Frühchen in besonderer Art profitieren:

- Die Muttermilch für Frühgeborene (Prätermmilch) ist speziell auf die Bedürfnisse dieser Babys abgestimmt. Eiweiß, sIgA, Lysozym, Lactoferrin, Eisen, Natrium, Chlorid und Fett sind in ihrer Konzentration erhöht, der Lactosegehalt dagegen ist geringer als in Term-Milch (Reifgeborenen-Muttermilch). Manche Frühchen benötigen trotzdem Zusätze an Calcium, Phosphor, Eisen, Zink, Vitamin D und Vitamin E.
- Die Verdaulichkeit und damit auch die Resorption der Nährstoffe, besonders der Proteine, ist bei der Ernährung mit Muttermilch wesentlich besser gewährleistet, als bei künstlicher Säuglingsnahrung. Sondenernährung kann daher häufig früher beginnen als bei den mit Formula ernährten Frühgeborenen (Gross, Slagle 1993).
- Muttermilch liefert das Enzym Lipase für eine bessere Fettverdauung gleich mit. Fett ist die wichtigste Energiequelle für Frühchen, um an Gewicht und Größe rasch zunehmen zu können.
- Antikörper und andere Immunfaktoren der Muttermilch sind mehr als wichtig für Frühgeborene. Sie unterstützen das Immunsystem und schützen die kleinen Persönchen vor Erregern (s. o.).
- Besonders bei Frühgeborenen, und das ist hervorzuheben!, fördern die langkettigen, mehrfach ungesättigten Fettsäuren der Muttermilch die Entwicklung der Retina und des ZNS. Studien (Koletzko 1993) beweisen, diese Fettsäuren tragen sowohl zur Verbesserung des Sehvermögens, als auch zu einer besseren motorischen und kognitiven Entwicklung bei. Die Intelligenz wird dadurch gesteigert!
- Hormone, Enzyme und diverse Wachstumsfaktoren in der Muttermilch fördern eine raschere Reifung des Magen-Darm-Traktes und des ZNS.
- Neben den physiologischen Faktoren kommt der Muttermilchernährung auch ein großer psychischer Aspekt zu. Sie verhilft zu einer besseren Mutter-Kind-Bindung. Wenn das Stillen des Frühgeborenen zu Beginn noch nicht möglich ist,

kann die Mutter ihre wertvolle Milch für ihr Kind abpumpen, um so das Gefühl zu haben, aktiv etwas für ihr Baby tun zu können. Sobald das Baby in der Lage ist gestillt zu werden, hilft das beiden sehr, über diese schwierige Anfangsphase hinwegzukommen. Eine gute Mutter-Kind-Beziehung fördert die physiologische und neurologische Entwicklung.

25.5 Känguru-Methode

Die Känguru-Methode wurde in Bogota (Kolumbien) aus Mangel an Brutkästen eingeführt. Man legte die nackten Frühgeborenen einfach ihren Müttern auf die Brust. Bei der Beobachtung der kleinen Babys konnte man sehr positive Entwicklungen feststellen:

- Der gesundheitliche Zustand wurde stabiler (Herzrhythmus, Atmung, Temperatur, Gewicht, Schlaf, etc.).
- Die Eltern-Kind-Beziehung wurde gefördert durch den intensiven Hautkontakt.
- Känguruing unterstützt aktiv das Stillen: Die Babys saugen kräftiger, die Stillfrequenz ist höher, die Mütter verfügen über mehr Milch.

Aus diesen Gründen hat sich die Känguru-Methode auf den Frühgeborenen-Stationen auch bei uns fest etabliert. „Es ist der erste wichtige Schritt auf dem Weg zum Stillen" (Frischknecht, Egli 2002)

25.6 Kleine Schritte auf dem Weg zum gestillten Frühgeborenen

Frühgeborene sind erst ab der 32. bis 35. Schwangerschaftswoche in der Lage Saugen, Schlucken und Atmen zu koordinieren. Vorher ist Stillen nicht möglich. Und selbst dann kann Stillen sehr mühsam sein, denn sie sind oft sehr müde und haben nicht die Kraft, um genügend Muttermilch aus der Brust zu saugen. Schrittweise werden Mutter und Kind zum Stillen hingeführt:

- Motivieren der Mutter zum Stillen.
- Aufbau und Erhaltung der Milchproduktion durch Abpumpen (s. Kap. 23.1.2).
- Hautkontakt durch Känguruen: Baby liegt mit Windel bekleidet auf nacktem Oberkörper der Mutter/des Vaters; Känguruen bringt viele physiologische und auch psychische Vorteile für das Baby und für die Eltern.
- Fütterung der Muttermilch mit Hilfe einer Sonde, während das Baby an der Brust nuckelt (Freisetzung von Verdauungsenzymen), damit es Brust und Nahrungsaufnahme mit einander in Verbindung bringt.

- Erste Stillversuche (in Frühchenhaltung, Rückenhaltung oder Dancer-Haltung; s. Kap. 14).
- Aufbau des Stillens mit Ziel: Stillen nach Bedarf.
- Vorbereitungen für die Klinikentlassung (z. B. 24-Stunden-Rooming-in).
- Stillen zuhause.

25.7 Betreuung nach der Klinik

Schon vor der Entlassung sollten einige Vorbereitungen getroffen werden, damit der Übergang möglichst unproblematisch verläuft. So sollte man bereits vorher mit einem Kinderarzt, einer Hebamme, einer Stillberaterin Kontakte knüpfen, um weiterhin auf fachliche Beratung, Unterstützung und Kontrolle zurückgreifen zu können. Für den Haushalt benötigt die Mutter in der ersten Zeit unbedingt Unterstützung, um sich voll auf das Baby konzentrieren zu können.

Die Klinikzeit brachte für die Familie viel Anspannung, Stress und Sorgen mit sich. Wenn sich diese Spannung langsam löst, kann sich das in ausgeprägter Müdigkeit äußern. Zum Auftanken der Energien und Kräfte sollte die Mutter, aber auch der Vater, viel schlafen, am einfachsten mit ihrem Baby im Bett zusammengekuschelt. Endlich nachholen, was solange vermisst wurde.

Die erste Zeit zu Hause kann sehr unruhig verlaufen. Die meisten Frühgeborenen sind sehr leicht reizbar und weinen daher häufiger als reifgeborene Babys. Stillen ist in dieser Situation eine besondere Hilfe zum Beruhigen der Babys.

25.8 Die Aufgabe der Apotheke

Hat sich die Mutter schon während ihrer Schwangerschaft vertrauensvoll an die Apotheke gewandt, so ist sicherlich bald bekannt, dass ihr Baby zu früh zur Welt kam. Spätestens wenn eine Mutter eine Milchpumpe und eine Waage in der Apotheke ausleiht, kann auf Probleme beim Stillen oder auf ein zu früh geborenes Kind geschlossen werden. Wenn man dieser Mutter Unterstützung anbietet und sie in die Handhabung der ausgeliehenen Geräte detailliert einweist, wird sie Vertrauen fassen und über ihr Problem erzählen wollen. Mit dem Hintergrundwissen über Frühgeborene und der Wichtigkeit Muttermilch zu bekommen, sollte man diese Mutter mit Einfühlungsvermögen in ihrem Still-Vorhaben unterstützen, bestätigen wo es geht und loben für ihre Erfolge – auch wenn sie noch so klein sind. Die Apotheke inmitten eines Netzwerkes, kann der Mutter Adressen mitteilen über Kinderärzte, Hebammen, Still- und Laktationsberaterinnen IBCLC und Selbsthilfegruppen, damit sie nach der Klinikentlassung aufgefangen wird. In München läuft beispielsweise seit 1. Januar 2002 das so genannte „Münchener Modellprojekt" zur Nachsorge von Frühchen und Betreuung der Eltern. Beteiligt sind daran Kinderärzte, Psychologen, Sozialpädagogen. Im Anhang B sind weitere Beratungsstellen aufgeführt.

Literatur

Beijers R. J., Schaafsma A., Long-chain polyunsaturated fatty acids content in Dutch preterm breast milk, differences in the concentrations of docosahexaenoic and arachidonic acid due to length of gestation, Early Human Development, 2000, 44(3): 215-223

Benkert B., Das besondere Stillbuch für frühgeborene und kranke Babys, Urania Verlag, Berlin 2001

Frischknecht K., Egli F., Geborgenheit. Liebe und Muttermilch, Balance Kunstverlag, Sarnen 2002

Gotsch G., Stillen von Frühgeborenen, La Leche Liga Deutschland e.V. 2000

Gross S. J., Slagle T. A., Feeding the low-birth-weight infant, Clinics in Perinatology, 1993, 20: 193-209

Koletzko B., Uauy R. et al., Long-chain polyunsaturated fatty acids and perinatal development, Acta Paediatr, 2001, 90: 460-464

Marcovich M., de Jong M.T., Frühgeborene – Zu klein zum Leben?, Fischer-TB Verlag, Frankfurt 1999

Meier P. P., Suck-breathe pattern during bottle and breastfeeding for preterm infants. In: David T. J.(ed): Major controversies in infant nutrition: 9-20, International Congress and Symposium Series 215, Royal Society of Medicine Press London, 1996

Meier P. P., Brown L. P., Strategies to assist breastfeeding in preterm infants. In: David T. J. (ed): Recent advances in pediatrics, Churchill-Livingstone, 1997, 137-150

Mohrbacher N., Stock J., Handbuch für die Stillberatung, 2. Aufl., La Leche Liga Deutschland e.V. 2001

Newman J., How breastfeeding protects newborns, Scientific American, 1995, 4: 76-79

Pohland F., Mihatsch W.A., Wichtige Aspekte der enteralen Ernährung von sehr kleinen Frühgeborenen, Monatsschr Kinderheilkunde 2001 (Suppl 1) 149: 38-45

Rouw E., Frühgeborene brauchen Muttermilch, AFS Bundesverband e.V. 1994

Schanler R. J. et al., Feeding strategies for premature infants: randomised trial of gastrointestinal priming and tube feeding method, Pediatrics 1999, 103: 434-439

Schanler R. J., Suitability of human milk for the low-birth-weight infants, Clinics in Perinatology 1995, 20: 207-222

Strobel K., Frühgeborene brauchen Liebe, Kösel Verlag, Kempten 1998

26 Stillen bei Erkrankungen des Kindes

Angeborene oder schwerwiegende Erkrankungen und deren Vereinbarkeit mit dem Stillen müssen mit dem Kinderarzt bzw. dem behandelnden Arzt in der Klinik abgeklärt werden. Grundsätzlich gilt, dass Muttermilch das beste Nahrungsmittel natürlich auch für ein krankes Kind darstellt.

Wurde bei einem Säugling kein Stoffwechseldefekt diagnostiziert, bei dem Muttermilch kontraindiziert ist, so sollte einem Kind dieses wertvolle LEBENSmittel nicht vorenthalten werden. Frühes und häufiges Anlegen bietet für Neugeborene eine effektive Prophylaxe vor Hypoglykämie und Hyperbilirubinämie.

26.1 Infektionen

Stillen unterstützt das Immunsystem der Säuglinge. Es verleiht dem Kind nicht nur einen höheren Immunschutz, sondern hilft auch bei bestehenden Krankheiten, diese rascher zu heilen. Oft wollen ältere Säuglinge, die schon Beikost erhalten, bei einer Erkrankung wieder ausschließlich gestillt werden. Dagegen ist auch nichts einzuwenden. Ganz im Gegenteil, das Kind erhält dadurch vermehrt Immunstoffe (meist mit schon gebildeten Abwehrstoffen von der Mutter), ausreichend Nährstoffe und Flüssigkeit, und natürlich die in diesem Fall besonders wichtige mütterliche Zuwendung und Geborgenheit. So ist Kind und Mutter zugleich geholfen, denn die sich sorgende Mutter kann sicher gehen, dass ihr Kind bekommt was es braucht und hat auch ein gutes „Beruhigungsmittel" zur Hand.

26.1.1 Bakterielle Infektionen

Auch im Säuglingsalter können bereits bakteriell bedingte Erkrankungen auftreten, wie z. B. Ohrenentzündungen, Harninfekte etc. Die Kinder können weitergestillt werden, auch wenn die Einnahme eines Antibiotikums erforderlich ist.

26.1.2 Virale Infektionen

Erkältungen

Banale Erkältungen und fieberhafte Infekte stellen kein Stillhindernis dar. Bei verstopfter Nase kann es vorkommen, dass die Babys sich weigern, die Brust zu nehmen. Muttermilch in die Nase geträufelt schafft Abhilfe (weitere Möglichkeiten s. Kap. 30).

Magen-Darm-Infekte mit Durchfall und Erbrechen

An erster Stelle ist es wichtig abzuklären, ob es sich auch wirklich um Durchfall handelt, denn normaler Muttermilchstuhl hat relativ dünnflüssige Konsistenz. In der Windel kann sich binnen 24 Stunden 2- bis 5-mal Stuhl befinden. Die Farbe variiert von gelb über braun bis gelegentlich sogar grün. Bei längerfristig grünem Stuhl muss die Ursache ermittelt werden. Ein Ungleichgewicht zwischen Vorder- und Hintermilch verursacht wässrige grüne Stühle. Bestimmte Nahrungsmittel, Vitaminpräparate oder Medikamente, die die Mutter einnimmt, können auch Auslöser sein.

Dyspepsie im Säuglingsalter ist im Stuhl gekennzeichnet durch:

- wässrige, substanzlose Konsistenz,
- unangenehmen Geruch,
- 12 oder mehr Stuhlentleerungen pro Tag,
- eventuell hinzukommendes Erbrechen.

Selbst bei diesen Krankheitsanzeichen ist Stillen in den meisten Fällen möglich. Die große Gefahr bei Durchfall im Säuglings- und Kindesalter ist die Dehydrierung mit folgenden Anzeichen:

- Teilnahmslosigkeit und Schläfrigkeit,
- energieloses Schreien mit weniger oder keinen Tränen,
- eingesunkene Fontanellen,
- geringe Anzahl nasser Windeln,
- Mundtrockenheit,
- Elastizitätsverlust der Haut,
- eventuell Fieber.

Stillt die Mutter weiter, so kann sie diese Gefahr minimieren, da ihr Baby über die Muttermilch bei häufigem Anlegen genügend Flüssigkeit bekommt. Nach ein paar Tagen ist der Infekt meist überstanden, der Stuhl reguliert sich wieder. Bei länger anhaltendem Durchfall ist unbedingt der Kinderarzt aufzusuchen!

26.1.3 Pilzinfektionen

Der Erreger *Candida albicans* kann sich unter bestimmten Voraussetzungen bei den Säuglingen vehement vermehren. Auslöser können eine geringe Immunabwehr oder Störungen in der normalen Symbiontenflora sein (z. B. durch Antibiose).

Ansteckung während der Geburt durch mütterliche Canidida-Scheideninfektion, mangelnde Hygiene (Sauger, Schnuller). Betroffen sind häufig der Mund, Po oder beides. Dementsprechend unterscheidet man zwischen:

- Mundsoor mit weißlichen Belägen in den Wangentaschen, am Gaumen oder auf der Zunge,
- Intestinalsoor verbunden mit Trinkschwäche, aufgetriebenem Bauch und Koliken,
- Windelsoor mit flächenhafter Rötung und einzelnen versprengten Streuherden mit scharfer Umrandung und schuppender Haut.

Therapiert wird am besten mit Nystatin: vor und nach dem Stillen Lösung in den Mund des Kindes und auf die Mamillen der Mutter geben, um einen Ping-Pong-Effekt zu vermeiden. Eine Woche über das Abklingen der Symptome hinaus behandeln (meist 10 Tage). Stillen kann fortgeführt werden. Sauger und Schnuller gründlich auskochen, sowie anderes Spielzeug reinigen gegebenenfalls desinfizieren (s. Kap. 21.4).

Informationen über weitere Erkrankungen und die Möglichkeit dabei zu stillen sind den Büchern aus der Literaturangabe zu entnehmen.

26.2 Klinikaufenthalt

Bei einem bevorstehenden Klinikaufenthalt des Kindes gilt Ähnliches wie bei Einweisung der stillenden Mutter ins Krankenhaus. Besondere Vorkehrungen und Überlegungen dazu sollten vorab getroffen werden:

- Ist der überweisende Arzt informiert, dass das Kind gestillt wird?
- Kann der Eingriff auch ambulant durchgeführt werden?
- Muss das Kind in eine entfernt gelegene Spezialklinik?
- Wie lange wird der Klinikaufenthalt voraussichtlich dauern?
- Gibt es in der Klinik ein Mutter-Kind-Zimmer, damit die Mutter ihr Kind begleiten kann?
- Muss die Mutter noch andere Kinder versorgen und benötigt eine Haushaltshilfe?
- Sind die versorgenden Ärzte des Kindes in der Klinik informiert, dass das Kind gestillt wird?
- Wie lange ist die Stillpause bei einer nötigen Operation?
- Besteht in der Klinik die Möglichkeit Muttermilch abzupumpen und geeignet aufzubewahren?

26.3 Plötzlicher Kindstod

Unter plötzlichem Kindstod (SIDS, Sudden infant death syndrome) versteht man den unvorhersehbaren Tod eines Kindes während des Schlafs. Gesunde Kinder stellen ohne Vorwarnung ihre Atmung ein. Bei rechtzeitigem Erkennen der Lage könnten die Kinder wieder belebt werden. Doch nachdem die Atmung am häufigsten nachts bzw. in den frühen Morgenstunden ausfällt, findet man die betroffenen Kinder morgens tot auf.

SIDS stellt die häufigste Todesursache im 1. Lebensjahr dar. Statistisch verstirbt jedes 2000. Kind am plötzlichen Kindstod. Das Risiko in den ersten 2 Lebenswochen ist für die Säuglinge gering. Zwischen dem 2. und 4. Monat ist die Gefahr am höchsten.

Die Ursache ist bis heute unbekannt. Allerdings konnten bestimmte Risikofaktoren ausgemacht werden, die es zu vermeiden gilt. Durch diese verbesserte Vorsorge hat sich die Zahl der an SIDS verstorbenen Kinder seit 1990 bis 2003 etwa um ein Drittel verringert (Brinkmann 2003).

SIDS ist das Schreckgespenst der Eltern mit einem Neugeborenen. Aus diesem Grund liegt es auch im Aufgabenbereich des Gesundheitspersonals, die Risikofaktoren für den plötzlichen Kindstod, den Eltern mitzuteilen:

- Das Kind wird nicht gestillt.
- Es schläft auf dem Bauch liegend.
- Es schläft nachts in seinem eigenen Zimmer, entfernt von den Eltern.
- Rauchen in Anwesenheit des Kindes.
- Überhitzung des Kindes.
- Erbliche Disposition, Geschwisterkind verstarb schon an SIDS.
- Frühgeborene haben ein erhöhtes Risiko.
- Auch eine geringe Schulbildung spielt eine Rolle (oft geringe Bereitschaft sich Informationen rund ums Baby anzueignen).

Gemeinsames Schlafen von Mutter und Kind (Kind mit eigener Decke) bietet eine Prophylaxe für SIDS. James McKenna konnte in seinen Untersuchungen feststellen, dass beim gemeinsamen Schlafen von Mutter und Kind die Atmung und die Bewegungen der Mutter den Atem- und Aufwachrhythmus des Kindes beeinflussen und somit zur Verhütung des plötzlichen Kindstodes beitragen.

Für die Eltern kann es auch beruhigend sein, wenn sie die Herzmassage und Mund-zu-Mund-Beatmung beherrschen. Kurse zum Thema „Erstmaßnahmen bei Kinder-Notfällen" können über die Apotheke angeboten werden.

Broschüren zum Thema „Sicheres Schlafen für Babies" sind beziehbar über die Beratungsstelle „Sicheres Schlafen", über die UNICEF ist die Broschüre „Das Bett mit dem Baby teilen" erhältlich (s. Anhang B).

Literatur

Aniansson G. et al., A prospective cohort study on breast feeding and otitis media in Swedish infants, Paediatr Infect dis J 1994, 13(3): 193-188

Arnon S. S. et al., Protective role of human milk against sudden death from infant botulism, J of Pediatrics 1982, 100: 568-573

Bauchner H., Leventhal J. M., Shapiro E. D., Studies of breastfeeding and infections, JAMA 1986, 256: 887-892

Brinkmann, B., Plötzlicher Kindstod im Säuglingsalter, Handbuch gerichtliche Medizin, Bd 1, Springer Verlag Berlin - Heidelberg - New York 2003

Gracey M., Nutritional effects and management of diarrhoea in infancy, Acta Paeditr 1999, Suppl. 88: 110-126

Howie P. W. et al., Protective effect of breast feeding against infection, BMJ 1990, 300: 11-14

Illing S., Das gesunde und das kranke Neugeborene, Bücherei der Hebamme Band 2, Ferdinand Enke Verlag, Stuttgart 1998

Koletzko B. (Hrsg.), Kinderheilkunde und Jugendmedizin, 12. Auflage, Springer Verlag Berlin - New York 2001

Lawrence R., Breastfeeding – A guide for the Medical Profession, 5. Edt. by Mosby, St. Louis 1999

Lenze M. J., Schaub J., Schülte F. J., Spranger J. (Hrsg.), Pädiatrie, Grundlagen und Praxis, 2. überarb. Auflage, Springer Verlag Berlin - New York 2001

McKenna J. et al., Infant-parent co-sleeping in an evolutionary perspective: implications for understanding infant sleep development and the sudden infant death syndrome. Sleep 1993; 16:263

Mohrbacher N., Stock J., Handbuch für die Stillberatung, 2. Aufl., La Leche Liga Deutschland e.V. 2001

Pisacane A., Graziano L., Zona G., Granata G., Dolezalova H., Breast feeding and acute lower respiratory infections, Acta Paediatr 1994, 83(7): 714-718

Reinhardt D. (Hrsg.), Therapie der Krankheiten im Kindes- und Jugendalter, 7. überarb. Auflage, Springer Verlag Berlin - New York 2003

Von der Ohe G., Stillen bei Erkrankungen des Kindes, VELB-Unterrichtsskript 2001

WHO Collaborative Study Team on the role of breastfeeding on infant and child mortality due to infections diseases in less development countries: a pooled analysis; The Lancet 2000, 335: 451-455

WHO, Management of the child with a serious infection or severe malnutrition, WHO 2000, Geneva

Wright A. L. et al., Breast feeding and lower respiratory tract illness in the first year of life, BMJ 1989, 299: 946-949

27 Stillen bei Erkrankungen der Mutter

Eine Erkrankung stellt die Mutter (und den Vater) immer vor Probleme, selbst wenn es nur ein banaler fieberhafter Infekt ist. Entsprechend wichtig ist, die Mutter erst einmal zu beruhigen und ihr Verständnis für ihre Besorgnis entgegenzubringen. Im Anschluss daran sollten folgende Fakten geklärt werden:

- Besteht für das Baby Ansteckungsgefahr allein durch den Kontakt mit der Mutter?
- Werden die Krankheitserreger über die Muttermilch übertragen?
- Ist eine erforderliche medikamentöse Therapie mit dem Stillen verträglich?
- Verändert sich durch die Erkrankung die Muttermilchzusammensetzung so, dass eine ausreichende Ernährung des Säuglings nicht mehr gewährleistet ist?

In den meisten Fällen befindet sich die Mutter in ärztlicher Behandlung, wo diese Aspekte eventuell bereits geklärt wurden.

27.1 Mögliche Erkrankungen

27.1.1 Infektionen

Fieber und die meisten Infektionskrankheiten erfordern kein Abstillen. Der Großteil der Erreger wird nicht durch die Muttermilch übertragen, sondern über die Luft, Haut, Schleimhaut oder über Lebensmittel. Stillverträgliche Arzneimittel stehen zur Verfügung. Bereits von der Mutter gebildete Antikörper erhält das Kind via Muttermilch. Abstillen erhöht dagegen die Ansteckungsgefahr für das Kind.

Bakterielle Infektionen

Die meisten bakteriellen Infektionen (Otitis, Tonsillitis, Sinusitis, Cystitis etc.) stellen keine Kontraindikation zum Stillen dar. Ist die Einnahme eines Antibiotikums notwendig, so gibt es stillverträgliche Alternativen. In wenigen Situationen (Streptokokken, Diphtherie u. a.) ist eine Stillpause von 24–48 Stunden notwendig bis das Antibiotikum wirkt. Zum Aufrechterhalten der Milchproduktion sollte die Mutter so oft wie sie vorher gestillt hat abpumpen. Die gepumpte Milch wird weggeschüttet. Das Baby bekommt in dieser Zeit künstliche Säuglingsnahrung oder eventuell auf Vorrat eingefrorene Muttermilch. Nach der Stillpause kann die Mutter wie gewohnt weiterstillen.

Virusinfektionen

Banale Virusinfekte wie Erkältungen oder Brech-Durchfälle stellen kein Stillhindernis dar. Im Gegenteil, gebildete mütterliche Antikörper schützen das Kind. Allerdings muss die Mutter auf ihre Ernährung, insbesondere den Flüssigkeitshaushalt achten.

Anders sieht es aus bei Viren, die über die Muttermilch übertragen werden. Um das Ansteckungsrisiko beurteilen zu können, sind folgende Kriterien ausschlaggebend:

- Virusart,
- Höhe des Übertragungsrisikos,
- Auswirkungen auf das Kind,
- reduzieren mütterliche Antikörper die Übertragung,
- mildern mütterliche Antikörper den Krankheitsverlauf,
- mögliche Therapie für Mutter und Kind.

Gefahr besteht für das gestillte Kind, wenn sich die Mutter mit folgenden Erregern infiziert hat: HIV, HTLV-1, Windpocken (bei Ausbruch der Erkrankung <5 Tage vor der Geburt), Masern (s. Windpocken).

Bei Hepatitis A und B erhält das Kind eine passive und aktive Immunisierung, bei Hepatitis C besteht ein Infektionsrestrisiko über das die Mutter aufgeklärt werden sollte. VLBW-Frühgeborene sind vor dem Zytomegalie-Virus zu schützen.

Bei Herpes-simplex- und Zoster-Infektionen ist auf strikte Hygiene zu achten. Der Säugling darf nicht mit den Bläschen in Berührung kommen (cave: Herpes labialis – keine Küsse für das Kind!).

Grundsätzlich kommen die Kinder mit dem Antikörper-Status der Mutter zur Welt. Binnen der ersten Monate schwindet dieser. Erst dann ist es möglich, zu testen, ob beim Kind eine Ansteckung vorliegt.

Infektionen durch Parasiten

Das Übertragungsrisiko von Parasiten (z. B. Trichomonaden, Toxoplasmen, Protozoen, Borrelien u. a.) ist gering. Die mütterlichen Antikörper schützen das Kind. Es kann eine stillverträgliche Behandlung durchgeführt werden.

27.1.2 Chronische Erkrankungen

Asthma bronchiale

Stillen gilt hier als absolute Prophylaxe für das Kind, denn stillen schützt vor allergischen Erkrankungen. Anderslautende Pressemitteilungen müssen genau hinterfragt werden, z. B. nach deren Definition „volles Stillen", sowie nach den Sponsoren der einzelnen Studien, die mit ihren Ergebnissen für Furore sorgen und viele Mütter verunsichern. In zahlreichen neutralen Studien konnte die Schutzwirkung vor Asthma eindeutig belegt werden!
 Medikamente zur Asthmatherapie sind zum Großteil stillverträglich.

Diabetes (meist Typ 1)

Bei Diabetikerinnen kann der Milcheinschuss etwa einen Tag verzögert einsetzen. Sie entwickeln auch leichter Brustentzündungen oder Pilzinfektionen.
 Ansonsten gibt es keine Einschränkungen, im Gegenteil, Stillen bringt für diabetische Mütter zusätzliche Vorteile:
 Die Stillhormone helfen der Mutter sich leichter zu entspannen. Physiologische Stoffwechselvorgänge verlaufen dadurch auch langsamer. Beide Faktoren tragen dazu bei, dass die benötigte Insulinmenge herabgesetzt werden kann (bis zu 27 %).
 Längeres Stillen bietet dem Baby einen höheren Schutz, nicht an der gleichen Stoffwechselstörung zu erkranken.
 Diabetikerinnen bekommen durch Stillen das Gefühl, eine „normale" Mutter für ihr Kind zu sein. Oft fühlen sie sich auch in der Stillzeit gesünder.

Sheehan-Syndrom (postpartale Hypophysenvorderlappen-Insuffizienz)

Starke nachgeburtliche Blutungen können einen Hypophyseninfarkt hervorrufen. Das Gewebe kann dadurch so stark geschädigt werden, dass dies zu einer Fehlfunktion der Hirnanhangdrüse führt. Davon betroffen ist auch die Prolactinsynthese. Aufgrund des Hormonmangels kann die betroffene Mutter kaum oder gar nicht stillen. Allmählich verliert diese Frau auch ihre Axillar- und Schambehaarung, ihre Brustdrüse sowie die Vaginalschleimhaut können atrophieren.
 Hier muss der Säugling mit Formulanahrung ernährt werden.

Hypothyreose

Das Krankheitsbild wird oft nicht erkannt, denn es ähnelt einer postpartalen Depression (Müdigkeit, Depression, Appetitlosigkeit, Menstruationsstörungen). Ein Hinweis kann zu wenig Muttermilch sein, die sich nicht durch häufigeres Anlegen steigern lässt. Durch eine Hormonsubstitution wird die Symptomatik rasch behoben. Die Mutter kann ohne Probleme weiterstillen.

Hyperthyreose

Neben Gewichtsverlust trotz Heißhunger und Tachykardie fällt die große Nervosität auf, die eventuell auch zu Stillproblemen führen kann. Während einer thyreostatischen Therapie kann die Mutter weiterstillen. Beim Kind sind allerdings Blutkontrollen erforderlich.

Mukoviszidose (Cystische Fibrose)

Betroffene Mütter mit stabilem Krankheitsverlauf und Körpergewicht sollten zum Stillen ermutigt werden. Anhand von Studien wurde festgestellt, dass die Zusammensetzung der Muttermilch von Frauen mit cystischer Fibrose ein altersgerechtes Wachstum und eine normale Entwicklung der Säuglinge gewährleistet.

Aufgrund der schlechten Auswertung der Nahrung und der daraus entstehenden energetischen Probleme für die Mutter, muss sie unbedingt darauf achten, ihr Körpergewicht mit entsprechender hochkalorischer Ernährung und gegebenenfalls Ergänzungspräparaten zu halten. Verschlechtert sich ihr Gesundheitszustand einschließlich Gewicht oder wird beim Baby eine mangelnde Gewichtszunahme festgestellt, ist zu überlegen, ob die Mutter ihr Kind mit Formula zufüttert oder gar ein Abstillen notwendig wird.

Galaktosämie

Sofern das Kind heterozygot ist, kann es gestillt werden. Rasches Abstillen bringt die Gefahr mit sich, dass Lactose aus der Brust ins mütterliche Blut rückresorbiert wird. Aufgrund des Enzymmangels bei Galaktosämie, wirkt nicht weiter metabolisiertes Galaktose-1-phosphat toxisch auf Leber, Niere, Gehirn und Linsen. Bei allmählichem Abstillen, das ohnehin für den mütterlichen Organismus schonender ist, besteht das Risiko kaum.

Phenylketonurie (PKU)

Stillen ist möglich, wenn das Kind gesund ist und die Phenylketonkonzentration der Mutter geringer als 4 mg% ist. Weiterhin muss die Mutter ihre gewohnte Diät einhalten.

Informationen über weitere Erkrankungen und der Möglichkeit dabei zu stillen sind den Büchern aus der Literaturangabe zu entnehmen.

27.2 Klinikaufenthalt

Eine Mutter, die eine Stillberatung wünscht, um das Vorgehen bei einem anstehenden Klinikaufenthalt zu erfragen, ist sicher aufgewühlt und besorgt um das Baby und um ihre eigene Gesundheit. Vielleicht wurde ihr auch angeraten abzustillen bis zu diesem Zeitpunkt. Folgende Punkte können ihr helfen, über die Situation klar zu werden und eine Entscheidung zu treffen:

- Ist der Arzt informiert, dass die Mutter stillt und – wenn möglich – weiterstillen möchte?
- Besteht die Möglichkeit den geplanten Eingriff auch ambulant durchzuführen?
- Wie lange wird der Klinikaufenthalt voraussichtlich dauern?
- Durch wen ist die Versorgung des Babys gewährleistet in der Abwesenheit der Mutter?
- In vielen Kliniken kann das Baby mitgenommen werden. Hat die Mutter ein Zimmer allein mit ihrem Kind, ist die Infektionsgefahr für das Kind gering.
- Die Mutter kann ein Informationsgespräch mit der Stillberaterin der Klinik führen, wie es dort gehandhabt wird. Die beste Möglichkeit für Mutter und Kind ist 24-Stunden-Rooming-in.
- Die behandelnden Ärzte sollten informiert sein, dass die Mutter weiterstillt, damit entsprechende stillverträgliche Medikamente bei Bedarf gewählt werden.
- Ist eine Operation nötig, wird die Mutter mehrere Stillmahlzeiten ausfallen lassen müssen. Das Baby erhält dann Formulanahrung und kann anschließend wieder weitergestillt werden. Die Mutter muss natürlich zwischenzeitlich ihre Milch abpumpen. Normalerweise kann die Mutter ihr Kind stillen, sobald sie aus der Narkose erwacht. Falls dies nicht möglich ist, sollte sie Unterstützung erhalten beim Abpumpen, um ihre Milchbildung aufrechtzuerhalten.
- Weiterstillen kann zu einer rascheren Genesung der Mutter beitragen.
- Hat die Mutter Unterstützung im Haushalt nach dem Klinikaufenthalt? Eventuell kann sie dann auch früher nach Hause gehen.

27.3 Mütterliche Erkrankungen mit Stillen als absoluter Kontraindikation

- HIV-Infektion (Aids),
- HTLV-1-Infektion (Humanes T-Zell-Leukämie-Virus),
- Erkrankungen, die eine Behandlung mit Chemotherapeutika erfordern,
- Erkrankungen, die mit Immunsuppressiva behandelt werden,
- Hyperlipoproteinämie Typ 1 (Fett-Stoffwechselstörung mit zu niedrigen Mengen an Linolen- und Arachidonsäure in der Muttermilch).

27.4 Abstillen aufgrund einer Erkrankung

Einfühlsame Stillberatung ist bei einer erkrankten Mutter sehr bedeutend. Besonders wenn der Arzt nach gründlicher Überlegung das Abstillen empfiehlt. Aber auch wenn die Mutter von sich aus mitteilt, dass sie abstillen möchte und dabei unsere Unterstützung wünscht. Es ist wichtig ihre Gefühle und Gründe zu akzeptieren (s. Kap. 38).

Literatur

Adu F. D. Adeniji J. A., Measles antibodies in the breast milk of nursing mothers, Afr. J. Med. Sci. 1995, 24:385
Buttle N. F., Milk composition of insulin dependent diabetic women, J Pedr Gastroenterol Nutr 1987, 6: 936-941
BZgA, Stillen und Muttermilchernährung, Band 3, 2001
Deutsche Gesellschaft für pädiatrische Infektiologie, Infektionen bei Kindern und Jugendlichen – Handbuch, 3. Auflage, Futuramed, München 2000
Ellsworth A., Pharmakotherapy of asthma while breastfeeding, J Human Lact 10: 39-41
Enders G., Vorgehen bei mütterlichen Varizellen um den Geburtstermin, Info Nr. 3h, Laborärztliche Partnerschaft Prof. G. Enders, Stuttgart 2001
European Paediatr Hepatitis C Virus Network, Effects of mode of delivery and infant feeding on the risk of mother-to-child transmission of hepatitis C virus, BJOG 2001, 108(4): 371-377
Hamprecht K., Maschmann J., Vochem M., Dietz K., Speer C. P., Jahn G., Epidemiology of transmission of cytomegalovirus from mother to preterm infant by breastfeeding, Lancet 2001, 375: 513-518
Kohl S., Neonatal herpes simplex virus infection, Clinics in perinatology 1997, 24:124-150
Krüger C., Benn C., Chancen und Probleme einer wirksamen HIV-Prävention für Kinder in Entwicklungsländern, Monatsschr Kinderheilk 2000, 48: 1030-1035
Lawrence R., Breastfeeding – A guide for the Medical Profession, 5. Ed by Mosby, St. Louis 1999
Mohrbacher N., Stock J., Handbuch für die Stillberatung, 2. Aufl., La Leche Liga Deutschland e.V 2001
Nationale Stillkommission, Hepatitis C und Stillen, Ernährungsumschau 2002, 49. Jg.1:B1-21
Peters F., Drexel-Fink C., Stillen bei Erkrankungen der Mutter, Teil 1 Viruserkrankungen, Frauenarzt 2001, 42(4): 28-32
Schaefer C., Spielmann H., Arzneiverordnung in Schwangerschaft und Stillzeit, Urban und Fischer Verlag, München 2001
STIKO, Impfempfehlungen, Robert Koch Institut, Epidemiologisches Bulletin 2001, 28: 204-218
Von der Ohe G., Stillen bei Erkrankungen der Mutter, Skript aus dem Ausbildungsseminar zur IBCLC vom VELB 2003

28 Arzneimittel und Drogen in der Stillzeit

Von *Dr. Schaefer*

Das Problem von Medikamenten in der Stillzeit wird häufig überschätzt. Realistisch betrachtet erfordert eine Therapie nur sehr selten eine Stillpause oder gar Abstillen, wenn einerseits unnötige Arzneimitteleinnahmen vermieden, andererseits in der Stillzeit erprobte Präparate ausgewählt werden. In der Berliner Beratungsstelle für Embryonaltoxikologie erleben wir täglich, dass Müttern unnötigerweise zum Abstillen geraten wird. Nicht selten entsteht der Eindruck, dass die Arzneimittel der Wahl nicht bekannt sind und andererseits das Trauma eines plötzlichen Abstillens unterschätzt wird!

Abstillen ist nicht erforderlich z. B. nach/bei Einsatz folgender Arzneistoffe:
- „Pille", orale Kontrazeptiva,
- Bromocriptin, wenn doch weitergestillt werden soll,
- Lokalanästhesie,
- Narkose (Wenn die Mutter wieder in der Lage ist zu stillen, darf sie anlegen, auch nach Sectio!),
- Tetracyclinen, Sulfonamiden und Co-trimoxazol,
- Glucocorticoiden in hoher Dosis, z. B. bei Asthmaanfall,
- Heparin, auch niedermolekulares.

Unzureichende Informationen auf Beipackzetteln und in der Roten Liste, aber auch falsche Angaben in manchen „Fachbüchern", erschweren eine qualifizierte Entscheidung.

In einer amerikanischen Untersuchung mit 203 stillenden Müttern, denen ein in der Stillzeit akzeptables Antibiotikum verschrieben worden war, nahmen 15 % der Frauen das verordnete Medikament nicht ein, 7 % hörten unnötigerweise mit dem Stillen auf (Ito 1993 A).

28.1 Übergang von Arzneimitteln zum gestillten Säugling

Die meisten Medikamente gehen in die Muttermilch über. Die entscheidende Frage ist, wie viel beim Kind ankommt. Zahlreiche Faktoren beeinflussen die Auswirkungen eines von der Mutter eingenommenen Medikamentes beim gestillten Säugling. Zunächst begrenzen die orale Verfügbarkeit der über den mütterlichen Magen-Darm-Trakt tatsächlich aufgenommenen Menge und die anschließende Verteilung, Verstoffwechselung und Ausscheidung über die Nieren den Anteil, der tatsächlich über die Blutbahn zur Brustdrüse gelangen kann. Einige Substanzen werden auch in der Brustdrüse selbst verstoffwechselt. Ähnlich wie an anderen Organgrenzen gibt es hier verschiedene Arten der Diffusion entlang eines Konzentrationsgefälles und einen aktiven Stofftransport vom Blut in die Milch. Auch umgekehrt, also zurück von der Milch in den mütterlichen Blutkreislauf, findet ein Konzentrationsausgleich bei den meisten Stoffen statt. Begünstigt wird der Übergang eines Medikamentes zur Milch durch gute Fettlöslichkeit, geringe Molekularmasse (< 200 M_r), alkalische Reaktion, geringen Ionisationsgrad und niedrige Eiweißbindung im mütterlichen Plasma. Nur vom nicht proteingebundenen Arzneimittel können Anteile in die Milch übergehen. Der Grund für den bevorzugten Übertritt alkalischer Substanzen liegt in der relativen Azidität der Milch (pH 6,8–7,1) gegenüber dem Plasma (pH 7,4).

28.1.1 Arzneimittelkonzentration und Milch/Plasma-Quotient

Die meisten Medikamente erreichen in der Muttermilch Konzentrationen, die für den Säugling weit unter dem therapeutischen Bereich liegen. Extrem selten werden toxische Mengen gemessen.

Aus der Konzentration eines Medikamentes in der Milch und dem aufgenommenen Milchvolumen kann die absolute Substanzmenge, die ein Säugling pro Mahlzeit oder pro Tag erhält, errechnet werden:

Konzentration Muttermilch (C_M) x Volumen Muttermilch (V_M)

Die täglich produzierte Milchmenge erreicht nach etwa vier Tagen 600–900 ml. Man geht davon aus, dass ein Säugling dann durchschnittlich 150 ml/kg Körpergewicht pro Tag trinkt.

Über das Maß der Anreicherung oder Verdünnung eines Medikamentes in der Muttermilch gegenüber dem Plasma gibt der Milch/Plasma- oder M/P-Quotient Aufschluss. Dies ist der Quotient aus der Konzentration in der Milch und im mütterlichen Plasma.

Der M/P-Quotient eignet sich nicht zum Vergleich von Arzneimittelrisiken. Niedrige Werte unter 1 sprechen zwar gegen eine Anreicherung in der Muttermilch. Dennoch können bei hohen mütterlichen Plasmawerten pharmakologisch wirksame Konzentrationen in der Milch erreicht werden. Auf der anderen Seite kann man von hohen M/P-Quotienten nicht unbedingt auf relevante oder gar toxische Arzneimittelmengen in der Milch schließen, z. B. dann nicht, wenn die Konzentration im mütterlichen Serum aufgrund des arzneitypischen hohen Verteilungsvolumens sehr gering ist. In einem solchen Fall verbergen sich selbst hinter einem M/P-Quotienten von beispielsweise 4, der auf eine relative Anreicherung in der Milch gegenüber dem mütterlichen Plasma hindeutet, nur eine geringe absolute Konzentration in der Milch.

Aufschlussreicher für ein Abschätzen des kindlichen Expositionsrisikos ist die relative Dosis, die mit der Milch übergeht, also der Anteil in Prozent an der mütterlichen Dosis pro kg Körpergewicht, den das gestillte Kind pro kg Körpergewicht mit der Milch aufnimmt.

Die relative Dosis errechnet sich folgendermaßen:

Relative Dosis [%] = (Dosis des gestillten Kindes/kg : Dosis der Mutter /kg) x 100

Beispiel: Angenommen, die mütterliche Tagesdosis des Medikaments beträgt 150 mg, die Mutter wiegt 60 kg, in der Milch finden sich 50 µg/l vom Medikament. Demzufolge nimmt ein Säugling, der täglich durchschnittlich 150 ml = 0,15 l pro kg Körpergewicht trinkt, 50 µg x 0,15 l/kg Körpergewicht = 7,5 µg/kg Körpergewicht pro Tag mit der Milch auf. Die mütterliche gewichtsbezogene Dosis ist 150 mg/60 kg Körpergewicht = 2,5 mg = 2 500 µg/kg Körpergewicht. Die relative Dosis in Prozent, die der Säugling mit der Milch aufnimmt, errechnet sich mit (7,5 : 2 500) x 100 = 0,3 %.

Tabelle 28.1 zeigt Beispiele von M/P-Quotient und relativer Dosis für einige Arzneimittel.

Tab. 28.1 Vergleich von Milch/Plasma (M/P)-Quotient und relativer Dosis in der Milch. Die angegebenen M/P-Quotienten sind Mittelwerte. Die Prozentangaben stellen den Anteil der mütterlichen Tagesdosis pro kg Körpergewicht dar, den ein vollgestillter Säugling mit der Milch in 24 Stunden pro kg seines Körpergewichts maximal erhält.

Arzneimittel	M/P-Quotient	% der mütterlichen Dosis pro kg KG
Atenolol (z. B. Tenormin®)	3	8–19
Chlortalidon (z. B. Hygroton®)	0,06	15,5
Captopril (z. B. Lopirin®)	0,03	0,014
Sotalol (z. B. Sotalex®)	4	42
Pentoxyverin (z. B. Sedotussin®)	10	1,4
Propylthiouracil (z. B. Propycil®)	0,1	1,5
Carbimazol (z. B. Carbimazol®)	1	27
Valproinsäure (z. B. Ergenyl®)	0,03	7
Lithium (z. B. Quilonum®)	1	80

28.1.2 Arzneimittelkinetik beim Säugling

Geringe Mengen von unter 3 % einer therapeutischen Dosis pro kg Körpergewicht machen eine toxische Wirkung beim Kind unwahrscheinlich.

Nicht alles was in der Milch ankommt, gelangt in den Blutkreislauf des Kindes. Manche Stoffe werden aus dem Magen-Darm-Trakt nicht aufgenommen oder dort bereits abgebaut. Hierzu gehört beispielsweise Insulin. Tetracycline werden vom Calcium der Muttermilch gebunden und werden deshalb nur in geringem Maße resorbiert.

Nach Aufnahme über den kindlichen Magen-Darm-Trakt bestimmen die Entgiftungsfähigkeit der kindlichen Leber und die Ausscheidungsfähigkeit der Nieren, ob trotz Geringfügigkeit der aufgenommenen Menge höhere Konzentrationen im kindlichen Serum zustande kommen. Dies spielt kaum eine Rolle bei einzelnen Dosen, ist aber bei jeder Langzeittherapie und zumindest bei jungen Säuglingen unter zwei Monaten zu bedenken. Beim Frühgeborenen ist diese Möglichkeit der Akkumulation natürlich besonders zu beachten, da bei ihm die Reifungsvorgänge selbstverständlich länger dauern.

Präzise Angaben zur Medikamentenbelastung des kindlichen Organismus sind letztlich nur durch Bestimmung der Arzneikonzentration im Säuglingsplasma zu erhalten. Bei Langzeittherapie der Mutter und Anwendung von Medikamenten mit langer Halbwertszeit findet man repräsentative Untersuchungsergebnisse im kindlichen Serum jedoch erst nach mehreren Behandlungstagen, wenn sich ein Konzentrationsplateau eingestellt hat.

28.1.3 Auswirkungen von Medikamenten in der Muttermilch

Symptome durch Medikamente in der Muttermilch sind beim gestillten Kind selten und kaum dramatisch, wenn es sich um eine Behandlung in therapeutisch üblicher Dosis handelt und nicht ungewöhnliche Medikamente im Spiele sind. Eine Arbeitsgruppe der Universitätskinderklinik in Toronto berichtet von einer Gruppe von 838 Müttern, die während der Stillzeit eine medikamentöse Therapie erhielten. Rund 11 % der Mütter bemerkten Symptome beim Säugling, die möglicherweise durch Medikamente verursacht waren. In keinem Fall handelte es sich um ernste, therapiebedürftige Symptome. Folgende Assoziationen wurden in einer Häufigkeit von jeweils rund 10 % berichtet:

- Dünnere Stuhlkonsistenz bei Antibiotika,
- (leichte) Sedierung bei Analgetika/Narkotika/Sedativa/Antidepressiva/Antiepileptika,
- Unruhe und Überregbarkeit bei Antihistaminika.

Grundsätzlich sind toxische Effekte eher beim jungen Säugling zu bedenken als beim 5 Monate alten oder gar bei einem 1-jährigen Kind, das nur noch 1–2-mal pro Tag gestillt wird und deshalb nur noch etwa $1/4$ seiner Nahrung mit der „arzneimittelbelasteten" Milch deckt. Neugeborene und insbesondere Frühgeborene sind gefährdeter, weil sowohl die Clearance als auch die Funktionstüchtigkeit von Barrieren wie der Blut-Hirn-Schranke noch nicht voll entwickelt sind.

Wie beim Erwachsenen gibt es auch individuelle, genetisch determinierte Unterschiede bei der Verstoffwechselung von Arzneimitteln, die der Grund dafür sind, dass bei gleicher Dosis manche Säuglinge (leichte) Symptome zeigen, während andere unauffällig bleiben.

28.1.4 Neugeborenenikterus

Das Risiko, eines durch Medikamente in der Milch verstärkten Ikterus des Neugeborenen, wird häufig überschätzt. Auch wenn theoretisch ein solcher Effekt möglich ist, machen die geringen Arzneimittelmengen einerseits und die heute etablierten Kontrollen des Bilirubin sowie die therapeutischen Optionen (insbesondere rechtzeitige Fototherapie) im Falle zu raschen Bilirubinanstiegs eine Schädigung durch Kernikterus unwahrscheinlich.

28.1.5 Langzeitverträglichkeit

Praktisch keine Erfahrungen liegen zur Frage der Langzeitverträglichkeit von Medikamenten vor, die der Säugling über die Milch erhält. Theoretisch denkbar wäre z. B. eine spezifische Sensibilisierung durch Antibiotika ebenso wie ein Anheben der allgemeinen Atopiebereitschaft durch Fremdstoffe verschiedener Art.

Psychoaktive Medikamente und Drogen könnten sich auf das spätere Verhalten und die intellektuelle Entwicklung ungünstig auswirken. Bisher gibt es aber keinen ernsthaften Verdacht für derartige Effekte über die Muttermilch. Kontrollierte Langzeit-Untersuchungen sind zu diesen Fragestellungen allerdings rar.

In manchen Fällen von Langzeittherapie (z. B. mit Psychopharmaka) ist eine Stillpause nach der Einnahme sinnvoll, leicht einzuhalten z. B. durch einen abendlichen Einnahmetermin nach der letzten Stillmahlzeit. Durch Abwarten von ein bis zwei Halbwertszeiten können Konzentrationsspitzen umgangen werden. Abpumpen der Milch als „Reinigungsmaßnahme" ist kaum sinnvoll, da im Allgemeinen ein Konzentrationsausgleich zwischen Milch und Plasma stattfindet.

28.1.6 Geschmacksveränderungen der Milch

Wenn sich das Trinkverhalten unter mütterlicher Medikamenteneinnahme verändert, muss nicht ein toxischer Effekt vorliegen: Ebenso wie die mütterliche Diät kann auch ein Arzneimittel die sensorischen Qualitäten der Milch verändern und zu Trinkschwierigkeiten führen.

28.2 Medikamente mit Einfluss auf die Laktation

28.2.1 Medikamente, mit positivem Einfluss auf die Laktation

Arzneimittel mit antidopaminerger Wirkung (Dopaminantagonisten) wie Phenothiazine, Haloperidol und andere Neuroleptika wie Sulpirid und Risperidon sowie das Bluthochdruckmedikament α-Methyldopa und die zur Anregung der Magen-Darm-Peristaltik benutzten Mittel Domperidon und Metoclopramid können über eine Erhöhung der Prolactinsekretion die Milchproduktion anregen. Auch die sympathikolytische Wirkung von Reserpin kann diesen Effekt verursachen. Wachstumshormon und Thyrotropin-Releasing-Hormon können ebenfalls die Milchbildung fördern. Metoclopramid wurde zu diesem Zweck gelegentlich eingesetzt. Es wird aber berichtet, dass die individuelle psychologische und technische Unterstützung der Mutter mindestens so erfolgreich Stillprobleme, ja selbst eine Relaktation meistern hilft, wie prolaktinwirksame Medikamente!

Oxytocin erleichtert die Milchejektion, auch Milchspendereflex genannt. Bei oft schmerzhaftem Milchstau ist es daher Mittel der Wahl, zumal es gleichzeitig die Uterusinvolution fördert.

28.2.2 Medikamente mit negativem Einfluss auf die Laktation

Amphetamine, Diuretika, Östrogene und die antiprolaktinämisch wirkenden Dopaminagonisten aus der Gruppe der Ergotaminabkömmlinge wie z. B. Bromocriptin, Cabergolin, Lisurid, Methylergometrin, Pergolid sowie die Arzneisubstanz Quinagolid können die Milchmenge reduzieren. Bei den verschiedenen Prostaglandinen hat man sowohl fördernde wie hemmende Effekte auf die Milchbildung beobachtet.

Alkohol und Opiate bewirken über Minderung der Oxytocinausschüttung eine herabgesetzte Milchejektion.

28.3 Therapieempfehlungen zu speziellen Behandlungsindikationen in der Stillzeit

Es gibt wenige Situationen, wo tatsächlich abgestillt oder eine längere Stillpause eingehalten werden muss, weil für eine zwingend erforderliche Therapie bei der Mutter keine unbedenklichen Vorgehensweisen zur Verfügung stehen.

Für die meisten Erkrankungen und Beschwerden lassen sich jedoch Medikamente finden, die nach heutigem Wissen dem Säugling nicht schaden. So hat man inzwischen viele Substanzen untersucht und ihre Konzentrationen in der Muttermilch und sogar im Serum des gestillten Kindes messen können. Kriterien für eine Empfehlung in der Stillzeit sind:

- Es bestehen keine grundsätzlichen Bedenken gegen das Arzneimittel, wie z. B. gegen Zytostatika und radioaktive Isotope.
- Die mit der Muttermilch übertragene Arzneimittelmenge ist gemessen an einer therapeutischen Dosis sehr gering.
- Es wurden im Serum gestillter Säuglinge keine oder nur geringe Arzneimittelspuren nachgewiesen.
- Es liegen Erfahrungen mit der therapeutischen Anwendung des Arzneimittels im Säuglingsalter vor, die gute Verträglichkeit erkennen lassen.
- Es handelt sich um ein Arzneimittel, das heute anerkannten Therapieempfehlungen für die zu behandelnde Erkrankung entspricht.

28.3.1 Beipackzettel und Rote Liste helfen nicht weiter

Die auf Beipackzetteln und in der Roten Liste zu lesenden Stillzeitanmerkungen helfen in diesem Zusammenhang meist nicht weiter, da sie zu allgemein gehalten sind und keine praktische Entscheidungshilfe bieten. Dies betrifft auch die Klassifizierung La1 – La5 in der Roten Liste. Daher werden im Kapitel 28.3.2 für die wichtigsten Erkrankungen und Beschwerden die dem heutigen Kenntnisstand (s. z. B. Schaefer und Spielmann 2001) entsprechenden Medikamente der Wahl für die Stillzeit dargestellt. Impfungen sind in der Stillzeit grundsätzlich erlaubt. Dies betrifft Tot- und Lebendimpfstoffe mit Ausnahme der heute nicht mehr routinemäßig benutzten Polio-Lebendimpfung. Hier soll die Mutter nicht vor der Erstimpfung des Säuglings geimpft werden.

Tabelle 28.2 gibt Empfehlungen zum Stillen bei mütterlichen Infektionserkrankungen.

28.3.2 Medikamente der Wahl in der Stillzeit

Im Folgenden werden einige häufiger verwendete Arzneimittelgruppen aufgeführt mit Beispielen von Medikamenten, die als Mittel der Wahl oder Reservemittel empfohlen werden oder von denen abgeraten wird. Medikamente, die in den jeweiligen Abschnitten nicht erwähnt werden, sind i. A. weniger gut untersucht. Diese können im Einzelfall aber durchaus akzeptabel sein, eine individuelle Beratung sollte dann gesucht werden (Schaefer und Spielmann 2001). Die (versehentliche) Einnahme einzelner Dosen primär nicht empfohlener Medikamente erfordert i. A. keine Stillpause oder gar Abstillen. Grundsätzlich problematische Arzneimittelgruppen sind:

- Zytostatika,
- Radionuklide,
- Kombinationstherapien mit mehreren Psychopharmaka oder Antiepileptika,

Tab. 28.2 Stillen bei mütterlichen Infektionskrankheiten

Infektion	Stillen erlaubt
„Banale" Infektionen	Ja
Cytomegalie	Nicht Stillen bei Frühgeborenen und bei Immundefekten
Hepatitis A	Vorher Immunglobulin
Hepatitis B	Vorher Simultanimpfung
Hepatitis C	Stillen wahrscheinlich unbedenklich
Herpes simplex	Befallenes Areal abdecken, ggf. Abpumpen
Herpes zoster	Befallenes Areal abdecken
HIV	Nein (obwohl bei ausschließlichem Stillen die Übertragungsrate über die Milch offenbar gering ist)
Tuberkulose	Bei offener Tuberkulose nur unter medikamentöser Prophylaxe beim Kind
Windpocken	In Perinatalperiode vorher Varizellen-Immunglobulin, ggf. Abpumpen und Muttermilch per Flasche füttern

- iodhaltige Kontrastmittel, iodhaltige Expektorantien und großflächige iodhaltige Desinfektion; die notwendige Iodidsubstitution ist hiervon selbstverständlich nicht betroffen.

Im Folgenden sind: in der linken Spalte jeweils die Arzneisubstanzen und in der rechten jeweils ein Produktname genannt. Für die meisten Arzneisubstanzen werden von verschiedenen Herstellern mehrere Produkte angeboten. Die Auswahl der hier aufgeführten Produktnamen sind nur Beispiele und deuten nicht auf irgendwelche Vorzüge gegenüber anderen Produkten mit den gleichen Arzneisubstanzen hin.

Im Folgenden werden die Medikamente 3 Kategorien zugeordnet:

1. Mittel der Wahl. Symptome beim vollgestillten Kind sehr selten und nicht bedrohlich.
2. Reservemittel. Leichte Symptome bei manchen gestillten Kindern möglich, zumindest bei regelmäßiger Einnahme. Oder Mittel ist weniger gut untersucht und geht vergleichsweise stärker in die Milch über.
3. Medikament meiden, weil theoretisch suspekt oder erhebliche Symptome beim gestillten Kind beschrieben oder hoher Übergang in die Milch nachgewiesen.

Analgetika

1. Kategorie: Paracetamol — ben-u-ron®
   Ibuprofen — Dolormin®
   Acetylsalicylsäure in Einzeldosen,
   nicht in hoher antirheumatischer Dosis — Aspirin®
   Kombinationen von Paracetamol oder
   Acetylsalicylsäure mit Codein (in Einzeldosen) — talvosilen®

   Bei Migräne auch
   Dihydroergotamin — Agionorm®
   Sumatriptan (Einzeldosen) — Imigran®

2. Kategorie: Indometacin — Indomet ratio®
   Diclofenac — Voltaren®
   Tramadol (in Einzeldosen) — Tramal®

3. Kategorie: Andere Kombinationen als unter 1
   Metamizol — Analgin®

Narkotika

1. Kategorie: Die heute üblichen Medikamente zur Einleitung der Narkose, Muskelerschlaffung, Inhalations- und Injektionsnarkotika erlauben ein Anlegen des Säuglings, wenn die Mutter nach der Operation wieder dazu in der Lage ist. Dies gilt auch für eine Narkose bei Kaiserschnitt.

Lokalanästhetika

1. Kategorie: Die heute üblichen Lokalanästhetika, ob mit oder ohne Adrenalinzusatz, erlauben ein Anlegen des Säuglings, wenn die Mutter nach dem Eingriff wieder dazu in der Lage ist.

Antibiotika

Bei allen Antibiotika kann in seltenen Fällen eine leichte Irritation der physiologischen Darmflora auftreten, der Stuhlgang etwas weicher werden. Massive Durchfälle und andere dramatische Nebenwirkungen sind aber zumindest bei den Mitteln der Wahl und den Reservemitteln nicht zu erwarten (Ausnahme extrem seltene angeborene Enzymdefekte).

1. Kategorie: Alle Penicilline, z. B. Amoxicillin   Amoxibeta®
              Cephalosporine, z. B. Cefalexin   Cephalex®
              Erythromycin   Eryhexal®
              Roxithromycin   Rulid®

2. Kategorie: Co-trimoxazol   Eusaprim®
              Trimethoprim   Infectotrimet®
              Doxycyclin   Jenacyclin®
              Azithromycin   Zithromax®
              Spiramycin   Rovamycine®
              Metronidazol   Arilin®
              Aminoglykoside, z. B. Gentamicin   Refobacin®
              Nicht bei Früh- und Neugeborenen

              Clindamycin   Sobelin®
              Nicht zur Routineprophylaxe im
              zahnärztlichen Bereich

              Ciprofloxacin   Ciprobay®
              Wenn Gyrasehemmstoff zwingend erforderlich
              z. B. bei Pseudomonasinfektion

3. Kategorie: Chloramphenicol, andere Gyrasehemmstoffe

Tuberkulostatika

1. Kategorie: Isoniazid + Vitamin B$_6$ Isozid comp®
              Rifampicin   Eremfat®
              Pyrazinamid   Pyrafat®
              Ethambutol   Myambutol®

Antimykotika (orale Aufnahme)

Äußerliche Anwendung im Prinzip keine Einschränkung. Wenn Brust behandelt wird, vor Stillen reinigen.

1. Kategorie: Nystatin   Moronal®
              Fluconazol   Diflucan®
              Ketoconazol   Nizoral®

2. Kategorie: Itraconazol   Sempera®

Virustatika (orale Aufnahme)

Äußerliche Anwendung im Prinzip keine Einschränkung. Wenn Brust behandelt wird, vor Stillen reinigen. HIV-Medikamente werden hier nicht besprochen, da bei HIV nicht gestillt werden sollte.

1. Kategorie: Aciclovir   Zovirax®
               Kritische Indikation bei systemischer Gabe,
               unkomplizierter Zoster und Lippenherpes
               erfordern keine systemische Gabe.

2. Kategorie: Famciclovir   Famvir®
               Ganciclovir   Cymeven®

Malaria-(Prophylaxe)-Mittel

Die üblicherweise kurzdauernde oder sporadische Anwendung erfordert keine Stilleinschränkung. Die Auswahl der Mittel richtet sich nach der Resistenzlage im Reiseland. Ein Schutz des Säuglings über Malariamittel in der Muttermilch ist nicht gegeben.

Läusemittel

1. Kategorie: Kokosöl   Aesculo®
               Pyrethrumextrakt   Goldgeist forte®

2. Kategorie: Permethrin   Infectopedicul®
               Lindan   Iccutin®

Skabiesmittel

1. Kategorie: Benzylbenzoat   Antiscabiosum®

2. Kategorie: Lindan   Jacutin®

Wurmmittel

1. Kategorie: Pyrviniumembonat   Molevac®
               Mebendazol   Vermox®
               Niclosamid   Yomesan®

2. Kategorie: Albendazol Eskazole®
Praziquantel Biltricide®

Bluthochdruckmittel

1. Kategorie: Metoprolol Beloc Zok®
Methyldopa Presinol®
Dihydralazin Nepresol®
Nitrendipin Bayotensin®
Nifedipin Adalat®

2. Kategorie: Captopril tensobon®
Enalapril Xanef®

3. Kategorie: Clonidin Catapresan®

Diuretika

Alle Entwässerungsmittel können zumindest bei vorbestehender Laktationsschwäche die Muttermilchmenge weiter reduzieren. Sie gehören nicht zur Standardtherapie eines Hypertonus in der Stillzeit.

1. Kategorie: Hydrochlorothiazid Esidrix®
Furosemid Lasix®

Thyreostatika

Schilddrüsenhormone und Iodid sind selbstverständlich harmlos bzw. sogar notwendig, wenn sie so dosiert werden, dass ein Mangel im mütterlichen Organismus ausgeglichen wird. Schilddrüsenhormone sollten nicht mit Thyreostatika kombiniert werden, da dies die Thyreostatikadosis erhöht.

Liegt die Erhaltungsdosis von Thyreostatika im oberen angegebenen therapeutischen Bereich, sollten nach 2–3 Wochen vollen Stillens beim Kind die Schilddrüsenwerte kontrolliert werden.

1. Kategorie: Propylthiouracil Propycil®

2. Kategorie: Carbimazol Neo-Thyreostat®
Thiamazol (Methimazol) Favistan®

Corticoide

Lokale Anwendung (in Asthmasprays, Augentropfen, Hautcremes, wenn nicht große Flächen betroffen) unproblematisch für das gestillte Kind.

1. Kategorie: Systemische Therapie (orale Aufnahme oder Injektionen):
   Prednisolon   Prednisdon
                                         Jenapharm®
   Prednison   Decortin®
   Methylprednisolon   Urbason®

   Keine Dosisbegrenzung, jedoch oberhalb
   100 mg/Tag 3 Stunden
   Stillpause nach Verabreichung).

Antiallergika

Unruhe beim gestillten Kind kann selten einmal auftreten, dann Mittel wechseln.

1. Kategorie: Dimetinden   Fenistil®
              Loratadin   Lorano®
              Cetirizin   Zyrtec®

Antiasthmatika

Alle Mittel, die dem anerkannten Therapie-Stufenplan entsprechen, sind in der Stillzeit erlaubt.

1. Kategorie: Inhalation von:
              Cromoglicinsäure   Cromohexal®
              Salbutamol   Sultanol®
              Reproterol   Bronchospasmin®
              Terbutalin   Aerodur®
              Formoterol   Oxis®
              Ipratropiumbromid   Atrovent®
              Corticoiden, z. B. Budesonid   Pulmicort®

              Systemische Gabe von:
              Theophyllin   Bronchoretard®
              Prednisolon   Decortin H®

   Bei hohen Dosen von bronchialerweiternden Sprays und Theophyllin und/oder erhöhter Empfindlichkeit des (jungen) Säuglings kann Unruhe auftreten. Ggf. ist dann eine Umstellung der Therapie erforderlich.

Expektoranzien

Wenn übliche nicht medikamentöse Behandlung (reichlich Trinken, Inhalieren, Frischluft etc.) ausgeschöpft ist.

1. Kategorie: Acetylcystein   Bromuc®
               Ambroxol   Ambrohexal®
               Bromhexin   Bisolvon®

3. Kategorie: Kalium jodatum

Antitussiva

Nur anwenden bei lästigem und länger anhaltendem trockenen Husten, wenn übliche nicht medikamentöse Behandlung (reichlich Trinken, Inhalieren, Frischluft etc.) nicht gewirkt haben.

1. Kategorie: Kurzfristige Therapie mit
               Codein   Codicaps®
               Dextromethorphan   tuss Hustenstiller®

Mittel gegen Schlafstörungen, ausgeprägte Unruhe

Bei häufigen Beschwerden nicht medikamentöse Vorgehensweisen ausschöpfen: Problemlösungsstrategien, Entspannungstechniken, Psychotherapie etc.

1. Kategorie: Pflanzliche Mittel wie Baldrian   Valdispert®

2. Kategorie: Kurzfristige Therapie mit:
               Diphenhydramin   Halbmond®
               Lormetazepam   Ergocalm®
               Oxazepam   Adumbran®
               Temazepam   temazep®
               Diazepam (niedrige Dosis) Valium®

3. Kategorie: regelmäßige Einnahme von Benzodiazepinen, Barbituraten u. a. „chemischen" Schlafmitteln.

Antidepressiva

Bei nicht-psychiatrischer (bzw. psychotischer) Symptomatik nicht medikamentöse Vorgehensweisen ausschöpfen: Verhaltens-, Gesprächs- und Psychotherapie.

1. Kategorie:	Johanniskraut (Hypericin)	Esbericum®
2. Kategorie:	Trizyklische Antidepressiva:	
	Amitriptylin	Saroten®
	Clomipramin	Anafranil®
	Nortriptylin	Nortrilen®
	Imipramin	Tofranil®
	Desipramin	Pertofran®
	Dosulepin	Idom®
	Serotonin-Wiederaufnahmehemmer:	
	Paroxetin	Tagonis®
	Sertralin	Gladen®
	Fluvoxamin	Fluvoxamin neurax®
	Citalopram	Cipramil®

Bei Dauertherapie prüfen, ob Einmaldosis am Abend nach der letzten Stillmahlzeit möglich. Bei Kombination mehrerer Psychopharmaka muss die Notwendigkeit dafür kritisch geprüft werden und im Zweifelsfall das Stillen eingeschränkt werden. Hier ist eine individuelle Beratung notwendig. Psychopharmaka können in einzelnen Fällen das gestillte Kind sedieren, ggf. kann eine Blutabnahme beim Kind mit Nachweis der Arzneimittelkonzentration Aufschluss geben.

Antipsychotika

1. Kategorie:	Phenothiazin-Neuroleptika, z. B. Levomepromazin	Neurocil®
	Haloperidol	Haldol®
2. Kategorie	Clozapin	Leponex®
	andere „atypische" Neuroleptika	
	Lithium	
	Kann fast therapeutische Blutspiegel beim Säugling erreichen, daher kritische Dosierung mit Spiegelkontrollen bei der Mutter und, zumindest wenn Symptome auftreten, auch beim Kind.	
3. Kategorie:	Sulpirid	Dogmatil®

Bei Dauertherapie prüfen, ob Einmaldosis am Abend nach der letzten Stillmahlzeit möglich. Bei Kombination mehrerer Psychopharmaka muss die Notwendigkeit dafür kritisch geprüft werden und im Zweifelsfall das Stillen eingeschränkt werden. Hier ist eine individuelle Beratung notwendig. Psychopharmaka können in einzelnen Fällen das gestillte Kind sedieren, ggf. kann eine Blutabnahme beim Kind mit Nachweis eines höheren Medikamentenspiegels Aufschluss geben.

Gerinnungshemmer

1. Kategorie: Acetylsalicylsäure Low Dose (100–250 mg/Tag) — Aspirin protect®
alle Heparine, auch niedermolekulare — Liquemin®

2. Kategorie: Bei manchen Erkrankungen wirken Acetylsalicylsäure und Heparine nicht ausreichend. Hier sind Cumarinverbindungen erforderlich, z. B. Phenprocoumon — Marcumar®

Sicherheitshalber bis zur Vorsorgeuntersuchung U3 zweimal wöchentlich 1–2 mg Vitamin K oral für den Säugling.

Antiepileptika

Unter Monotherapie mit den heute verfügbaren Antiepileptika ist Stillen prinzipiell erlaubt, auch wenn in einzelnen Fällen eine Sedierung des Säuglings nicht auszuschließen ist. Bei Symptomen Prüfung des Medikamentenspiegels im Blut des Säuglings, ggf. Einschränkung des Stillens, dies insbesondere, wenn mit mehr als einem Antiepileptikum behandelt wird (individuelle Beratung!).

Ulkusmittel/Antazida

1. Kategorie: Magaldrat — Marax®
Sucralfat — Ulcogant®
andere Antazida — Rennie®

2. Kategorie: Famotidin — Pepdul®
Roxatidin — Roxit®
Omeprazol — Antra mups®

3. Kategorie: Pirenzepin — Gastricur®
Misoprostol — Cytotec®

Colitis-ulcerosa- und Morbus-Crohn-Arzneimittel

1. Kategorie: Mesalazin	Salofalk®
   Olsalazin	Dipentum®
   Prednisolon	Predni H®

   Lokale Anwendung
   halogenierter Corticoide, z. B. Budesonid	Entocort®

Laxanzien

1. Kategorie: Füll- und Quellstoffe (Leinsamen, Weizenkleie)
   Lactulose	Lactulose Neda®
   Sennapräparate
   Bisacodyl	Stadalax®

3. Kategorie: Rizinus
   Natriumpicosulfat	Laxoberal®

Antidiarrhoika

Durchfall wird primär diätetisch behandelt, nur in Ausnahmefällen sind Medikamente notwendig. Antibiotika nur bei bestimmten bakteriellen Darminfektionen mit schwerem Verlauf. Falls wirklich erforderlich:

1. Kategorie: Loperamid (Einzeldosen)	Imodium®

Antiemetika

1. Kategorie: Meclozin	Postafen®

2. Kategorie: Dimenhydrinat	Vomex A®
   Metoclopramid	Paspertin®

Uterustonisierende Mittel (im Wochenbett)

1. Kategorie: Oxytocin	Syntocinon®

2. Kategorie: Methylergometrin	Methergin®
   Kann Milchproduktion mindern; bei oraler mehrtägiger Anwendung im Wochenbett selten Unverträglichkeit, z. B. Unruhe, Erbrechen.

28.3.3 Generell ist zu beachten

- Wo immer möglich sollte auch eine nicht medikamentöse Behandlung erwogen werden.
- Bei Arzneimitteleinnahme ist Monotherapie anzustreben.
- Bei jeder Langzeittherapie ist zu überlegen, ob sich die Tabletteneinnahme so einrichten lässt, dass ohne Not einige Stunden Abstand bis zur nächsten Stillmahlzeit bestehen. Dies lässt sich beispielsweise durch Einnahme nach der abendlichen Stillmahlzeit realisieren.
- Eine Langzeittherapie mit Psychopharmaka ist kritisch zu hinterfragen, wenn nicht wirklich psychiatrische Indikationen (z. B. Psychose) vorliegen.
- Aufmerksamkeit ist geboten bei allen Phytotherapeutika und Tees, insbesondere bei langfristiger Anwendung. Vorsicht bei regelmäßigem Konsum (großer Mengen) obskurer Teemischungen.
- Alkoholische Zubereitungen sollten bei wiederholter Einnahme, wo immer möglich, gemieden werden.
- Gängige Augen- und Nasentropfen, zumal in vorübergehender Anwendung sind auch in der Stillzeit akzeptabel (Zurückhaltung bei Chloramphenicol und Streptomycin insbesondere bei Frühgeborenen und in der Neonatalzeit).
- Grippe- und Erkältungsmittel sind häufig Kombinationspräparate, die einer rationalen Grundlage entbehren und nicht genommen werden sollen. Wenn Inhalation, reichlich Trinken, Umschläge etc. nicht ausreichen, dürfen Paracetamol, Einzeldosen von Acetylsalicylsäure und abschwellende Nasentropfen genommen werden.
- Kleinflächige und vorübergehende äußere Behandlungen von Hauterkrankungen dürfen durchgeführt werden. Bei großflächiger und anhaltender Anwendung ist nach den Empfehlungen systemischer (oraler) Therapie zu verfahren.

28.4 Auswirkungen von Alkohol- und Drogenmissbrauch in der Stillzeit

28.4.1 Alkohol

Die Alkoholkonzentration in der Muttermilch entspricht der im mütterlichen Blut. Rund 10 % der gewichtsbezogenen Alkoholmenge seiner Mutter erhält der vollgestillte Säugling. Alkohol kann den Geschmack der Muttermilch verändern und deshalb zu Trinkschwierigkeiten führen.

Laut einer Untersuchung an einjährigen Kindern tritt bereits ab zwei Drinks täglich eine leichte psychomotorische Entwicklungsverzögerung statistisch signifikant häufiger auf (Little et al., 1989). Regelmäßiger, massiver Alkoholgenuss stellt ein toxisches Risiko für den Säugling dar, gleichzeitig ist aber auch mit einer Laktationshemmung zu rechnen. In einem Fall ließ sich ein reversibles Pseudo-

Cushing-Syndrom beim Kind auf den massiven Alkoholgenuss der Mutter zurückführen (Übersicht in Bennett 1996).

Die Aktivität der Alkoholdehydrogenase ist im frühen Säuglingsalter noch nicht vollständig entwickelt, die Eliminationsgeschwindigkeit beträgt nur etwa 50 % der des Erwachsenen.

28.4.2 Nicotin

Etwa jede dritte bis vierte stillende Mutter raucht. Unruhe, geringeres Saugvermögen, Koliken, Erbrechen und eine verminderte Gewichtszunahme wurden bei Säuglingen starker Raucherinnen beobachtet (Übersicht in Lawrence 1999). Die ebenfalls häufiger auftretenden Atemwegserkrankungen sind auch im Zusammenhang mit der inhalativen Exposition zu sehen. Bleibende Schäden durch das Stillen rauchender Mütter sind weder hinsichtlich Wachstum noch funktioneller Entwicklung bisher belegt. Mehrere Untersuchungen zeigen, dass rauchende Mütter ihre Kinder kürzer stillen. Hier spielen sowohl soziale und psychologische Gründe wie physiologische, d. h. die Milchbildung berührende Mechanismen eine Rolle. Mütter, die nach der Geburt (wieder) regelmäßig rauchen, geben das Stillen bis zu 4-mal häufiger (vorzeitig) wieder auf, als solche, die gar nicht oder nur gelegentlich rauchen (Ratner et al., 1999, Edwards et al., 1998, Haug et al., 1998). Auch Rauchen des Vaters korreliert negativ mit der Stilldauer.

Nicotin tritt rasch in die Milch über, erreicht dort 3fach höhere Werte im Vergleich zum mütterlichen Serum und hat mit 90 Minuten dieselbe Halbwertszeit wie im Serum. **Cotinin,** der wichtigste Metabolit des Nicotins, erscheint ebenfalls rasch in der Muttermilch, ist dort etwas niedriger konzentriert als im mütterlichen Serum und hat mit etwa 24 Stunden eine deutlich längere Halbwertszeit als Nicotin (Übersicht in Bennett, 1996). Während bei Nicotin die Inhalation relevant ist, erreicht der wesentliche Anteil des Cotinins den Säugling über die Muttermilch und nur ein kleinerer Anteil über das passive Rauchen. Im Urin gestillter Kinder von Raucherinnen sind die Cotininkonzentrationen 5–10-mal höher als im Urin nicht gestillter Kinder von Raucherinnen (Becker et al., 1999, Mascola et al., 1998). Neben Nicotin und Cotinin sind weitere potentiell toxische und auch kanzerogene Substanzen in der Muttermilch von Raucherinnen zu erwarten. So ist z. B. die Kadmiumkonzentration deutlich erhöht.

28.4.3 Haschisch

Tetrahydrocannabinol, der Hauptwirkstoff im Haschisch, ist in der Muttermilch nachweisbar. Bei regelmäßigem Haschischkonsum werden 8fach höhere Konzentrationen in der Muttermilch als im mütterlichen Serum erreicht. Auch im Stuhlgang exponierter Säuglinge konnte Tetrahydrocannabinol nachgewiesen werden. Eine Untersuchung verglich 68 über die Muttermilch exponierte Säuglinge mit einer nicht exponierten Kontrollgruppe. Die motorische Entwicklung der „Marihuana-Säuglinge" war verzögert (Astley and Little 1990).

28.4.4 Opiate einschließlich Methadon

Alle Opiate können über die Milch zum gestillten Säugling gelangen. Insbesondere die intravenöse Applikation von **Heroin** kann den Säugling gefährden, da die Dosis und exakte Zusammensetzung nicht bekannt sind.

Methadon bzw. **Levomethadon** haben dem Morphin vergleichbare pharmakologische Eigenschaften. Die Proteinbindung liegt bei 85 %, die Plasmahalbwertszeit wird beim Erwachsenen mit 25 Stunden angegeben. Übliche Substitutionsmengen von täglich 10–80 mg Methadon führen aufgrund der Daten, die bei 15 Müttern erhoben wurden, zu einem Anteil von 1–6 % der gewichtsbezogenen Dosis für das vollgestillte Kind (Übersicht in Bennett, 1996). Für Langzeitauswirkungen bei gestillten Kindern muss auch die vorgeburtliche Opiatexposition in Betracht gezogen werden. Die amerikanische Academy of Pediatrics empfahl Stillen bis zu einer täglichen Substitutionsdosis von 20 mg. Diese Einschränkung ist kritisch zu hinterfragen, da neuere Fallbeobachtungen an 16 Säuglingen die o. g. geringe relative Dosis bestätigen und belegen, dass selbst hohe mütterliche Tagesdosen bis 130 mg gut vertragen wurden (Malpas und Darlow, 1999, Wojnar-Horton et al., 1997, Geraghty et al., 1997). Von acht untersuchten Kindern, deren Mütter täglich zwischen 0,3 und 1,1 mg/kg Methadonbase einnahmen, konnte nur in einem Fall Methadon im Plasma mit 6,5 µg/l nachgewiesen werden (Wojnar-Horton et al., 1997). Bei zwei Säuglingen, die bis dahin keiner Therapie bedurften, ließ erst ein (plötzliches) Abstillen Entzugssymptome entstehen (Malpas und Darlow, 1999). Daher kann oder sollte unter Methadonsubstitution gestillt werden, wenn sicher ist, dass keine weiteren Drogen im Spiel sind und mütterliche Infektionen wie z. B. HIV nicht dagegen sprechen. Welche tägliche Methadondosis für das gestillte Kind noch tolerabel ist, sollte individuell unter Berücksichtigung der Therapie bis zur Geburt und etwaiger Symptome beim Säugling entschieden werden.

28.4.5 Kokain und andere Drogen

Kokain geht in die Muttermilch über und ist im Urin des gestillten Säuglings bis zu 60 Stunden nachweisbar. Zwei Publikationen beschreiben Auffälligkeiten bei exponierten Kindern (Shannon et al., 1989, Chasnoff et al., 1987). Darunter war ein 2 Wochen alter Säugling mit Tachykardie, Tachypnoe, Hypertonus, Zittern, Übererregbarkeit und anderen neurologischen Auffälligkeiten.

Amphetaminabkömmlinge sind in der Milch nachweisbar. Eine ältere Studie an 103 Mutter-Kind-Paaren hat innerhalb eines Beobachtungszeitraums von 24 Monaten keine toxischen Auswirkungen via Muttermilch feststellen können. Die relative Dosis für den Säugling betrug bis zu 6 % (Übersicht in Briggs, 2002).

Zu anderen Drogen liegen keine ausreichenden Erfahrungen zur Stillzeit vor.

28.5 Zusammenfassung

Viel zu häufig wird eine Stillpause oder gar Abstillen mit Blick auf eine medikamentöse Therapie empfohlen. Dieser Eingriff in die Mutter-Kind-Beziehung wird mit warnenden Fachinformationen in Roter Liste oder auf dem Beipackzettel begründet oder ist Folge einer diffusen Furcht vor toxischen Medikamentenwirkungen über die Muttermilch, obwohl Symptome beim gestillten Kind selten – und unter therapeutischer Dosierung kaum bedrohlich sind.

Das Dilemma ist, dass die Verordnung einer medikamentösen Therapie und die Entscheidung über Stillen oder Nichtstillen häufig nicht in den Händen derselben Person liegen. Nach unserer Erfahrung verschreibt der Hausarzt, Orthopäde, Urologe, Hals-Nasen-Ohrenarzt ein Medikament und lässt die Mutter mit der Frage des Weiterstillens allein – oder noch schlimmer – empfiehlt pauschal abzustillen. Sucht die Mutter (dennoch) den Rat anderer Fachkräfte (Hebamme, Kinderarzt, Stillberaterin), hat sie schon das Rezept oder das Medikament in der Tasche.

Will die betreffende Mutter einerseits die Verordnung befolgen und andererseits ihr Kind weiterstillen, muss der von der Mutter aufgesuchte Ratgeber oder die Mutter selbst intervenieren und ggf. den verschreibenden Arzt zur Änderung der Verordnung auffordern. Dies erfordert u. U. Konfliktfähigkeit, die jedoch in dem Bewusstsein erfolgen sollte, dass ein ungerechtfertigter Rat zum Abstillen ein traumatisierendes Eingreifen in die Mutter-Kind-Beziehung darstellt, das bei gewissenhafter Medikamentenauswahl hätte vermieden werden können. Die Lösung des Problems „Stillen und Medikamente" liegt nicht in der bedenkenlosen Anwendung von Arzneimitteln, sondern im sorgfältigen Auswählen von in der Stillzeit gut untersuchten Präparaten (z. B. in Schaefer und Spielmann, 2001). Fast für jede Behandlungsindikation lässt sich eine Therapie finden, die Weiterstillen erlaubt. Der Zugang zu entsprechenden Informationen ist jedoch nicht einfach, da die gebräuchliche Standardliteratur immer wieder zu Fehlentscheidungen verleitet. Auskünfte erteilt auch Dr. med. Christof Schäfer, Pharmakovigilanz- und Beratungszentrum für Embryonaltoxikologie (siehe Anhang B).

Literatur

Astley S., Little R. E., Maternal marijuana use during lactation and infant development at one year. Neurotoxicol Teratol 1990, 12: 161–68

Becker A. B., Manfreda J., Ferguson A. C. et al., Breast-feeding and environmental tobacco smoke exposure. Arch Pediatr Adolesc Med 1999, 153: 689–91

Bennett P. N. (Hrg), Drugs and Human Lactation, 2nd ed. Elsevier, Amsterdam, New York, Oxford 1996

Briggs G. G., Freeman R. K., Yaffe S. J., Drugs in pregnancy and lactation, 6th ed. Williams and Wilkins, Baltimore 2002

Chasnoff I. J., Lewis D. E., Squires L., Cocaine intoxication in a breast-fed infant. Pediatrics 1987, 80: 836–8

Edwards N., Sims-Jones N., Breithaupt K., Smoking in pregnancy and postpartum: relationship to mother's choices concerning infant nutrition. Can J Nurs Res 1998, 30: 83–98

Geraghty B., Graham E. A., Logan B., Weiss E. L., Methadone levels in breast milk. J Hum Lact 1997, 13 (3): 227–230

Haug K., Irgens L. M., Baste V., Markestad T., Skjaerven R., Schreuder P,. Secular trends in breastfeeding and parental smoking. Acta Paediatr 1998, 87: 1023–27

Howard C. R., Lawrence R. A., Drugs and breastfeeding. Clin Perinatol 1999, 26, 447–78

Ito [A] S., Koren G., Einarson T. R., Maternal noncompliance with antibiotics during breastfeeding. Ann Pharmacother 1993, 27, 40

Ito [B], S., Blajchman A., Stephenson M., Eliopoulos C., Koren G., Prospective follow-up of adverse reactions in breast-fed infants exposed to maternal medication. Am. J. Obstet. Gynecol. 1993, 168: 1393–9

Lawrence R., Lawrence M., Breastfeeding: a guide for the medical profession, 5. ed., Mosby, St. Louis 1999

Lewis D. E., Squires L., Cocaine intoxication in a breast-fed infant. Pediatrics 1987, 80: 836–8

Little, R. E., Anderson K. W., Ervin C. H., Worthington-Roberts B., Clarren S. K., Maternal alcohol use during breast-feeding and infant mental and motor development at one year. N. Engl. J. Med. 1989, 321: 425–30

Malpas T. J., Darlow M. D., Neonatal abstinence syndrome following abrupt cessation of breast-feeding. NZ Med J 1999, 112: 12–13

Mascola M. A., Van Vunakis H., Tager I. B., Speizer F. E., Hanrahan J. P., Exposure of young infants to environmental tobacco smoke: breast feeding among smoking mothers. Am J Publ Health 1998, 88: 893–96

Radisch, B., Luck W., Nau H., Cadmium concentrations in milk and blood of smoking mothers. Toxicology letters 1987, 36: 147–52

Ratner P. A., Johnson J. L., Bottorff J. L., Smoking relapse and early weaning among postpartum women: is there an association? Birth 1999, 26, 76–82

Schaefer C., Spielmann H., unter Mitarb. von K. Vetter, Arzneiverordnung in Schwangerschaft und Stillzeit, 6. Aufl. Urban & Fischer, München 2001

Shannon M. et al., Cocaine exposure among children seen at a pediatric hospital. Pediatrics 1989, 83: 337–42

Wojnar-Horton R. E., Kristensen J. H., Ilett K. F., Dusci L. J., Hackett L. P., Methadone distribution and excretion into breast milk of clients in a methadone maintenance programme. Br J Clin Pharmacol 1997, 44: 543–47

29 Empfängnisverhütung in der Stillzeit

29.1 Hormonfreie Verhütungsmethoden – Mittel der ersten Wahl

Nicht stillende Frauen können etwa 6 bis 8 Wochen pp. wieder schwanger werden. Bei stillenden Frauen löst das Saugen des Babys an der Mamille nervale Reize aus, die zum Hypothalamus weitergeleitet werden. Diese Impulse bewirken eine verminderte Ausschüttung von Gonadotropinen, insbesondere von LH (luteinisierendes Hormon fördert die Eireifung, Bildung der Östrogene, induziert den Follikelsprung und die Bildung des Gelbkörpers). Eine herabgesetzte Aktivität der Eierstöcke ist die Folge. Das bedeutet, dass das Saugen an sich entscheidend die Unterdrückung der Fruchtbarkeit beeinflusst (Gray 1993, Peters 1987).

Stillen ist auch dafür verantwortlich, dass der erste Menstruationszyklus ohne vorangehenden Eisprung (anovulatorisch) verlaufen kann, besonders wenn er binnen des ersten halben Jahres pp. auftritt (Campbell, Gray 1993). Diese Möglichkeit nimmt jedoch ab, je länger die Menstruationsblutung durch Stillen hinausgezögert wird (Lewis 1991). Das bedeutet, je länger die Frauen durch Stillen das Wiedereinsetzen der Menstruation verzögern, desto geringer ist die Wahrscheinlichkeit, dass sie mit einer vorangehenden Blutung gewarnt werden, wieder fruchtbar zu sein. Untersuchungen von Campbell und Gray zeigten aber, dass die Ovulation ohne vorherige Menstruationsblutung häufig eine Corpus-Luteum-Insuffizienz nach sich zieht, verursacht durch die Stillhormone. Trotz des Eisprungs ist dadurch Infertilität vorhanden. Tritt eine vaginale Blutung nach dem 56. Tag pp. auf, ist davon auszugehen, dass die Fruchtbarkeit wieder eingesetzt hat.

29.1.1 Laktations-Amenorrhoe-Methode

Das Wiedereinsetzen der Empfängnisbereitschaft wird maßgeblich durch das Stillverhalten beeinflusst. Weltweit trägt das Stillen am meisten zur Geburtenregelung bei. Das Institut für Reproduktive Gesundheit an der Universität von Georgetown entwickelte 1990 Richtlinien zur Laktations-Amenorrhoe-Methode (LAM) auf Grundlage der Untersuchungen angesehener Experten auf dem Gebiet der Laktations-Infertilität (Bellagio-Konsens). Diese Methode kann in den ersten 6 Monaten pp. angewendet werden. Mit einer Sicherheit von 98 % schützt sie vor Schwangerschaft. Folgende Kriterien sind dabei zu beachten:

- Die Menstruation hat noch nicht eingesetzt (keine vaginale Blutung nach dem 56. Tag pp.).
- Das Baby wird voll gestillt. Es darf kein längerer Zeitabstand zwischen 2 Stillmahlzeiten liegen als 4 Stunden am Tag und 6 Stunden nachts.
- Das Baby ist nicht älter als 6 Monate.

Unter „vollem Stillen" versteht man:

- Ausschließliches Stillen, d. h. der Säugling bekommt keine andere Flüssigkeit oder feste Nahrung außer Muttermilch.
- Fast ausschließliches Stillen, d. h. der Säugling bekommt in unregelmäßigen Abständen Vitamine, Mineralstoffe, Wasser, Saft oder andere Nahrungsmittel, aber nicht mehr als 1 bis 2 Mund voll pro Tag.

Sobald das Baby nachts länger schläft als 6 Stunden am Stück oder am Tag die Stillabstände größer als 4 Stunden werden, kann sich die hormonelle Situation ändern und Fruchtbarkeit wieder eintreten. Bei manchen Frauen kann das Ausbleiben der Menstruation noch lange hinausgezögert werden, indem sie ihr Kind tagsüber immer noch sehr häufig anlegen, obwohl es bereits durchschläft und schon Beikost erhält.

29.1.2 Natürliche Familienplanung oder sympto-thermale Methode

Die Methode der natürlichen Familienplanung (NFP) basiert auf dem Wahrnehmen, Erkennen und Bestimmen bestimmter Körpersignale, die eine Ovulation ankündigen. Die zyklusbedingten Veränderungen der Parameter Körpertemperatur und Zervixschleim sind zum Bestimmen der fruchtbaren Phase relevant. Demzufolge wird sie auch sympto-thermale Methode genannt. Vor dem Eisprung verändert sich unter dem Einfluss von Östrogen der Zervixschleim. Er verflüssigt sich, nimmt an Menge zu und signalisiert der Frau so eine bevorstehende Ovulation. Nach dem Eisprung bildet der Gelbkörper neben Östrogen zusätzlich Progesteron. Dieses ist u.a. für den Temperaturanstieg um einige Zehntel Grad Celsius verantwortlich. Die Temperatur bleibt bis zum Ende des Zyklus erhöht (Temperaturhochlage) und zeigt an, dass die fruchtbare Phase vorüber ist.

Stillende Frauen haben eventuell Probleme beim Bestimmen der Zervixschleimkonsistenz. Müssen sie während der Nacht aufstehen, kann sich auch die Temperatur leicht verändern, so dass sie nicht mehr aussagekräftige Werte liefert. Eine gute Möglichkeit zum Verhüten während der Stillzeit bietet eine Kombination aus LAM und NFP. Bis zum Wiedereinsetzen der Menstruation kann LAM angewendet werden, anschließend wird mit NFP verhütet.

NFP kann sowohl zum Verhüten einer Schwangerschaft durch Abstinenz während der fruchtbaren Tage, oder zur zielgerichteten Planung einer Schwangerschaft eingesetzt werden. Mit einem Pearl-Index von 0,5 gehört sie bei exakter Anwendung zu den sichersten Verhütungsmethoden. Allerdings muss NFP erlernt werden.

Es braucht eine gewisse Zeit, um in der Selbstbeobachtung und Auswertung der Körpersignale sicher zu werden.

Kurse und Adressen von ausgebildeten NFP-Beraterinnen und Beratern sind erhältlich unter:

> Malteser Arbeitsgruppe NFP
> Kalker Hauptstraße 22
> 51103 Köln
> Tel. 0221/98 22-591
> e-Mail: malteser.NFP@t-online.de

29.1.3 Mechanische Methoden

Zu dieser Kategorie zählen Kondome, Diaphragmen und Portiokappen. Die beiden Letzteren müssen nach der Geburt wieder neu angepasst werden. Ansonsten bieten sie bei richtiger Anwendung einen sicheren Schutz. Vorteilhaft ist auch, dass sie keinen Einfluss haben auf die Laktation.

29.1.4 Chemische Mittel

Nach Anwendung von Spermiziden lassen sich geringe Mengen im Blut feststellen. Es gibt jedoch keine Nachweise über negative Auswirkungen auf das Baby. Sie werden von der Amerikanischen Akademie der Kinderärzte (AAP) als „mit dem Stillen vereinbar" eingestuft. Bei sehr trockener Scheide aufgrund der niedrigen Östrogenspiegel in der Stillzeit, dienen sie zusätzlich als Gleitmittel.

29.1.5 Intrauterinpessare (IUP)

Hormonfreie Spiralen stellen eine sehr effektive Methode zur Empfängnisverhütung dar. Sie wirken sich weder negativ auf das Stillen aus, noch zeigen sie gravierende andere Nebenwirkungen. Nachteilig ist die höhere Ausstoßungsrate und die erhöhte Gefahr von Perforationen beim Legen der Spirale. Es hat sich bewährt, das Pessar entweder direkt nach Ausstoßen der Plazenta nach der Geburt einzulegen oder erst nach 6 Wochen pp.

29.1.6 Sterilisation

Eine Tubenligatur (Eileiterunterbindung) bietet höchste Sicherheit, ist jedoch wie jeder operativer Eingriff mit einem Risiko verbunden. Die notwendige Narkose kann sich während der Wirkzeit negativ auf das Stillen und die Stillwilligkeit der Frau auswirken. Auch muss sich die Frau über diesen Schritt sehr sicher sein, denn die Sterilisation bedeutet in den meisten Fällen eine endgültige Unfruchtbarkeit. Gleiches gilt für die Vasektomie (Unterbrechen der Samenstränge) beim Mann.

29.2 Hormonelle Verhütungsmethoden

29.2.1 Reine Gestagenpräparate – Mittel der zweiten Wahl

Gestagene wie Norethisteron, Levonorgestrel, Medroxyprogesteron, liegen als Monopräparat vor, oder in Kombination mit Östogenen (s. u.). Reine Gestagenpräparate beeinträchtigen weder die Laktation, noch die Milchzusammensetzung. Ein Transfer über die Muttermilch zum Säugling findet in sehr geringer Dosis statt, Langzeitwirkungen auf die Kinder konnten jedoch nicht festgestellt werden. Im Handel befinden sich:

- Orale Präparate (Minipille),
- Depot-Gestageninjektionen (3-Monats-Spritze),
- Gestagenimplantate,
- Gestagen abgebende Intrauterinpessare,
- Gestagen freisetzende Vaginalringe.

Die AAP stuft diese Arzneimittel als „mit dem Stillen vereinbar" ein.

29.2.2 Kombinierte Kontrazeptiva – Mittel der dritten Wahl

Kombinierte Kontrazeptiva bestehen aus Gestagenen und Östrogenen. Sie sind in folgender Darreichungsform erhältlich:

- Orale Präparate (Antibabypillen),
- Depot-Injektionen (3-Monats-Spritze),
- Transdermale Pflaster.

Östrogene und Gestagene gelangen in unterschiedlich geringen Mengen über die Muttermilch in den kindlichen Organismus. Als Folge der Östrogeneinwirkung konnte man eine leichte Gewichtsabnahme beim Kind feststellen ohne Auswirkungen auf die physische und kognitive Entwicklung. Abhängig vom Ernährungszustand der Mutter konnten Veränderungen in der Milchzusammensetzung beobachtet werden, insbesondere im Kalorien-, Eiweiß-, Stickstoff- und Lipidgehalt (Schaefer, Spielmann 2001). Weiterhin wurde eine Abnahme der Milchmenge beschrieben, bei älteren Präparaten sogar zwischen 20–40 %. Bemerkbar macht sich diese Verminderung bei Müttern mit ohnehin schon geringerer Milchproduktion. Letztlich kann das zu einer geringeren Gesamtstillzeit führen.

Kombinierte Kontrazeptiva sollten aus diesen Gründen nicht in den ersten 6 Monaten pp. eingesetzt werden. Sie werden von AAP als „mit dem Stillen vereinbar" eingestuft.

Die Verhütungsproblematik stellt immer wieder ein gefragtes Thema in der Stillgruppe dar. In diesem Rahmen kann es weit ausführlicher besprochen und diskutiert werden, als bei einer kurzen Konsultation eines Gynäkologen. Apothekerinnen als Arzneimittelfachfrauen verfügen hierfür über weitreichendes Hintergrundwissen.

Literatur

Arbeitsgruppe NFP, Natürlich und Sicher – NFP, Ratgeber Ehrenwirth, München 2000
Campbell O., Gray R., Characteristics and determination of postpartum ovarian function in women in the Unites States, Am J Obstet Gynecol 1993, 169:55–60
Diaz S., Lactational, amenorrhoea and the recovery of ovulation and fertility in fully nursing Chilean women, Contraception 1988, 38: 53-67
Freundl G., Stillen und Empfängnisverhütung, BZgA, Band 3, Köln 2001
Gray R. et al., The risk of ovulation during lactation, Lancet 1990, 335:25–29
Howie W. et al., Effect of supplementary food on suckling patterns and ovarian activity during lactation, Br Med J 1981, 283: 757-759
Keidel W., Kurzgefasstes Lehrbuch der Physiologie, Georg Thieme Verlag, Stuttgart 1970
Lawrence R., Breastfeeding – A guide for the Medical Profession, 5. Ed. By Mosby, St. Louis 1999
Lewis P. R. et al., the resumption of ovulation and menstruation in a well-nourished population of women breastfeeding for extended period of time, Fertil Steril 1991, 55(3):529–536
Look van P. F., Lactational amenorrhoea method for family planning, Br Med J 1996, 313: 893-894
McCann M. F., Potter L. S., Progesteron-only oral conception – a comprehensive review, Contraception 1994, 50: 1-198
Mohrbacher N., Stock J., Handbuch für die Stillberatung, 2. Aufl., La Leche Liga Deutschland e.V. 2001
Peters F., Laktation und Stillen, 1. Aufl., Enke Verlag, Stuttgart 1987
Rogers I. S., Lactation and fertility, Early Hum. Dev. 1997, 49: 185-190
Scherbaum V., Perl F. M., Kretschmer U., Stillen, Deutscher Ärzte Verlag, Köln 2003
Schaefer C., Spielmann H., Arzneiverordnung in der Schwangerschaft und Stillzeit, 6. Auflage, Urban & Fischer München, Jena 2001
Sweezy S. R., Contraception for the postpartum woman, Clinical Issues 1992, 3(2): 209-226

30 Hausapotheke in der Stillzeit

30.1 Erkältungskrankheiten

Vorbeugung

- Vitamin C in möglichst natürlicher Qualität: Zitronen und Orangen in kleiner Menge, Acerola C® Tabletten,
- Esberitox® Tabletten,
- Schlehen-Elexier von Wala oder Weleda; 3-mal täglich 1 Esslöffel,
- bei starker Anfälligkeit Meteoreisen/Phosphor/Quarz Globuli von Wala; 3 Wochen 10 Globuli täglich morgens,
- viel frische Luft – auch bei ungemütlicher Witterung!

Halsschmerzen

- Beginnende Halsschmerzen: Echinacea comp. Essenz zum Sprühen von Wala; 2–3 Sprühstöße in den Mund- und Rachenraum; **cave:** bei Allergie auf Korbblütler.
- Apis/Belladonna Globuli von Wala bei Halsschmerzen mit Schluckbeschwerden und gerötetem Rachen; 3-mal täglich 10 Globuli.
- Akute Halsentzündung mit Husten, Schluckbeschwerden und Heiserkeit: Anis/Pyrit Tabletten von Weleda; 2-stündlich eine Tablette im Mund zergehen lassen.
- Pyrit/Zinnober Tabletten von Weleda wirken heilungsfördernd bei Rachenentzündung, Kehlkopfentzündung; bei Kehlkopfdeckelentzündung Arzt aufsuchen; 2–6-mal täglich 1 Tablette im Mund zergehen lassen.
- Mit Salbeitee gurgeln (nicht trinken!), Schal umlegen, viel Warmes trinken, Stimme schonen, eventuell Luft befeuchten, kalte Luft meiden.
- Setzt Fieber ein, Arzt aufsuchen!

Husten

- Weleda Hustenelexier; 3-stündlich 1 Teel. Saft.
- Es können auch andere pflanzliche Hustensäfte eingenommen werden wie Prospan®, Bronchicum Elixier®, Bronchipret®, Thymipin®.
- Bronchi/Plantago comp. von Wala bei verschleimtem Husten; bis zu 3-mal täglich 10 Globuli.

- Petasites comp. Globuli von Wala bei krampfhaftem und länger anhaltendem Husten bis zu 6-mal täglich 10 Globuli.
- Archangelica comp. Globuli von Wala bei trockenem Reizhusten 1–3-mal täglich 5–10 Globuli, Isla Moos®-Pastillen lutschen.
- Einreibung der Brust vor dem Schlafen gehen mit Plantago/Bronchialbalsam von Wala.
- Viel warme Flüssigkeit trinken.
- Hält der Husten länger als 14 Tage an, Arzt aufsuchen.

Schnupfen

- Nasenbalsam von Wala mehrmals täglich in die Nase einführen und äußerlich auf die Nasenflügel auftragen.
- Agropyron comp. Globuli von Wala 2–4-mal täglich, im akuten Stadium 2-stündlich 8–10 Globuli.
- Bei sehr starkem Schnupfen ist es oft erforderlich abschwellende Nasentropfen zu benutzen (auch zur Vermeidung von Nebenhöhlenentzündung). Es reicht auch für Erwachsene die Kinderdosierung! Im Akutstadium sprüht man eben öfter.
- Sinuselect® Tropfen bei beginnender Nebenhöhlenentzündung in Wasser verdünnt einnehmen (enthalten Alkohol).
- Inhalieren, eventuell mit einem Ätherisch-Öl-Zusatz (Cajeput, Fichtennadel, nicht Pfefferminze).
- Eventuell Luft anfeuchten.

Grippaler Infekt

- Ferrum phosphoricum comp. Globuli von Weleda bei Abgeschlagenheit, Kopf- und Gliederschmerzen zu Beginn eines Infektes alle 1 bis 2 Stunden 15 Kügelchen im Mund zergehen lassen.

30.2 Magen-Darm-Störungen

Übelkeit, Erbrechen

- Nausyn Tabletten von Weleda bei Übelkeit mit Brechreiz, Schwindel, Schweißausbrüchen 2–3 stündlich 1 Tablette.
- Nausyn Tabletten bei Seekrankheit, Reisekrankheit 2 bis 3 Tage vor der Abreise mit der Einnahme beginnen, im Akutzustand wie oben anwenden.

- Nux vomica comp. Tropfen von Weleda bei Übelkeit mit Erbrechen, Magendruck, Magenschmerzen 3–5-mal täglich 10–15 Tropfen mit Wasser verdünnt einnehmen.
- Gentiana comp. Globuli von Wala bei Verdauungsschwäche mit Übelkeit, Völlegefühl oder Blähungen 3-mal 10 Globuli etwa 1/2 Stunde vor dem Essen einnehmen.
- Digestodoron Tabletten von Weleda bei wiederholt auftretendem Sodbrennen, Speisenunverträglichkeit, Übelkeit, Blähungen, Wechsel von Durchfall und Verstopfung 1–3-mal täglich 2–4 Tabletten.
- Am ersten Tag nur Wasser, Kamillentee oder wenig schwarzen Tee (Vorsicht Coffein!) einnehmen, anschließend einige Tage fettarme Diät einhalten, beginnen mit pürierter Banane, geriebenem Apfel, Heidelbeerfrüchtetee, verdünnter Apfelschorle, Salzstangen etc.

Durchfall

- Birkenkohle comp. Kapseln von Weleda bei Durchfall mit Blähungen und Bauchkrämpfen 3-mal täglich 1–2 Kapseln mit reichlich Flüssigkeit einnehmen, im Akutzustand bis zu 5-mal täglich 1–2 Kapseln.
- Genügend trinken um Austrocknung zu vermeiden (hat rasch als Folge Rückgang der Milchproduktion).
- Bei großem Flüssigkeitsverlust (sehr häufige, wässrige Stühle) Elektrolyte ersetzen mit verdünnter Apfelschorle oder Elotrans® Beutel.

Nachfolgend sollte eine Darmsanierung erfolgen mit einigen Tagen Perenterol® Kapseln, anschließend über längere Zeit täglich 1 Teel. Eugalan plus 3 in den Joghurt einrühren oder Kanne Brottrunk® trinken.

30.3 Nervosität und Einschlafstörungen

- Avena sativa comp. Globuli von Weleda bei Unruhe, „Gedankenkreisen" vor dem Einschlafen bedingt durch Stress, Überreiztheit, seelischer Erschöpfung 15 Globuli vor dem Schlafengehen, bei Nervosität und innerer Unruhe 3–4-mal täglich 15 Globuli.
- Passiflora-Nerventonikum von Wala bis zu 3-mal täglich 2 Teel. bei nervöser Unruhe; vor dem Schlafengehen bis zu 3 Teel. In warmer Flüssigkeit bei Einschlaf- und Durchschlafstörungen.
- Entspannende Bäder mit Lavendel-, Rose-, Anis-, Melissenöl um ca. 17.00 Uhr nehmen oder Baldrianextrakt einnehmen.
- Beruhigende Massage vom Partner mit Lavendel-Körperöl von Weleda, Wala oder selbst gemischt.
- Um ca. 15.00 Uhr eine Tasse Kamillenblüten- oder Johanniskrauttee mit einem Esslöffel Baldrianpresssaft trinken.

- Möglichst rhythmischen Tagesablauf gestalten, regelmäßige Pausen einlegen, Abendspaziergang einplanen.
- Nervennahrung zu sich nehmen: natürliche B-Vitamine, Vitamin-B-Komplex oder Bonolat® von Grandel.

30.4 Hautprobleme: Wunden, Stiche, Sonnenbrand, etc.

- Calendula Salbe 10 % bei Wunden und oberflächlichen Entzündungen, auch bei verzögerter Wundheilung und Neigung zur Vereiterung mehrmals täglich auftragen.
- Combudoron Flüssigkeit von Weleda bei Verbrennungen, Blasenbildung, Rötung (Sonnenbrand), Insektenstichen (Umschläge mit einer Verdünnung von 1:10 mit Wasser) im Akutfall.
- Combudoron Gelee von Weleda zur Nachbehandlung oben genannter Beschwerden anwenden.
- Dermatodoron Gelee von Weleda bei allergischen Hautreaktionen, Juckreiz, kleinen Bläschen 1–2-mal auftragen.
- Dermatodoron Salbe von Weleda bei Ekzemen, eventuell mit Schuppenbildung an den betroffenen Stellen anwenden.
- Unterstützend bietet es sich bei den genannten beiden Fällen an, Dermatodoron Tropfen von Weleda einzunehmen; 1–3-mal täglich 10 Tropfen.

30.5 Sportverletzungen

- Stumpfe, traumatische Verletzungen wie Prellungen, Quetschungen, Verstauchungen, Verrenkungen können sehr gut mit Traumeel® Salbe von Heel therapiert werden.
- Hilfreich kann auch eine Kältebehandlung mit Cold-Hot-Kompressen sein.
- Arnika e planta tota D6 Globuli von Wala können den Heilungsvorgang unterstützen; 10 Globuli über 10 Tage oder bis zum Rückgang der Beschwerden einnehmen.
- Das Arnika-Wundtuch von Wala ist besonders zur Erstversorgung gut geeignet.

30.6 Hämorrhoidalleiden

- Risse an der Haut und/oder Haut-Schleimhautgrenze, dumpfes Druckgefühl oder Schmerzen in der Analgegend, schmerzhafter Stuhlgang, Juckreiz und

Brennen können gut behandelt werden mit Hamamelis comp. Salbe von Weleda (mehrmals täglich auftragen).
- Bei zusätzlichen zeitweiligen hellroten Blutabgängen (ohne Eiter und Schleim) können Weleda Hämorrhoidalzäpfchen eingeführt werden, zu Beginn 2-mal täglich, nach Besserung 1-mal täglich abends.
- Wichtig bei der Stuhlentleerung: nicht drücken, sondern tief durchatmen und entspannen.
- Ballaststoffreiche Ernährung und ausreichendes Trinken normalisiert den Stuhlgang.

30.7 Schmerzen

Paracetamol ist das Schmerzmittel der ersten Wahl in der Stillzeit (wirkt schmerzstillend und fiebersenkend), gefolgt von Ibuprofen (mit schmerzstillender und antientzündlicher Wirkung).

Andere Schmerzmittel sollten nur nach Absprache mit dem Arzt eingenommen werden!

Literatur

Wala Hebammenkompendium, 7. Auflage 2003
Wala Hausapotheke, 11. überarbeitete Auflage 2003
Weleda Arzneimittelverzeichnis
Weleda Beratungskompendium
Weleda Hausapotheke

31 Schadstoffe in der Muttermilch

Als Schadstoffe werden Substanzen betrachtet, die eine potentiell gesundheitsschädigende Wirkung auf den Organismus des Säuglings haben und daher nicht in der Muttermilch enthalten sein sollten. Die Aufnahme von schädlichen Genussmitteln wie Kaffee, Alkohol, Nicotin sowie Drogen unterliegen der mütterlichen Kontrolle und werden im Kapitel 28 behandelt.

Mütter können ihre Muttermilch (ab dem 4. Monat) über die Landesgesundheitsämter kostenlos auf Schadstoffe untersuchen lassen. Neben dem individuellen Ergebnis für die Mutter werden die über das Jahr gesammelten Informationen statistisch ausgewertet und der Öffentlichkeit zugänglich gemacht. Diese Muttermilchuntersuchungsprogramme können als „Frühwarnsysteme" bevölkerungsmedizinisch genutzt werden. So besteht die Möglichkeit, bei speziellen Belastungssituationen entsprechende umweltpolitische Maßnahmen zu ergreifen. In der Vergangenheit wurde in Deutschland die Anwendung bestimmter chemischer Substanzen aufgrund sehr bedenklicher Werte in der Muttermilch schon mehrmals verboten. Muttermilch kann demnach als hervorragender Bioindikator herangezogen werden zum Schutz der Gesundheit der Bevölkerung (s. Abb. 31.1).

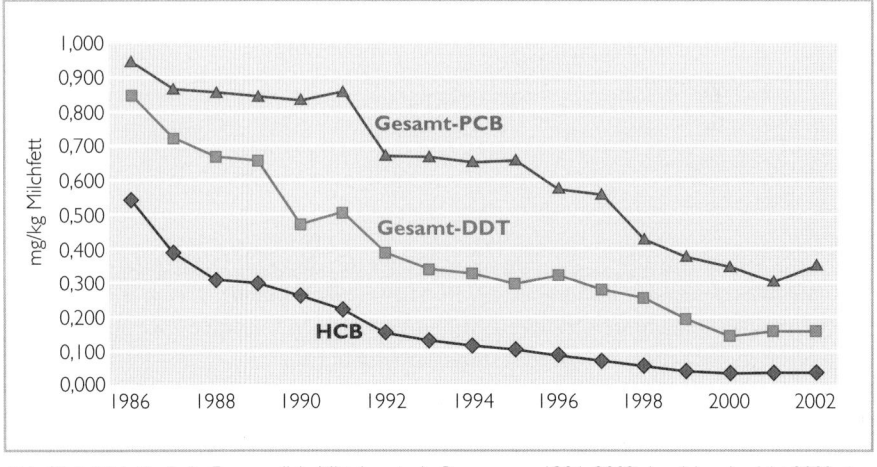

Abb. 31.1 Rückstände in Frauenmilch. Mittelwerte in Bayern von 1986–2002. Aus Jahresbericht 2002 des bayerischen Landesamtes für Gesundheit und Lebensmittelsicherheit (LGL)

31.1 Organochlorverbindungen

Bei den Fremdstoffen handelt es sich insbesondere um Organochlorverbindungen wie Dieldrin, Dichlordiphenyltrichlorethan (DDT), Hexachlorbenzol (HCB), Hexachlorcyclohexan (HCH), Lindan und Heptachlorepoxid (HCEO), die hauptsächlich in der Landwirtschaft als Insektizide oder Fungizide eingesetzt wurden. Auch polychlorierte Biphenyle (PCB), die beispielsweise als Flammschutz bei Kondensatoren oder als Weichmacher in Kunststoffen Anwendung finden, wurden in Muttermilch nachgewiesen. Mit leistungsfähiger Analytik sind Hunderte derartiger Fremdstoffe nachweisbar, von denen aber nur ein geringer Teil chemisch identifiziert ist: ein krebsauslösendes, immuntoxisches und das Hormonsystem störendes Gemisch (lt. Klinik Angermühle). Allen Substanzen gemeinsam ist die lipophile Eigenschaft sowie der langsame Abbau und damit die Anreicherung in der Umwelt. Die meisten der genannten Stoffe sind mittlerweile auf dem gesamten Erdball nachzuweisen – auch im Polareis!

Trotz eines langjährigen Herstellungs- und Anwendungsverbotes in Deutschland sind sie immer noch in der Umwelt und im Menschen nachweisbar, wenn auch in weit geringerer Konzentration als noch vor 25 Jahren. Das bedeutet für den Menschen, als letztes Glied in der Nahrungskette, eine stete Speicherung dieser Schadstoffe hauptsächlich im Fettgewebe. Je mehr Fleisch, tierisches Fett und Fisch eine Frau zu sich nimmt und genommen hat, desto höher ist ihre Belastung. Über die Muttermilch werden die Substanzen peu à peu an den Säugling abgegeben. Das Stillen kommt daher einer Entgiftung der Mutter gleich. Das erste Kind bekommt dabei eine höhere Schadstoffkonzentration übertragen, als nachfolgende Kinder. Auch mit der Dauer der Gesamtstillzeit reduziert sich der Fremdstoffgehalt in der Muttermilch. Selbst das Alter spielt eine Rolle. So weist Muttermilch älterer Frauen, die ihr erstes Kind stillen höhere Konzentrationen auf, als die Milch jüngerer Mütter. Untersuchungen zeigten sogar, dass eine Mutter mit einem hohen relativen Körpergewicht eine größere Konzentration an Fremdstoffen im Fettgewebe speichert. Beim Stillen können davon folglich mehr mobilisiert werden und in die Muttermilch gelangen.

31.2 Nitromoschusverbindungen

Eine neue Substanzgruppe, die Nitromoschusverbindungen, Duftstoffe in Kosmetika und Waschmitteln, konnten auch in Muttermilch identifiziert werden. Deutsche Hersteller verzichteten freiwillig auf einen weiteren Einsatz dieser Substanzen. In anderen EU-Staaten ist das leider noch nicht der Fall.

31.3 Schwermetalle

Schwermetalle, insbesondere Blei, Cadmium und Quecksilber, werden aufgrund ihrer physikalischen und chemischen Eigenschaften kaum im Fettgewebe gespeichert. Demzufolge sind sie nur in geringer Menge in Muttermilch zu finden.

31.4 Acrylamid

Acrylamid entsteht bei der Bräunung von Lebensmitteln infolge der Maillard-Reaktion. Dabei reagieren vermutlich bei hohen Temperaturen (>100 °C) und geringer Feuchtigkeit verschiedene Aminosäuren (Asparaginsäure u. a.) mit reduzierenden Zuckern (Glucose, Fructose etc.).

Fest steht, Acrylamid tritt in die Muttermilch über. Allerdings gibt es bislang keine aussagekräftigen Untersuchungen über die Höhe der Konzentration in Muttermilch. In der Empfehlung vom Institut für biomedizinische und pharmakologische Forschung wird Schwangeren und Stillenden angeraten, den Verzehr von stark acrylamidhaltigen Produkten einzuschränken oder komplett darauf zu verzichten.

31.5 Sind nicht gestillte Säuglinge einer geringeren Schadstoffbelastung ausgesetzt?

Säuglinge, die nicht gestillt werden, bleiben keineswegs vor den Schadstoffen verschont. Schon in der Schwangerschaft gelangten über die Plazenta Fremdstoffe zum Fötus. Auch in Formulanahrung sind Schadstoffe enthalten, wenn auch in geringerer Konzentration als in Muttermilch. Das Wasser für die Zubereitung der Flasche kann ebenso Fremdstoffe enthalten wie z. B. Blei aus bleihaltigen alten Wasserrohren, oder andere persistierende Schadstoffe, die durch biologische Abwasserreinigung nicht zu beseitigen sind und so ins Trinkwasser gelangen.

Überdies haben Studien gezeigt, dass gestillte Säuglinge in Regionen hoher Schadstoffbelastung besser gedeihen und gesünder sind, als nicht gestillte Babys.

31.6 Empfehlung der Nationalen Stillkommission

Um die Auswirkungen der Schadstoffe auf Säuglinge beurteilen zu können, müssen zwei Fakten berücksichtigt werden:

- Babys verfügen einerseits nur über sehr geringe Schutzmechanismen gegenüber Fremdstoffen, die Leber- und Nierentätigkeit ist noch nicht ausgereift, die Darmwand noch durchlässiger, d. h. der Organismus reagiert noch viel sensibler.
- Im Verhältnis zur durchschnittlichen Gesamtlebenszeit nimmt die Stillzeit andererseits nur einen geringen Zeitraum ein. Dementsprechend ist die in diesem Abschnitt aufgenommene Schadstoffmenge äußerst gering.

Schon 1978 und 1984 empfahl die Nationale Stillkommission des Bundesinstitutes für Risikobewertung (BfR) „uneingeschränktes Stillen in den ersten vier Monaten, denn die Vorteile des Stillens überwiegen bei weitem ein theoretisch abgeleitetes Risiko". Aufgrund der jetzigen deutlich reduzierten Rückstandgehalte in der Muttermilch befürwortet die Nationale Stillkommission nun **„ein uneingeschränktes Stillen bis zum 6. Monat.** Es besteht auch **kein Risiko** für den Säugling, wenn er **darüber hinaus**, zusätzlich zur Beikost, **weitergestillt** wird".

Literatur

BgVV, Belastung der Bevölkerung mit Dioxinen und anderen unerwünschten Stoffen in Deutschland deutlich zurückgegangen, Pressemitteilung 15/2000, http//www.bgvv.de

BZgA, Stillen und Muttermilchernährung, Band 3, Köln 2001

Chlorchemie und Muttermilch – Pestizid-Rückstände in Säuglingsnahrung, www.klinik-angermühle.de/buch/buchband/a-ban17c.htm

Eugster G., Wundertrank oder Giftcocktail?, Laktation und Stillen 2002, 15:4–9

Eugster G., Acrylamid – Ein neues Gift neu entdeckt, Laktation und Stillen, 2003, 16:10–12

Fachinformation „Umwelt und Gesundheit": Schadstoffbelastung in der Muttermilch http://www.bayern.de/lfu/umwberat/ubbsch.htm

Jordi B., Expertenstreit um die Gefährlichkeit der Schadstoffe in Muttermilch, Magazin Umwelt 2000, www.umwelt-schweiz.ch

Liebl B., Koletzko B. et al., Transition of nitro musks and polycyclic musks into Human milk, short and long term effects of breast feeding on child health: 289-305, by Koletzko B. et al., Kluvert Academic/Plenum Publishers 2000

Niedersächsisches Landesgesundheitsamt: Das Muttermilch-Untersuchungsprogramm des Landes Niedersachsen – Biomonitoring, Auswertung der Jahre 2000 und 2001

Schade G., Heinzow B., Organochlorine pesticides and polychlorinated biphenyls in human milk of mothers living in Northern Germany (1986-1997), Sci Total Environ 1998, 215: 31-39

Schmid E., Schadstoffe in der Muttermilch: welche Konsequenzen sind zu ziehen, Monatsschr. Kinderheilkd. 1983, 131: 809–819, www.fke-do.de

32 Ernährung in der Stillzeit

Die Ernährung hat einen wichtigen krankheitspräventiven Charakter. Schon Hildegard von Bingen erkannte in vielen Nahrungsmitteln auch einen Heilwert. Eine ausgewogene Ernährung und Versorgung mit entsprechend vielen Vitalstoffen trägt sehr zum Wohlbefinden – nicht nur – in der Stillzeit bei.

32.1 Mikronährstoffe

Unsere Körperzellen sind pausenlos biochemisch aktiv und müssen daher ständig mit Mikronährstoffen versorgt werden. Vitamine, Mineralien und Spurenelemente beschleunigen Stoffwechselvorgänge, das heißt sie sind an diversen Abbau- und Aufbauvorgängen im Organismus beteiligt. Der Stoffwechsel ist aber nur so stark wie das schwächste Glied in der Kette. Fehlt ein Glied dieser Kette, so wird der Vorgang abgebrochen, oder es werden Umwege vorgenommen, die eine Verzögerung im Stoffwechsel verursachen.

32.1.1 Vitamine

Vitamine sind organische Verbindungen aus der belebten Natur. Sie werden von unserem Körper nicht selbst gebildet und müssen deshalb über die Nahrung aufgenommen werden. Folgende Vitamine sind für uns lebensnotwendig (essentiell):

- die fettlöslichen Vitamine: A, D, E, K
- die wasserlöslichen Vitamine: B_1, B_2, Niacin (B_3), Panthotensäure (B_5), B_6, Folsäure (B_9), B_{12}, Biotin (H), C

Fast alle Vitamine fungieren im Stoffwechsel als Enzyme oder Cofaktoren von Enzymen.

32.1.2 Mineralien und Spurenelemente

Mineralien und Spurenelemente sind anorganische Verbindungen aus der unbelebten Natur. Auch sie müssen dem Körper in ausreichender Menge über die Nahrung zugeführt werden. Sie sind an zahlreichen Vorgängen im Körper beteiligt:

- Auf- und Abbauvorgänge im Körper (z. B. Knochenwachstum).
- Cofaktoren von Enzymen, die unseren Stoffwechsel und das Immunsystem organisieren.

- Entgiftungsvorgänge (Binden von Schwermetallen).
- Übertragung von Nervenimpulsen.
- Regelung des Säuren- und Basenhaushaltes, etc.

Von den Mineralien benötigen wir mehr als 100 Milligramm (mg). Zu ihnen zählen: Natrium, Kalium, Calcium, Magnesium, Chlor, Phosphor und Schwefel.

Spurenelemente sind, wie der Name schon verrät, nur in Spuren (Mikrogramm, µg) im Körper vorhanden. Zu dieser Gruppe gehören: Iod, Fluor, Eisen, Zink, Chrom, Kupfer, Silicium, Molybdän, Nickel, Vanadium.

32.2 Nährstoffbedarf in der Stillzeit

Oft weisen junge Frauen schon vor einer Schwangerschaft ein Defizit an Mikronährstoffen auf (lt. aktuellem DGE-Ernährungsbericht). Besonders die B-Vitamine, Folsäure, Vitamin C und E sind davon betroffen. Das bedeutet, die Stillzeit wird mit noch geringerer Konzentration begonnen. In keinem anderen Lebensabschnitt hat der Organismus jedoch so einen hohen Nährstoffbedarf wie in der Stillzeit! Schließlich verdoppelt das Baby sein Geburtsgewicht in den ersten 6 Monaten. Das bedeutet, dass allein durch die Muttermilch die Energie, Proteine und Mikronährstoffe für das Kind bereitgestellt werden, die es für diese Entwicklung benötigt. Das Stillen verbraucht pro Tag etwa 500–750 kcal zusätzlich!

Wenn die Mutter sich daher nicht ausreichend ernährt, gelangt sie mit allen gesundheitlichen Folgen in ein absolutes Nährstoffdefizit. Aus diesem Grund ist es von Gynäkologen geradezu unverantwortlich, schwangere und stillende Frauen nicht über diesen Sachverhalt aufzuklären. Leider ist dies immer noch an der Tagesordnung.

Tab. 32.1 Der tägliche Nährstoffbedarf einer stillenden Mutter

Vitamine		Mineralstoffe und Spurenelemente	
Vitamin A	6000 I. E.	Calcium	1500 mg
Vitamin D	10 µg	Magnesium	750 mg
Vitamin E	50 mg	Iod	200 µg
Vitamin K	20 µg	Eisen	15 µg
Vitamin C	200 mg	Zink	30 mg
Vitamin B_1	5 mg	Selen	100 µg
Vitamin B_2	5 mg	Kupfer	10 mg
Vitamin B_3	25 mg	Fluor	4 mg
Vitamin B_5	20 mg	Chrom	100 µg
Vitamin B_6	5 mg	Molybdän	200 µg
Vitamin B_{12}	5 mg	Ω-3-Fettsäuren	1–3 g
Folsäure	0,8 mg		
Biotin	200 µg		

32.3 Wertvolle Nahrungsmittel – nicht nur für die Stillzeit

In verschiedenen Büchern ist immer wieder zu lesen, welche Nahrungsmittel in der Stillzeit gemieden werden sollten, weil sie Unbehagen bis hin zu schweren Koliken beim Baby hervorrufen könnten. Zu diesen schwerer verdaulichen Nahrungsmitteln zählen alle Kohlarten, Lauch, Knoblauch, Zwiebeln, Gurken und Hülsenfrüchte. Bei Vitamin-C-reichen Lebensmitteln wie Orangen, Zitronen, Mandarinen und Gemüsepaprika können empfindliche Babys mit einem wunden Po reagieren.

Viele Frauen, die während der Stillzeit keine bestimmten Lebensmittel vom Speiseplan streichen, kommen trotzdem damit gut klar. Wenn sich die Mutter unsicher fühlt bei bestimmten Nahrungsmitteln, so sollte sie von diesen kleine Mengen 2–3-mal versuchen. Wenn nun das Baby tatsächlich jedesmal „negativ" darauf anspricht – sei es mit Blähungen, sei es mit Hautveränderungen – kann sie dieses Lebensmittel kurze Zeit meiden, um es dann erneut zu versuchen.

- Erstens „reift" der Darm mit der Zeit und kann Nahrungsbestandteile besser verwerten.
- Zweitens sind die Auswirkungen auch abhängig von der aufgenommenen Menge des auslösenden Nahrungsmittels. In Maßen genossen haben die wenigsten Lebensmittel Auswirkungen auf das Kind.
- Drittens sollte insbesondere die Ernährung in der Stillzeit (und Schwangerschaft) möglichst ausgewogen sein. Letzteres wäre mit einer Ausschlussdiät bestimmter Lebensmittel nicht in vollem Maße gewährleistet.

Für die Mütter ist es sicher nicht leicht, sich gerade in dieser Zeit ausgewogen zu ernähren. Meist scheitert es an mangelnder Zeit, neben dem Baby auch noch für sich zu sorgen. Vielleicht ist es möglich, dass die Mutter hin und wieder von Verwandten oder Freunden bekocht wird. Für die andere Zeit ist es ratsam, tiefgefrorene Produkte aufzuwärmen. Diese Lebensmittel weisen noch einen relativ hohen Nährwert auf, vorzugsweise sind Lebensmittel aus biologischem Anbau zu verwenden. Aufwerten kann man die Ernährung mit folgenden besonders wertvollen Nahrungsmitteln. Sie fördern die körperliche als auch die geistige Leistungsfähigkeit.

Gemüsesäfte

Im Gegensatz zum Gemüse selbst, das einen hohen Anteil an Cellulose besitzt, können die zahlreichen Inhaltsstoffe von naturreinen Gemüsesäften wesentlich leichter ausgewertet und resorbiert werden. Aus diesem Grund zählen sie zu den wertvollsten Nahrungsquellen überhaupt. Diese vitalstoffreichen Getränke können, auf leeren Magen getrunken, Mangelzustände im Organismus rasch ausgleichen. Zudem bewirken sie so gut wie keine Blähungen.

- Karottensaft: reich an Betacarotin und Mineralstoffen (eventuell milchsauervergoren mit vielen Symbionten),
- Rote-Bete-Saft: dunkelblaurote Anthocyane,
- Kartoffelsaft: bindet Schadstoffe an der Magenwand,
- Sauerkrautsaft: calcium- und magnesiumreich, verbessert die Gehirn- und Nervenfunktion; täglich 1 Esslöffel in einem Glas Mineralwasser verdünnt trinken.

Milchsaures Gemüse

Dillgurken, Brechbohnen oder milchsaures Allerlei begünstigt in kleinen Mengen eingenommen das Magen-Darm-Milieu, verbessert die Nahrungsauswertung und liefert viele Mineralstoffe.

Rote-Bete-Pulver

Enthält in hoher Konzentration blaurote Anthocyane, die mit Vitaminen und Enzymen zusammenarbeiten und so Stoffwechsel- und Entgiftungsvorgänge unterstützen. Weiterhin ist es ein Pool für viele Mineralien und seltene Spurenelemente; in ein Glas 1 Teelöffel Pulver mit Mineralwasser lösen und mit etwas Zitronensaft auf leeren Magen trinken.

Muttersäfte

Reine Heidelbeer-, Holunderbeer- oder schwarze Johannisbeer-Presssäfte enthalten leicht verdauliche Zuckerarten fürs Gehirn, dunkelblaurote Anthocyane in reichlicher Menge und Vitamin C. Sie sind relativ sauer, können aber auch in der Stillzeit in geringen Mengen eingenommen werden. Sie fördern die Blutreinigung und die Blutbildung, unterstützen die Infektabwehr negativer Keime und Viren (auch bei Harnwegsinfekten).

Sanddorn

Auch im Sanddorn befinden sich wertvolle, leicht auswertbare Zuckerarten und orangerote Anthocyane. Sie ergänzen die dunkelblauroten in ihrer Funktion. Die wichtigsten Inhaltsstoffe sind jedoch die Vitamin-C-Bioflavonoid-Faktoren. Sie sind zuständig für die entgiftende und entschlackende Wirkung. Außerdem bilden sie ein Vitamin-C-Depot, das bedeutet, sie setzen das Vitamin konstant in so kleinen Mengen frei, wie es der Organismus auch verarbeiten kann.

Kompott (Dunstfrüchte)

Obst ist vor allem ein Spender wertvoller Zuckerarten. Es enthält qualitativ hochwertigen Zucker für den Energie- und Wärmehaushalt, für Entschlackungs- und Entgiftungsvorgänge und als Nahrung für die Darmsymbionten. Viele Obstarten sind in gedämpfter Form (ohne Zuckerzusatz) besser auswertbar als roh und in der Stillzeit bestens verträglich (fürs Baby).

Trockenfrüchte

Besonders in Perioden mit hohem Zuckerbedarf eignet sich ungeschwefeltes Trockenobst als konzentrierte Zuckerquelle. Entweder mitgekocht im Kompott, zum morgendlichen Müsli oder einfach als Zwischenmahlzeit oder Nachspeise.

Vollkorngetreide und getreideähnliche Körner

Sie zählen zu den wichtigsten Eiweiß- und Stärkequellen und enthalten viele Vitamine und Mineralstoffe: Vollkornreis (Vitamin-B-Quelle), Hirse, Quinoa, Buchweizen (Rutin für die Gefäße), Amaranth, Hafer und Gerste.

Sauermilcherzeugnisse

Joghurt, Sauerrahmbutter, Buttermilch und Quark mit Acidophilus und Bifiduskeimen (Sanoghurt-Kulturen) enthalten besondere Symbiontenarten, die zur Sanierung und Pflege der physiologischen Bakterienflora dienen. Zusätzlich angereichert mit „Eugalan plus 3" tragen sie wesentlich zur Abwehr von Krankheitserregern bei. Quark ist daneben auch eine konzentrierte Eiweißquelle.

Käse

Jede Käseart enthält andere Mikoorganismen mit spezifischen Aufgaben. Besonders zu empfehlen ist Parmesan mit seinem hohen Calciumgehalt, Camembert, Tilsiter, Pecorino, Höhlenemmentaler.

Wertvolle Fette

Fette sind Gemische von Triglyceriden. Triglyceride setzten sich zusammen aus Glycerin und Fettsäuren. Fettsäuren werden nach ihrem Sättigungsgrad eingeteilt in:

- gesättigte (z. B. Butter, Kokosfett),
- einfach ungesättigte (z. B. Olivenöl),
- mehrfach ungesättigte (z. B. Leinöl, Fischöl).

Kaltgepresstes natives Olivenöl ist nach Meinung vieler Ernährungswissenschaftler wegen seiner einzigartigen Zusammensetzung das wertvollste Nahrungsfett. Es enthält bis zu 80 % Ölsäure (eine einfach ungesättigte Fettsäure), 8–14 % gesättigte und 4–20 % mehrfach ungesättigte Fettsäuren, zusätzlich Vitamin E.

Mehrfach ungesättigte Fettsäuren (LC-PUFA`s) wie Ω-6-Fettsäuren (Linolsäure, Arachidonsäure) und Ω-3-Fettsäuren (α-Linolensäure, Eicosapentaensäure, Docosahexaensäure) können wir nur in begrenzter Menge selbst synthetisieren. In der frühkindlichen Entwicklung (ab 24. Schwangerschaftswoche bis zu einem $1/_2$ Jahr) sind insbesondere Eicosapentaensäure (EPA) und Docosahexaensäure (DHA) essentiell notwendig für die Gehirnentwicklung und den Aufbau der Retina (Netzhaut des Auges). Bei Entwicklungstests, durchgeführt von der Ernährungsmedizinerin Susan Carlson (University of Missouri, USA), schnitten Kinder, die als Frühchen geboren und mit DHA-haltiger Spezialmilch aufgezogen wurden, wesentlich besser ab, als jene Frühchen, die keinen DHA-Zusatz bekamen. In der Nahrung finden sich EPA und DHA in fetten Fischen.

Weitere empfehlenswerte Öle sind kaltgepresstes Sonnenblumenöl, Leinöl und Weizenkeimöl.

Sesamsamen, Haselnüsse, Mandeln, Kürbiskerne

Sie zählen zu den hochwertigen Nahrungsmitteln, die frisch und nicht erhitzt verwendet werden sollten. Hervorzuheben sind als Inhaltsstoffe die wertvollen Eiweißarten, Mineralstoffe sowie A-, B- und E-Vitamine. Sie unterstützen die Gehirnfunktion und die Körperregeneration, sind an vielen Aufbauprozessen beteiligt.

Sesam, Haselnüsse und Mandeln eignen sich zur Herstellung einer köstlichen Nussmilch:
1 Esslöffel Nüsse (Mandeln enthäutet) bzw. Sesam (ungeschält) frisch mahlen, mit 1 Glas Mineralwasser und etwa 1 Teelöffel Honig, 2 Minuten mixen, durch ein Tuch oder Sieb filtrieren.

Keime und Sprossen

Insbesondere Alfalfasprossen und Mungobohnen enthalten Aminosäuren und sind reich an wertvollen Spurenelementen. Auch auf die Darmsymbionten üben sie einen günstigen Einfluss aus.

Flüssige Bierhefe

Flüssige Bierhefe ist eine hochwertige Vitamin-B-Quelle (für die Nerven) und enthält wertvolle Mineralstoffe wie zum Beispiel Selen. Ein wohlschmeckender Gesundheitscocktail lässt sich herstellen aus einem Teilstrich Metz Panaktiv (flüssige Bierhefe), einer halben gepressten Grapefruit, einem Teelöffel Sanddorn ungesüßt, sowie zwei Esslöffeln eines der drei oben genannten Muttersäfte.

In der turbulenten Anfangszeit mit dem Baby kann sich die stillende Mutter in die Stillecke und an zwei oder drei anderen exponierten Stellen einen Teller mit Rohkost, Obst, Trockenfrüchten und Nüssen platzieren, um immer wieder davon naschen zu können. Daneben sollte ein gefülltes Glas mit Tee oder einem anderen Getränk stehen. Auf diese Weise kann sie sich nebenbei schon mit vielen Nährstoffen versorgen.

32.4 Sinnvoller Einsatz von Nahrungsergänzungsmitteln

Weltweite epidemiologische Studien belegen, dass über unsere Ernährung der erforderliche Minimalbedarf an Mikronährstoffen kaum mehr gedeckt wird. Die WHO reagierte auf diese Meldung mit der Empfehlung, mindestens 5!! Gemüse- und Obstmahlzeiten zu sich zunehmen. Nur 10 % der Bevölkerung Deutschlands kommen dieser Empfehlung nach. Das bedeutet, die meisten schwangeren und stillenden Frauen weisen mehr oder weniger große Nährstoffdefizite auf.

32.4.1 Gründe für ein Nährstoffdefizit

Folgende Gründe führen zu einem Nährstoffdefizit:

- Schlechte Ernährungsgewohnheiten mit einer Zufuhr von zu viel Fett, Eiweiß, Zucker und Salz einerseits, sowie zu wenig Ballaststoffen andererseits,
- ausgelaugte Ackerböden und ein zu hoher Einsatz von Chemikalien,
- falsche oder zu lange Lagerung der Lebensmittel,
- lange Transportwege von unreif geerntetem Obst und Gemüse,
- grundsätzlich die Verarbeitung von Lebensmitteln wie Kochen, Warmhalten, Pasteurisieren, Ausmahlen etc. führen oft zu erheblichen Nährstoffverlusten (teilweise bis zu 100 %),
- höhere umweltbedingte Schadstoffbelastung und der damit verbundene gesteigerte Bedarf an Antioxidantien für unseren Körper.

Gerade in Zeiten erhöhten Nährstoffbedarfs, wie in der Schwangerschaft und Stillzeit, ist es daher empfehlenswert zusätzlich zu einer ausgewogenen, vollwertigen Ernährung ein Nahrungsergänzungsmittel einzunehmen.

32.4.2 Warum natürliche Vitamin-Mineralstoff-Präparate?

In Obst und Gemüse sind Vitamine und Mineralstoffe in einem Verband vieler anderer Wirkstoffe und in geringer Dosis enthalten. Sie entfalten ihre Wirkung in unserem Organismus mit diesen sekundären Pflanzenwirkstoffen. Dazu zählen Carotinoide, Phytosterine, Saponine, Glucosinolate, Polyphenole, Protease-Inhibitoren, Monoterpene, Phytoöstrogene, Flavonoide u. a. Diese Begleitstoffe sorgen für eine gute Resorption in die Blutbahn, bestmögliche Reaktion am Erfolgsort und besitzen einen verzögerten Effekt in der Wirkstofffreisetzung der Vitamine und Mineralien. Das bedeutet, wir benötigen nur geringste Mengen für optimale Wirkung.

Anders bei Präparaten mit synthetischen, isolierten Vitaminen und Mineralien. Diese müssen höher dosiert werden, um eine vergleichbare Wirkung zu erreichen. Sie besitzen meist auch keinen Retardeffekt, d. h. zu Beginn befinden sich im Körper hohe Konzentrationen, die er nicht sofort verarbeiten kann. Folglich wird eine große Menge über den Harnweg bei wasserlöslichen Vitaminen und Mineralien, bei fettlöslichen Vitaminen über den Stuhl ausgeschieden.

In Deutschland sind derzeit kaum natürliche Multivitamin-Mineralstoff-Präparate auf dem Markt. Bezugsquellen befinden sich im Anhang B.

Die empfohlene Dosierung an Vitaminen und Mineralstoffen liegt beim 3- bis 5fachen der DGE Zufuhrempfehlung, für Schwangere und Stillende entsprechend höher.

32.5 Milchbildungsfördernde Nahrungsmittel (Galaktagoga)

Die Wirkung der aufgezählten Nahrungsmittel beruht nicht auf wissenschaftlichen Fakten, sondern stammen aus der Volksheilkunde und dem Erfahrungsschatz vieler Hebammen. Inwieweit hierbei die Psyche Einfluss hat, kann nur erahnt werden.

Frisches Obst und Gemüse

Karotten, Süßkartoffeln, Erbsen, grüne Bohnen, grüne Blattsalate, Spinat, Mangold, Spargel, Fenchelknollen (möglichst roh), Alfalfasprossen, Äpfel, Bananen, Birnen, Pfirsiche, Trauben, Melonen.

Getreide

Hafer, Gerste: entweder gekocht als Beilage, gekeimte Sprossen als Salat, gemälzt als Malzbier (alkoholfrei), als Flocken im Müsli, Weizenkeime, Lecithin, Vollkornbrot.

Fenchel-Gerstenwasser nach Susun Weed

$1/_2$ Tasse geschälte Gerste (ganze Körner) in 3 Tassen kaltem Wasser über Nacht einweichen oder 25 Minuten kochen lassen. Flüssigkeit abgießen, zum Kochen bringen und damit 1 Teelöffel Fenchelsamen pro Tasse übergießen, höchstens 30 Minuten ziehen lassen. Den Rest im Kühlschrank aufbewahren. Fenchel-Hafer-Wasser kann genauso hergestellt werden.

Getreidewasser nach Udo Renzenbrink

Getreide (150 g Gerste, 100 g Roggen, 100 g Hafer oder 100 g Reis) mit $1^1/_2$ Liter Wasser über Nacht einweichen, anschließend 1 Stunde kochen (eventuell mit 2 Feigen oder Datteln), abseihen, den Sud süßen mit Fruchtsaft oder Elixier (z. B. Schlehen- oder Sanddorn-Elixier von Weleda).

Milchbildungskugeln nach Ravi Roy

250 g Dinkel oder Kamut
150 g Gerste
100 g Hafer
1 Hand voll gehackte Cashewnüsse
150 g Butter
150 g Ursüße, Muscovadozucker, Rapadura oder Honig

Getreide fein mahlen, das Mehl gemeinsam mit den Nüssen rösten bis es leicht braun ist und schön duftet. Butter zugeben und rühren, bis sie geschmolzen ist. Zucker zufügen, nach 10–15 Sekunden den Topf vom Herd nehmen, 2–3 Esslöffel Wasser hinzugeben, aus der noch warmen Masse Kugeln formen mit circa 2.5–3 cm Durchmesser.

Nüsse

Sesam, Mandeln oder Cashewnüsse zu einer Nussmilch verarbeiten (s. unter Kap. 32.2 wertvolle Nahrungsmittel).

Weitere milchfördernde Nahrungsmittel

- Kraftvolle Suppen,
- Bierhefe,
- schwarze Melasse (sehr mineralstoffreich),
- Milch (je nach Verträglichkeit),
- Kräuter (Anis, Fenchel, Dill, Brunnenkresse, Kümmel, Brennnessel, Hopfen, etc., s. Kap. 21.9.3). Dazu zählen auch die handelsüblichen Milchbildungstees.

Flüssigkeitsbedarf in der Stillzeit

Stillen macht durstig, deshalb sollte die Mutter während des Stillens immer ein Getränk griffbereit haben. Dabei sollte sie sich mit der Flüssigkeitsmenge an ihrem Durst orientieren und nicht übermäßig mehr trinken. Ein Zuviel an Flüssigkeit kann den Milchspendereflex verzögern oder gar blockieren und die Milchbildung reduzieren.

Literatur

Allen J. C., Keller R. P., Archer P,. Neville M.C., Studies in human milk lactation: milk composition and daily secretion of macronutrients in the first year of lactation, A J Nutr 1991, 54(1): 69-80

BgVV, Versorgung der deutschen Bevölkerung mit Folsäure noch immer ungenügend, Pressedienst 10/2000 des Bundesinstitutes für gesundheitlichen Verbraucherschutz und Veterinärmedizin, Berlin

Bung P., Ernährung in der Schwangerschaft und Stillzeit, Kinderärztliche Praxis 2000, Sonderheft Säuglingsnahrung: 15-19

Burgerstein L., Burgersteins Handbuch Nährstoffe, Haug Verlag, Stuttgart 2002

Carlsson S., Heilende Nahrung, Ratgeber Ehrenwirth, Ehrenwirth Verlag, München 1999

DGE e.V., Ernährungsbericht 2000, Deutsche Gesellschaft für Ernährung e.V. Frankfurt/Main

Dorea J. G., Magnesium in human milk, College of Nutr 2000, 19(2): 210-219

Fraser G. F., Gesundheit bestimmt unser Leben, Studienkreis für Gesundheit und Persönlichkeitsentfaltung e.V., Meschede 1992

Gonzalez-Cossio T., Habicht J., Delgado H., Rasmussen K. M., Food supplementation during lactation increases infant milk intake and the proportion of exclusive breast feeding, FASEB J. 1991, 5: A917

Gröber U., Orthomolekulare Medizin, Wissenschaftliche Verlagsgesellschaft, Stuttgart 2000

Jopp A., Risikofaktor Vitaminmangel, Haug Verlag, Heidelberg 2000

Keizer S. E., Gibson R. S., O`Connor D. L., Postpartum folic acid supplementation of adolescents: impact on maternal folate and zinc status and milk composition, Am J Nutr 1995, 62: 377-384

Mindell E., Die Vitamin-Bibel, Heyne Verlag, München 2000

Pietschnig B., Haschke F., Vanura H., Shearer M., Veitl V., Kellner S., Schuster E., Vitamin K in breast milk: no influence of maternal dietary intake, Eur. J Clin Nutr 1993, 47: 209-215

Schmiedel S., Fit und Gesund mit Vitalstoffen, Gräfe & Unzer Verlag, München 2000

Spittler A., Manhart N., Roth E., Immunologie und Ernährung (Immunonutrition), in: Biesalski K., Fürst P., Kasper I. I., Kluthe R., Pölert W., Puchstein C., Stählin H. B. (Hrsg.), Ernährungsmedizin, 2. Auflage, Georg Thieme Verlag Stuttgart 1999, 313-331

Watzl B., Leitzmann C., Bioaktive Substanzen in Lebensmitteln, Hippokrates Verlag, Stuttgart 1999

Weed S., Naturheilkunde für schwangere Frauen und Säuglinge, Orlanda Frauenverlag GmbH, Berlin 2000

33 Sport in der Stillzeit

Sport stellt kein Tabu während der Stillzeit dar. Für viele Frauen ist das Treiben von Sport eine willkommene Abwechslung im Babyalltag. Nachdem die letzte sportliche Betätigung schon ein paar Wochen zurückliegt, ist es ratsam, den Körper langsam wieder an die Belastung zu gewöhnen. Dies schont sowohl den Kreislauf, als auch die Muskulatur.

Nach aerobem Training lassen sich in der Muttermilch keine gravierenden Veränderungen nachweisen. Anders bei sehr starker sportlicher Betätigung. Hier ist ein erhöhter Milchsäuregehalt sowie eine Veränderung im Immunstatus (Abnahme von IgA) feststellbar. Die Werte regenerieren sich wieder binnen 60–90 Minuten. Die vermehrte Milchsäure verleiht der Muttermilch einen bittereren Geschmack, den manche Babys nicht akzeptieren und daher die Brust verweigern, wenn die Mutter nach sehr anstrengendem Sport ihr Baby sofort stillen möchte (Wallace 1992).

Hilfreich ist es, Folgendes zu beachten:

- Vor dem Training stillen, damit die Brust nicht zu schwer wird während der sportlichen Betätigung.
- Die Brust mit einem guten Sport-BH stützen.
- Nach sehr anstrengendem Sport etwa 1 Stunde warten bis zum nächsten Stillen, wenn das Baby die Muttermilch nicht sofort trinken möchte. Stattdessen kann vorher abgepumpte Milch gegeben werden.
- Flüssigkeitsverlust wieder ausgleichen.
- Zu rasche Gewichtsabnahme vermeiden.

Untersuchungen haben auch bestätigt, dass Sport keine negativen Auswirkungen auf die Milchmenge hat (Lovelady, 1990).

In der Praxis hat sich gezeigt, dass sich sportliche Betätigung sehr gut mit dem Stillen vereinbaren lässt. Zudem holen sich die Mütter ein Stück Freiheit zurück. Das fördert ihre Selbstsicherheit und Ausgeglichenheit.

Literatur

Mohrbacher N., Stock J., Handbuch für die Stillberatung, 2. Aufl., La Leche Liga Deutschland e.V., 2001
Lawrence R., Breastfeeding – A guide for the medical profession, 5. Ed., Mosby, St. Louis 1999
Lovelady C. et al., Lactation performance of exercising women, Am J Clin Nutr 1990, 52: 103–109
Wallace J. et al., Infant acceptance of post-exercise breast milk, Pediatrics 1992, 89(6): 1245–1247

34 Stillen und Berufstätigkeit

Für manche Frauen besteht die Notwendigkeit wieder in den Beruf einzusteigen, andere möchten ihre erreichte Position erhalten und kehren aus diesem Grund wieder an den Arbeitsplatz zurück. Grundsätzlich ist es leichter für beide – Mutter und Kind, je weiter der Neustart hinausgezögert wird. Eine Arbeitszeit von wenigen Stunden pro Woche ist für das Stillteam einfacher zu bewältigen als eine Vollzeitanstellung. Mit guter Organisation ist sogar letzteres machbar. Ob es gut ist für Mutter und Kind steht auf einem anderen Blatt. Berücksichtigt werden muss auf alle Fälle die 3fach Belastung der Mutter durch Baby – Haushalt – Beruf. Ohne Unterstützung ist das auf Dauer nicht zu schaffen.

Rückt der Termin des Arbeitsbeginns näher treten bei vielen Müttern neben der Vorfreude auf die Abwechslung auch ängstliche Gefühle auf. Manch eine überlegt sicherlich, ob sie die richtige Entscheidung getroffen hat. Kommt die Mutter in dieser Situation auf die Stillberaterin zu, ist es ihre Aufgabe, die Mutter mit ihren Gefühlen anzunehmen, Verständnis zu zeigen und ihr Informationen zu geben, wie das Stillen mit der Berufstätigkeit vereinbar ist. Das Weiterstillen ist für beide von Vorteil. Das Baby profitiert weiterhin von den gesundheitlichen und ernährungsphysiologischen Vorteilen der Muttermilch. Die Mutter kann mögliche Schuldgefühle dadurch mildern, nützt die Vorteile des Stillens für ihre eigene Gesundheit und hat seltener ein krankes Kind zu betreuen. Beide genießen die innige Zweisamkeit des Stillens und holen in der Zeit nach, was sie untertags miteinander versäumt haben. Manche Babys wollen dann auch nachts öfter gestillt werden. Damit der nötige Schlaf für die berufstätige Mutter nicht zu sehr gestört wird, ist es empfehlenswert das Baby beim ersten nächtlichen Stillen zu sich ins Bett zu holen (Co-Sleeping) und dort stillend wieder einzuschlafen bis zum nächsten Tag. Kuscheln, Stillen und Schlafen in einem. Je nach Aufwachzeit des Babys kann die Mutter noch ein oder zweimal morgens stillen bevor sie das Haus verlässt. Ist der „emotionale Tank" am Morgen aufgefüllt, so können beide die Stunden der Trennung leichter überstehen.

34.1 Organisation

Bei den Vorbereitungen sollte sie Folgendes in ihre Planung mit aufnehmen:

- Geeignete Kinderbetreuung suchen oder gibt es eine Betreuungsmöglichkeit in der Firma.
- Dauer der Trennung pro Arbeitstag klären.

- Besteht die Möglichkeit mittags nach Hause zu kommen oder sich das Baby bringen zu lassen.
- Kann ein Teil der Tätigkeiten in Heimarbeit erstellt werden.
- Besteht die Möglichkeit am Arbeitsplatz möglichst ungestört Muttermilch abzupumpen.

Die Mutter muss sich entscheiden, wie sie ihr Baby füttern lassen möchte während ihrer Abwesenheit:

- Entweder mit ihrer eigenen abgepumpten Milch oder mit künstlicher Säuglingsnahrung.
- Ist das Baby schon 4 Monate und älter, kann es, sofern es schon bereit dafür ist, einen Brei angeboten bekommen.
- Erhält der Säugling noch ausschließlich Milch, muss geklärt werden, ob zum Füttern eine Flasche benutzt wird, oder ob die Betreuungsperson eine alternative Fütterungsmethode anwenden soll (Becher oder Löffel), um eine Saugverwirrung zu vermeiden.
- Ein älteres Baby kann eventuell schon aus einem Becher mit Aufsatz trinken. Auf diese Weise umgeht man die Benutzung der Flasche.

Bei einer fremden Betreuungsperson für das Baby, ist es wichtig, das Baby mit dieser vertraut zu machen. Schon vor Aufnahme der Berufstätigkeit sollte sich deshalb die Mutter einige Male mit der Betreuerin treffen zum Kennenlernen und Besprechen der organisatorischen Angelegenheiten.

Möchte die Mutter ihr Kind ausschließlich mit Muttermilch versorgen während der Trennungszeit, ist es ausreichend, wenn sie etwa 14 Tage vor Beginn der Beschäftigung mit dem Abpumpen und Sammeln der Muttermilch beginnt. So kann sie sich einen (beruhigenden) Vorrat im Gefrierschrank anlegen (s. Kap. 23). Mit ihrem Vorgesetzten sollte sie die ihr zustehenden Pausen zum Abpumpen der Milch besprechen. Die beste Möglichkeit Milch abzupumpen bietet eine kleinere mobile elektrische Milchpumpe mit Doppelpumpset, sowie Batterie- und Netzbetrieb. Sie werden mit passender Tragetasche oder Rucksack angeboten, die ein integriertes „Kühlfach" besitzen, um die Qualität der Muttermilch bis nach Hause erhalten zu können (s. Abb. 34.1).

Bei längerer Aufbewahrung (mehrere Stunden) setzt sich das Milchfett oben als „Sahne" ab. Das beeinträchtigt jedoch die Qualität der Milch nicht. Durch sanftes Schütteln lassen sich die zwei Phasen wieder miteinander vermischen.

Es kann vorkommen, dass ein Stillkind die Flasche vehement ablehnt. Verständlicherweise ist das für die Mutter sehr beunruhigend, denn sie fürchtet, während der Trennungszeit könnte ihr Kind auch das Essen kategorisch verweigern. Aus der Erfahrung heraus nehmen die Säuglinge bei Abwesenheit der Mutter die Flasche von einer anderen Person doch an. Warum sollten sie dies auch bei der Mutter zulassen? Mit der Mutter verbinden sie das Stillen, und NICHTS anderes.

Denise Both (Still- und Laktationsberaterin IBCLC) gibt folgende Tipps für den Babysitter, um das Baby zu überzeugen, die Flasche anzunehmen:

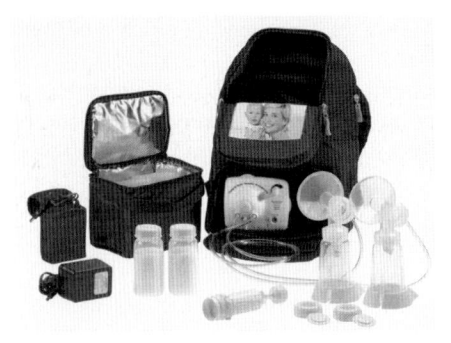

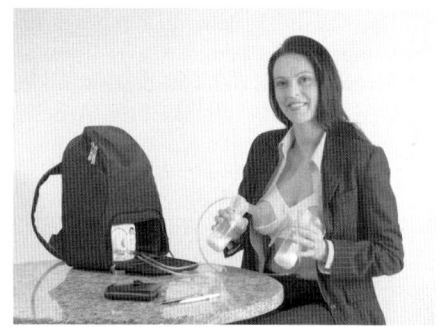

Abb. 34.1 a + b Mobile elektrische Milchpumpe im Rucksack. © Medela

- Die Flasche anbieten, ehe das Baby zu hungrig ist.
- Das Baby beim Flaschegeben in ein Kleidungsstück der Mutter (Geruch) einwickeln.
- Den Flaschensauger nicht in den Mund stecken, sondern die Lippen des Babys damit berühren, so wie die Mutter dies mit der Brustwarze tut.
- Den Flaschensauger mit warmem Wasser auf Körpertemperatur bringen oder bei einem zahnenden Baby abkühlen, um die Zahnleisten zu beruhigen.
- Verschiedene Saugerformen ausprobieren.
- Unterschiedliche Haltungen beim Füttern einnehmen.
- Versuchen, das Baby im Halbschlaf zu füttern.
- Geduldig bleiben und auch alternative Fütterungsmethoden in Betracht ziehen.

34.2 Gesetzliche Grundlagen

Das Mutterschutzgesetz regelt die Rechte der stillenden Mutter am Arbeitsplatz.

§ 6 Folgenden Belastungen soll eine stillende Frau an ihrem Arbeitsplatz nicht ausgesetzt sein: keine Beschäftigung mit schweren körperlichen Arbeiten, keinen gesundheitsgefährdenden Stoffen ausgesetzt, keine Akkordarbeit, bei arbeitsplatzbedingtem Wechsel keine finanziellen Einbußen der Lohn- und Gehaltszahlung.

§ 7 (1) Stillenden Müttern ist auf Verlangen die zum Stillen erforderliche Zeit, **mindestens** aber 2-mal täglich eine halbe Stunde oder einmal täglich 1 Stunde freizugeben. Bei einer zusammenhängenden Arbeitszeit von mehr als 8 Stunden soll auf Verlangen 2-mal eine Stillzeit von **mindestens** 45 Minuten oder, wenn in der Nähe der Arbeitsstätte keine Stillgelegenheit vorhanden ist, 1-mal eine Stillzeit von **mindestens** 90 Minuten gewährt werden. Die Arbeitszeit gilt als zusammenhängend, soweit sie nicht durch eine Ruhepause von mindestens 2 Stunden unterbrochen wird.

§ 7 (2) Durch Gewährung der Stillzeit darf ein Verdienstausfall nicht eintreten. Die Stillzeit darf von stillenden Müttern nicht nachgearbeitet und nicht auf die in dem Arbeitsgesetz oder in anderen Vorschriften festgesetzten Ruhepausen angerechnet werden.

§ 7 (3) Die Aufsichtsbehörde kann in Einzelfällen nähere Bestimmungen über Zahl, Lage und Dauer der Stillzeiten treffen; sie kann die Einrichtung von Stillräumen vorschreiben.

§ 8 Werdende und stillende Mütter dürfen nicht mit Mehrarbeit, nicht in der Nacht zwischen 20 und 6 Uhr und nicht an Sonn- und Feiertagen beschäftigt werden (Ausnahmen gibt es in der Landwirtschaft, Gastronomie und bei Künstlerinnen).

Für den Arbeitgeber bringt es auch Vorteile, wenn die arbeitende Mutter ihr Kind weiterstillen kann. Wie bereits mehrmals erwähnt, erkranken Stillkinder seltener, wodurch der Arbeitgeber auch weniger Verdienstausfälle der Mutter zu verzeichnen hat. Besteht die Möglichkeit, dass das Baby zum Stillen gebracht wird, ist die Mutter auch zufriedener und beruhigt, weil sie das Bedürfnis des Babys trotz ihrer Beschäftigung erfüllen kann und sieht, wie es ihrem Kind geht. Danach kann sich die Mutter wieder besser auf ihre Tätigkeit konzentrieren, anstatt ständig an ihr Kind denken zu müssen, wie es ihm wohl bei der Betreuung ergehen wird. Die Mutter bringt ihrem Chef dadurch auch mehr Loyalität entgegen.

Literatur

Bulletin, Beruf und Berufung, La Leche Liga Schweiz 2000; 25: 8,12
BZgA, Stillen und Muttermilchernährung, Band 3, Köln 2001
Lawrence R., Breastfeeding – A guide for the Medical Profession, 5.Ed by Mosby, St. Louis 1999
Mohrbacher N., Stock J., Handbuch für die Stillberatung, 2. Aufl., La Leche Liga Deutschland e.V., 2001
N. N., Stillen bei Erwerbstätigkeit von der AFS, 2. Aufl., 2003
Scherbaum V., Perl F. M., Kretschmer U., Stillen, Deutscher Ärzte Verlag, Köln 2003

35 Stillen und Beikost

35.1 Definition: Beikost

Es gibt rund um die Babyzeit kein anderes Thema, mit dem sich die Mütter so intensiv auseinandersetzen wie der Beginn der Beikost. Nicht wenige Mütter stehen diesem Thema mit gemischten Gefühlen gegenüber. Einerseits können sie dadurch wieder mehr Unabhängigkeit erreichen, andererseits klappt das Stillen doch wunderbar und ist überaus praktisch. Das Zufüttern bedeutet meist einen höheren Zeitaufwand und verlangt auch mehr Geduld. Spannend ist es aber allemal!

Beikost bezeichnet alle speziell für Säuglinge (und Kleinkinder) hergestellten diätetischen Lebensmittel, die frühestens (!) ab dem 5. Lebensmonat und spätestens ab dem 7. Lebensmonat die Ernährung mit Muttermilch bzw. Muttermilchersatzprodukten ergänzen sollen. Gesetzlich geregelt wird sie in einer EU-Richtlinie (96/4/EG). Ähnlich wie bei Formulanahrung gelten für die industriell hergestellten Beikostprodukte besonders strenge Regeln in Bezug auf Zusammensetzung, Verwendung von Zusatzstoffen (Verbot von Farb-, Geschmacks- und Konservierungsstoffen), bakteriologischen Anforderungen und Schadstoffrückständen.

35.2 Einführung der Beikost

Für gestillte Kinder empfiehlt die WHO ausschließliches Stillen für 6 Monate. Die Amerikanische Akademie für Pädiatrie schließt sich dem an. Das bedeutet, die Beikostphase beginnt erst am Anfang des 7. Lebensmonats. Bis dahin wird der Bedarf des Säuglings nur durch Muttermilch gedeckt.

In der Praxis sieht es ein wenig anders aus, denn der Zeitpunkt des Beikostbeginns ist in einem bestimmten Rahmen von Kind zu Kind sehr individuell. Beobachten die Eltern ihr Kind aufmerksam, so können sie anhand bestimmter Signale die Bereitschaft ihres Kindes erkennen:

- Das Baby zeigt deutliches Interesse an neuen Nahrungsmitteln, wenn es mit der Familie am Tisch sitzt.
- Die Feinmotorik ist soweit ausgereift, dass es mit den Fingern Nahrung in den Mund stecken kann.
- Die Zunge schiebt die Nahrung nicht mehr reflexartig hinaus und das Kind kann bereits Kaubewegungen ausführen.
- Der Zahndurchbruch findet schon statt.
- Selbst häufigeres Anlegen kann ein vermehrtes Hungerbedürfnis nicht mehr stillen.
- Das Kind kann durch Gesten zeigen, dass es hungrig oder satt ist.

Die Mutter wird recht schnell merken, ob ihr Kind Freude zeigt an der neuen Nahrung oder nicht. Bei Nichtinteresse kann sie ruhig noch ein oder zwei Wochen abwarten, um es dann erneut zu versuchen. Auch Frühgeborenen lässt man bei Bedarf noch etwas mehr Zeit.

Das Bundesinstitut für Risikobewertung gibt an: Es empfiehlt sich, Beikostprodukte, die dem Ernährungsplan des Forschungsinstituts für Kinderernährung in Dortmund entsprechen, auszuwählen und in der angegeben Reihenfolge schrittweise zu verwenden. Es ist vorgesehen, in einem bestimmten Zeitrahmen die Milchmahlzeiten durch Beikost entsprechend zu ersetzen (s. Abb. 35.1).

Aus der Sicht der Ernährungswissenschaftler mag das schon seine Richtigkeit haben.

Kinder lassen sich jedoch nicht systematisieren! Was tun, wenn das Kind auch nach dem vollendeten 7. Monat noch nichts anderes als Muttermilch zu sich nehmen möchte? Was ist, wenn das Kind nur zwei Löffel täglich an fester Nahrung annimmt? Was ist, wenn dem Kind nur Zucchini schmeckt und es sämtliche andere Lebensmittel ablehnt? Und, und, und...

Das Füttern „nach Plan" kann dann recht stressig werden, und die Mütter ziemlich unter Druck setzen. Die angespannte Situation überträgt sich wiederum auf das Kind, das sich erst recht weigert zu „kooperieren". Von Freude am Essen kann nicht mehr die Rede sein. Doch das muss nicht sein!!

„Es ist alles ganz einfach – vertrauen Sie auf das natürliche Empfinden Ihres Kindes, auf nichts anderes!" (C. Gonzáles)

Dr. Carlos Gonzáles, spanischer Kinderarzt, ging in seinem Buch „Mein Kind will nicht essen" diesem Thema auf den Grund und gibt folgende Empfehlungen unter Berücksichtigung der Aussagen von WHO, AAP und ESPGAN:

1. „Zwingen Sie nie Ihr Kind zum Essen."

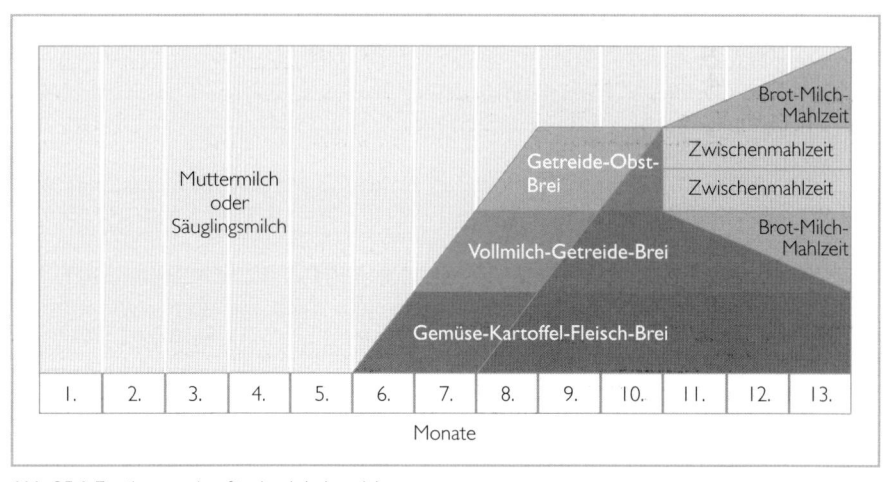

Abb. 35.1 Ernährungsplan für das 1. Lebensjahr

Die Mahlzeit kann sonst in einem Machtkampf enden, den mit großer Wahrscheinlichkeit das Kind gewinnt. Außerdem verbindet es sonst das „Essen" an sich, ständig mit negativen Gefühlen bis ins spätere Alter hinein. Auch die Mutter geht an die nächste Mahlzeit schon mit negativer Erwartungshaltung heran und verliert ihre Freude am Kochen für das Kind. Das Kind weiß lt. Gonzáles genau, was und wie viel es braucht, um satt zu werden und zu wachsen. Eine entspannte Atmosphäre trägt viel zur Essenslust bei. Auch das Vorbild der Eltern.

2. „Geben Sie Ihrem Kind bis zum 6. Monat ausschließlich die Brust (d. h. weder Brei, noch Saft, noch Tee, noch sonst etwas)."

3. „Ab dem 6. Monat (vollendet) können Sie anfangen, ihm zwanglos andere Lebensmittel anzubieten. Tun Sie dies immer nur nach dem Stillen. Kinder die nicht gestillt werden, brauchen einen halben Liter künstliche Babynahrung pro Tag."

Manche wollen noch keine feste Nahrung bis sie 8 oder 10 Monate sind und gedeihen mit Muttermilch allein trotzdem prächtig. Wenn Kinder nach dem Stillen Beikost angeboten bekommen, kann man sich sicher sein, dass das Kind noch genügend Milch trinkt mit all ihren positiven Eigenschaften für dieses Alter. Weiterhin unterstützen die in der Milch enthaltenen Enzyme die Verdauung der festen Nahrung. Der Flüssigkeitsbedarf ist gedeckt. Das Kind ist eher bereit Neues auszuprobieren, wenn der erste Hunger gestillt ist.

4. „Führen Sie die neuen Lebensmittel einzeln nacheinander ein, und lassen Sie wenigstens eine Woche vergehen, bevor Sie jeweils das Nächste anbieten. Beginnen Sie mit kleinen Mengen."

Lässt man dem kindlichen Organismus genügend Zeit sich an ein neues Lebensmittel zu gewöhnen, treten seltener Unverträglichkeitsreaktionen auf. Sollte das Kind dennoch eine Reaktion zeigen (Bauchschmerzen, Übelkeit, Verstopfung, Durchfall, Hautausschlag), so kann diese leichter einem bestimmten Nahrungsmittel zugeordnet werden. „Anbieten" bedeutet übrigens, das Kind bestimmt, ob es das Lebensmittel möchte und wie viel davon!

5. „Geben Sie keine glutenhaltigen Nahrungsmittel (d. h. nichts, was Weizen, Hafer, Gerste oder Roggen enthält), bis das Kind 8 Monate alt ist."

Dadurch reduziert sich für das Kind die Zöliakie-Gefahr, ausgelöst durch das Klebereiweiß, erheblich. Es nützt allerdings nichts, wenn die Mutter glutenfreien Getreidebrei anbietet und das Kind in der nächsten Bäckerei eine Brezel (Weizen!) bekommt.

6. „Lassen Sie die Speisen sorgfältig abtropfen, damit der Magen des Kindes nicht mit Abkochwasser gefüllt wird."

Grundsätzlich bedeutet die Einführung von Beikost für ein gestilltes Kind einen Rückschritt in der Kalorienaufnahme. Gemüse, Obst, Getreide und Fleisch enthalten weniger Kalorien als Muttermilch. Zudem ist der Magen des Kindes recht klein, so dass es gar nicht die Möglichkeit hat, von diesen Nahrungsmitteln mengenmäßig mehr zu essen, um sich die nötige Energie auf diesem Wege zu holen. Mit Wasser verdünnte Speisen (Suppen oder Kompott) sind daher keine geeignete Nahrung.

7. „Geben Sie bis zum 12. Monat keine Speisen, die häufig Allergien auslösen (vor allem keine Kuhmilchprodukte, Eier, Soja, Erdnüsse, und Lebensmittel, auf die ein anderes Familienmitglied allergisch reagiert)."

Die Zahl der Allergien im Kindesalter steigt stetig. Es ist daher für alle Kinder empfehlenswert binnen des ersten Lebensjahres möglichst allergenarme Kost zu erhalten. Warum ein Risiko eingehen? Selbst ein allergiearmer Speiseplan bietet eine reichliche Auswahl an Lebensmitteln für das Kind. Mehr Abwechslung benötigt ein Säugling noch nicht.

Keine Kuhmilch im 1. Lebensjahr – diese Empfehlung ist ernst zu nehmen, denn sie ist der häufigste Auslöser an Unverträglichkeiten in diesem Alter. Das bedeutet auch: keine Sahne, Joghurt, Quark, Käse, oder andere Kuhmilchprodukte – und schon gar nicht Vollmilchfertigbreie! Der gestillte Säugling bekommt nur einen mit Wasser angerührten Brei nach dem Stillen. Ansonsten stellt die Mutter künstliche Milchnahrung her und bereitet damit den Getreidebrei zu.

8. „Fügen Sie den Speisen weder Zucker noch Salz hinzu."

Die Geschmacksnerven der Säuglinge sind noch sehr sensibel. Sie benötigen noch keine „Geschmacksaufwerter". Auch Kräuter müssen der Babykost nicht zugesetzt werden. Sie erhöhen lediglich das Allergiepotential der Speise.

9. „Stillen Sie Ihr Kind bis zum Alter von 2 Jahren oder länger."

Das Buch von C. Gonzáles sollte zur Grundlektüre jeder jungen Familie gehören. Der tägliche Kampf ums Essen hat damit ein Ende. Auch wird ersichtlich, warum es Perioden gibt, in denen Kinder vermehrten Appetit zeigen und in manchen weniger. Es hilft Schuldgefühle abbauen und Vertrauen in das Kind und seine Bedürfnisse aufbauen.

35.3 Geeignete Nahrungsmittel

Gemüse

Kürbis, Zucchini, Gurke, Kartoffel, später kommen Pastinake, Fenchel, Kohlrabi, Brokkoli, Blumenkohl, Karotte hinzu.

Obst

Apfel, Birne, später Aprikose, Pfirsich, Melone, Heidelbeere, Kirsche, Pflaume – je nach Saison.

Fettzugabe

Um die Nahrung etwas aufzuwerten und mit Kalorien anzureichern, gibt man etwas Öl dazu. Es eignen sich dafür Maiskeim-, Raps-, Sonnenblumen-, Distel-, Lein- oder Sesamöl. Auf Grund der unterschiedlichen Fettsäurezusammensetzung sollten die Öle abgewechselt werden. Native kaltgepresste pflanzliche Öle wie Olivenöl können Pflanzenrückstände enthalten, die von den Babys noch nicht vertragen werden. Auf sie sollte man daher noch verzichten.

Getreide

Glutenfreie Getreide wie Reis, Hirse (sehr eisenreich), Mais, Buchweizen können in der gleichen Reihenfolge mit in den Speiseplan aufgenommen werden. Hafer enthält nur wenig Gluten und kann dem Baby ab dem 8. Monat als Breigrundlage angeboten werden. Anschließend folgen bei guter Verträglichkeit Weizen, Dinkel, Roggen. Die meisten genannten Getreidesorten sind als Instant-Flocken erhältlich.

Fleisch

Einige Ernährungsexperten empfehlen Fleisch zur Deckung des Eisenbedarfs, andere halten es für ernährungsphysiologisch nicht notwendig. Gestillte Kinder erhalten über die Muttermilch zusätzlich Eisen. Die Auswertung von Eisen aus Gemüse und Vollkorngetreide wird erleichtert durch Zugabe von Obst oder Obstsaft (Vitamin C!).

Geflügel wie Huhn oder Pute sowie Kalb- oder Rindfleisch eignen sich für Babys Speiseplan. 2-mal wöchentlich eine Fleischzugabe von 20 g ist ausreichend.

Getränke

Wasser ist das Getränk erster Wahl. Zuckerfreie Kindertees stehen an zweiter Stelle (keine Instanttees). Arzneitees wie Fenchel, Anis, Kümmel eignen sich nur für kurze Zeit bei entsprechenden Beschwerden. Als ständiger Durstlöscher sollen sie nicht zubreitet werden. Säfte eignen sich weniger und sollten unbedingt verdünnt werden ($^1/_3$ Saft mit $^2/_3$ Wasser, besser mehr).

Stillkinder benötigen im Übrigen keine Flasche! Die meisten Kinder trinken mit Begeisterung aus einem Becher oder einer Schnabeltasse.

Wird nicht mehr gestillt, ist es sehr wichtig, den Kindern immer wieder im Laufe des Tages ein Getränk anzubieten. Verstopfung ist ein Alarmsignal für eine zu geringe Flüssigkeitsaufnahme.

Allgemeines zur Zubereitung

Grundsätzlich ist bei der Zubereitung zu beachten, dass nur möglichst einheimische und frische Zutaten verwendet werden. Um die Nieren nicht zu stark zu belasten, sollten sie nitratarm sein und aus biologischem Anbau stammen. Entsprechende Hygiene in der Küche sowie beim Kochen ist selbstverständlich.

35.4 Zubereitung und Anbieten der Beikost

35.4.1 Der Obst- oder Gemüsebrei

Die Entscheidung liegt bei der Mutter, ob sie mit gedünstetem Obst oder Gemüse beginnen möchte. Auch der Zeitpunkt der ersten Mahlzeit, ob mittags oder abends ist eine Überlegung wert. Soll der Papa mit am Familientisch sitzen, bietet sich der frühe Abend an, vorausgesetzt das Kind ist nicht müde. Bei sehr empfindlichen Kindern, die leicht zu Blähungen neigen, eignet sich der Mittag besser.

Zubereitung

Das Gemüse bzw. Obst (etwa 100 g) in wenig Wasser dämpfen und anschließend pürieren. Manche Kinder mögen keine breiige Kost und verweigern sie. In diesem Fall kann das Gemüse oder Obst als Fingerfood dem Kind gereicht werden. Dafür kocht man die Gemüse- oder Obststücke gerade so weich, dass sie mit den Fingern aufgenommen und im Mund mit der Zunge leicht zerdrückt werden können. Wird das Obst gedünstet gut vertragen, kann die Mutter es auch roh anbieten, indem sie den Apfel oder die Birne reibt oder raspelt.

Wenn das Baby Freude am Essen zeigt und die Speise gut verträgt, kann wöchentlich ein weiteres Nahrungsmittel hinzukommen.

Zubereitung des Gemüse-Kartoffel-Breis mit Fleisch

100 g Gemüse, 50 g Kartoffeln in wenig Wasser dünsten, pürieren, 20–30 g püriertes Fleisch sowie 1 El. Öl unterrühren.

Zubereitung des Gemüse-Kartoffel-Breies mit Getreide

Gemüse-Kartoffel-Brei wie oben herstellen, 10 g Vollkorngetreideflocken und 3 El. Orangensaft (event. noch 2 El. Wasser).

35.4.2 Der Obst-Getreide-Brei

Nach etwa 4 Wochen bietet man dem Baby am Nachmittag die zweite Mahlzeit an.

Zubereitung

100 ml Wasser aufkochen, 20 g Getreideflocken einrühren, einige Minuten quellen lassen, anschließend 1 El. Öl und 50–100 g Obstmus (roh oder gekocht) unterrühren.

Für Fingerfood-Esser stellt man Getreidebrei wie oben her, taucht die Obststücke einfach ein und bietet sie dann dem Baby an. Sicher gibt es eine Kleckerei, aber die gibt es sonst meistens auch. Der kleine Unterschied: das Baby hat hier Freude am Essen, wenn es Stücke vorzieht. Es darf sein Essen „mit allen Sinnen" begreifen.

35.4.3 Der Milch-Getreide-Brei

Nach ungefähr weiteren 4 Wochen kann die Mutter auch die Abendmahlzeit einführen.

Gestillte Kinder bekommen nur einen Wasser-Getreide-Brei, denn sie werden meist vor der Mahlzeit und vor dem Schlafengehen gestillt. Mit einem Milchbrei wäre die Eiweißaufnahme und damit die Nierenbelastung zu hoch.

Zubereitung

Für gestillte Kinder gemahlenes Getreide oder Getreideflocken in Wasser rühren, aufkochen, 1 El. Öl hinzugegeben und einige Minuten quellen lassen (s. o.), 2–3 EL Obstsaft oder Obstmus untermischen.

Für nicht gestillte Kinder 200 ml Säuglingsmilch herstellen, 20–30 g Flocken (oder Gries) einrühren, quellen lassen, 2–3 El. Obstsaft oder Obstmus dazugeben.

35.4.4 Zwischenmahlzeiten

Mit der Zeit kann dem Kind auch zwischendurch eine Kleinigkeit angeboten werden. Zur Auswahl stehen beispielsweise:

- ungesalzene Reiswaffeln,
- ein halber Apfel, in kleinen Stückchen, frisch gerieben oder entsaftet,
- eine halbe Birne, gleich zubereitet wie der Apfel,
- eine Karotte im Ganzen zum Knabbern oder als Karottensaft zubereitet,
- ein Stück Brot,
- Obstmus.

Einen detaillierten Ernährungsplan ab dem 7. Monat können Sie bei der Autorin erhalten. Ihn hier aufzuführen sprengt den Rahmen des Buches. Auch in dem Buch von Ingeborg Hanreich „Essen und Trinken im Säuglingsalter" befindet sich ein Mahlzeitenfahrplan, allerdings ab dem 5. Monat.

Alle Ernährungspläne stellen eine Möglichkeit dar, den Einstieg in die Beikost für Mutter und natürlich auch für das Baby zu erleichtern. Rückschläge können die Zeitenfolge jedoch gewaltig durcheinander wirbeln. Werden die Kinder beispielsweise krank, möchten die meisten wieder voll gestillt werden. Bei Durchfall ist das Stillen übrigens sehr vorteilhaft, denn die Babys bekommen ausreichend Flüssigkeit, das Darmmilieu kann sich rascher regenerieren und gleichzeitig erhalten sie viel Hautkontakt und Geborgenheit, das sie im Krankheitsfall am meisten benötigen. Das Essen beginnt dann zwar nicht mehr ganz von vorne, Bedarf aber wieder der Gewöhnung. Auch die Brust muss sich jedes mal wieder umstellen auf die entsprechende Nachfrage.

Das Stillen kann überdies noch lange beibehalten werden, denn Beikostbeginn ist nicht gleichzusetzen mit einem Abstillbeginn. Auch nicht, wenn die Mutter wieder in ihren Beruf zurückkehrt (s. Kap. 34 und 36).

Neigt das Kind zu Verstopfung, ist darauf zu achten, dass es ausreichend Flüssigkeit erhält, viel strampeln kann und Bewegung hat. Birne und Aprikose sind dann auf dem Speiseplan zu bevorzugen. Karotten, geriebene Äpfel sowie Bananen sollten eher gemieden werden.

35.5 Gläschenkost

Wie unter Kapitel 35.1 erwähnt, unterliegt die industrielle Herstellung von Beikostprodukten sehr strengen Qualitätsrichtlinien. Aus diesem Grunde spricht nichts gegen sie. Für die Mütter sind sie obendrein sehr praktisch, besonders für unterwegs oder wenn wenig Zeit ist um zu kochen.

Andererseits stellt Gläschenkost eine Konserve dar. Der Geschmack bleibt auf der Strecke, Vitamine, Enzyme und Symbionten sind durch das starke Kochen nicht mehr enthalten. Die Produkte müssen daher nachträglich mit (synthetischen) Vitaminen angereichert werden. Außerdem gibt es nicht viele Gläschen zur Auswahl mit nur wenigen Bestandteilen. Gläschen ab dem 8. Monat werden oft mit zahlreichen Zutaten, Gewürzen und teilweise Salz hergestellt. Das ist nicht geeignet für Babys im 1. Lebensjahr. Mütter sollten daher angehalten werden, die Zutatenliste der Etiketten aufmerksam zu lesen, um die richtige Kost für das Kind anzubieten.

35.6 Allergieauslösende Nahrungsmittel

Folgende Nahrungsmittel sollten im 1. Lebensjahr gemieden werden:
- Kuhmilch und -produkte,
- Eier, eihaltige Produkte,
- Fisch und Meeresfrüchte,
- Nüsse (Hasel-, Erd-, Walnüsse),
- Zucker, Honig, Süßigkeiten, Schokolade, Kakao, Kuchen,
- Wurst mit unbekannten Zutaten, Innereien,
- Tomaten, Sellerie, Sauerkraut, Gemüse-Paprika,
- Hülsenfrüchte (Bohnen, Linsen, Soja),
- Gewürze, Kräuter,
- Zitronen, Beerenfrüchte, exotische Früchte,
- Nahrungsmittelzusätze wie Farb-, Konservierungs- und künstliche Aromastoffe.

Kein Säugling wird diese Lebensmittel auf seinem Speiseplan vermissen!
Nach dem ersten Geburtstag vertragen die Kinder fast alle Nahrungsmittel. Die aufgeführten Produkte sollten jedoch auch schrittweise ihren Platz auf dem Speiseplan bekommen, so dass bei möglichen Reaktionen der Verursacher rasch ermittelt werden kann. Lebensmittel, auf die ein Elternteil allergisch reagiert sollten erst später eingeführt werden.

35.7 Familienkost

Allmählich können die Speisen für das Kind leicht gesalzen und gewürzt werden, um es so an das Familienessen zu gewöhnen. Gesunde Vollwertkost steht ab jetzt auf dem Speiseplan – für die ganze Familie.

Literatur

aid Infodienst: Empfehlungen für die Ernährung von allergiegefährdeten Säuglingen, Broschüre FKE Dortmund, 2003
Alexy U., Kersting M., Was Kinder essen – und was sie essen sollten, FKE Dortmund, Hans Marseille Verlag, München 1999
FKE, Empfehlung für die Ernährung von Säuglingen, Bonn aid 2000
FKE, Empfehlung für die Ernährung von allergiegefährdeten Säuglingen, Dortmund, 1998
Gonzáles C., Mein Kind will nicht essen, La Leche Liga Deutschland, 2002
Hanreich I., Essen und Trinken im Säuglingsalter, Verlag I. Hanreich, Wien 2002
Kersting M., Beikost: die gesunde Ernährung im 1. Lebensjahr, Kinderärztliche Praxis, Sonderheft Säuglingsernährung 2000, 71: 30-33
Kersting M., Muttermilchersatznahrung und Beikost, aus Stillen – aus interdisziplinärer Sicht von S. Springer, Leipziger Universitätsverlag 2000

Kersting M., Alexy U., Rothmann N., Fakten zur Kinderernährung, Hans Marseille Verlag, München 2003

Referenzwerte für die Nährstoffzufuhr, DGE, Österreichische Gesellschaft für Ernährung, Schweizerische Gesellschaft für Ernährungsforschung, Schweizerische Vereinigung für Ernährung, Umschau Braus, 2000

Rost B., Otten A., Ernährung im Kindesalter, Wissenschaftliche Verlagsgesellschaft mbH Stuttgart, 1998

Siehe auch www.kinderkost.com

Wachtel U., Hilgarth R., Ernährung und Diätetik in Pädiatrie und Jugendmedizin, Band 1 Diätetik 1995, 93; Band 2 Diätetik 1995, 88

Wahn U., Seger R., Wahn V. (eds): Pädiatrische Allergologie und Immunologie, Urban & Fischer Verlag München, 1999

36 Langzeitstillen

„Langzeitstillen" ist kein neues Modewort, auch wenn es in der Presse seit kurzem immer wieder auftaucht. Vielmehr ist es ein althergebrachter Begriff für ein Verhalten, das bei uns durch kulturelle Veränderungen in Vergessenheit geriet und dem nun langsam wieder neue Bedeutung beigemessen wird.

Als „Langzeitstillen" wird in der Fachliteratur eine Stillzeit von über einem Jahr bezeichnet, also genau genommen das Stillen eines Kleinkindes. Für viele von uns ein ungewohnter Anblick, häufig verbunden mit Vorurteilen. Negative Kritik wie: „Die Mutter kann sich wohl nicht von ihrem Kind lösen!" oder: „So ein verwöhntes Kind, das wird ja nie selbstständig!" bekommen langzeitstillende Mütter immer wieder zu hören. Diese Einstellung beruht hauptsächlich auf Unkenntnis und gesellschaftlichen Dogmen. Im Grunde oktroyiert die Gesellschaft den Müttern auf, wann sie abstillen sollen. Dies führt sogar soweit, dass sich langzeitstillende Mütter in der Öffentlichkeit nicht trauen, sich als solche zu outen, auch nicht im engeren Freundeskreis oder gegenüber Familienangehörigen. Es mutet hier gerade zu seltsam an, dass die Flasche geduldet wird, vielerorts bis weit ins Kindergartenalter hinein. Einen nicht geringen Anteil trägt zu dieser weitläufigen Meinung auch die Babynahrungsindustrie bei. Aggressive Werbemethoden lassen die Mütter Glauben schenken, die Muttermilch wäre ab dem 6. Monat ernährungsphysiologisch nicht mehr ausreichend für die Entwicklung. An diese Stelle müsse nun künstliche Säuglingsnahrung treten. Weit gefehlt! Es mag richtig sein, dass Muttermilch nach dem 6. Monat ergänzt wird durch Beikost. Doch zu Beginn in nur kleinen Mengen, Muttermilch bleibt Hauptnährstoffquelle! Einige Fakten hierzu aus dem Vortrag von Elisabeth Hormann (Psychologin, IBCLC) „Der Wert des Stillens nach dem 6. Monat":

- Pro 100 ml liefert Muttermilch 70 kcal, die doppelte Energiedichte eines „Abstillbreis".
- Kinder im 2. Lebensjahr können ihren Energiebedarf zu 31 % durch Muttermilch decken.
- Stillkinder im Alter von 13–18 Monaten erhalten bei gleicher Nahrungsmenge 25 % mehr Energie als nicht gestillte, ältere Kinder erhalten 17 % mehr.

Viele Mütter klagen über zu geringes Interesse ihrer Kinder am Essen in diesem Alter. Stillkinder profitieren enorm so E. Hormann weiter:

- Abgestillte Kinder können sogar unter einem Energiedefizit leiden (bis zu 28 % lt. einer Studie 1982). Gestillte Kinder dagegen nehmen bis zu 108 % der optimalen täglichen Kalorien zu sich.

- Muttermilch ist weiterhin qualitativ sehr hochwertig und gut bioverfügbar. Laut der Studie von Helsing und King (1982) bleibt sie die wichtigste Quelle an hoch qualitativem Eiweiß, an Vitaminen und anderen Nährstoffen.
- So wird im 2. Lebensjahr der Bedarf an Vitamin A bis zu 100 % und an Eiweiß bis zu 38 % durch Muttermilch gedeckt.
- Gegen Ende des 1. Lebensjahres ist die Vitamin-C-Konzentration 3,3-mal höher als im Blutplasma der Mutter. Selbst wenn die Mutter erniedrigte Vitamin-C-Werte hat, wird es in der Milch 6–12fach angereichert. Stillkinder erhalten dadurch höhere Konzentrationen an Vitamin-C als Kinder, die mit Vitamin C-angereicherter künstlicher Babynahrung, Gemüse und Früchten ernährt werden.
- Eisen erhalten sie im 2. Jahr bis zu 50 % durch Muttermilch, Calcium zu 44 %, Niacin zu 41 %, Folsäure zu 26 % und Riboflavin zu 21 %. Trotz des niederen Eisengehaltes in der Muttermilch, ist es zu 70 % bioverfügbar (nur 10 % aus Kuhmilch).
- Beim nächtlichen Stillen tropft nicht – wie aus der Flasche – fortwährend Milch und umspült ständig die Zähne. Durch das aktive Saugen des Kindes und der Position der Mamille im Mund des Kindes besteht kein Zusammenhang zwischen „Bottle-Mouth-Syndrome" (Karies durch Flasche trinken) und Stillen! Dafür gibt es kaum wissenschaftliche Begründungen. Zahnhygiene ist nach erscheinen des ersten Zahns ohnehin unerlässlich – für gestillte und nicht gestillte Kinder.
- Je nach Länge der Stillzeit, kann das Kind die Milchqualität bestimmen bezüglich des Fettgehaltes, die es trinkt.

Nach dem 6. Monat werden viele Babys mobiler und kommen dadurch mehr mit Keimen in Berührung. Außerdem stecken sie vieles in den Mund. Muttermilch bringt auch dafür einen speziellen Schutz vor Krankheiten mit sich:

- Die Konzentration der Immunglobuline steigt nach dem 6. Monat, offensichtlich als physiologische Reaktion auf die absinkende Milchmenge. So erreichen die Spiegel von IgA und IgG die Höhe wie sie sonst nur in der Neugeborenenphase auftreten. Ein Tropfen dieser Muttermilch enthält noch 4000 lebende Zellen.
- Lysozym, ein unspezifischer antimikrobieller Faktor, wird in Muttermilch angereichert und erreicht in einigen Fällen nach 12 Monaten die gleiche Konzentration wie im Kolostrum. Neuste Untersuchungen bestätigen das Ansteigen bis zum 25. Lebensmonat, erst dann fällt es ab.
- Sämtliche Studien bestätigen, dass Nichtstillen in Industrieländern das Risiko für Erkrankungen der unteren Atemwege und des Mittelohres um mehr als das Doppelte erhöht, für Durchfallerkrankungen sogar um das 3–4fache. Auch im zweiten und dritten Lebensjahr bleibt selbst bei schon abgestillten Kindern ein gewisser Schutz erhalten.

Die Liste könnte noch weiter geführt werden. Fakt ist, dass die gesundheitlichen Vorteile für die Kinder enorm sind. Katherine Dettwyler PhD, Professor für Anthropologie und Ernährungswissenschaft, betont ausdrücklich: „Gesundheitspersonal hat keine Basis, um sagen zu können, dass die Gesundheitsvorteile des Stillens jemals enden oder bedeutungslos werden. Alle existierenden Studien lassen eindeutig erkennen, dass der Gesundheitszustand besser ist, je länger ein Kind gestillt wird, bis zum derzeitigen Studienlimit von zwei Jahren (Studien über länger als 2 Jahre gestillte Kinder gibt es derzeit noch nicht)."

Neben der physischen Komponente rücken die psychischen Vorteile des Stillens für das Kind in den Vordergrund. Denn Stillen ist weit mehr als nur reine Ernährung. Stillen bedeutet für ein Kind auch Nähe, Geborgenheit, Wärme und Trost. Und gerade diesen emotionellen Halt braucht ein Kleinkind. Gestillte Kleinkinder, so bestätigen es deren Mütter, sind von der Persönlichkeitsentwicklung und dem Sozialverhalten her, oft weiter voraus und stabiler als gleichaltrige Kinder. Das Selbstbewusstsein ist ausgeprägter. Man vermutet dies hat seine Ursache in der stabileren Mutter-Kind-Beziehung und in einem gefestigteren Urvertrauen.

Nicht umsonst empfehlen WHO und UNICEF: „Von der Geburt bis zum Alter von 6 Monaten voll (ausschließlich) stillen. Beikost im Alter von 6 Monaten (180 Tagen) einführen, dabei weiterhin stillen bis zum Ende des zweiten Lebensjahres und darüber hinaus ..." Gleiches befürwortet Dr. Gonzáles (s. Kap. 35).

Neben all den Vorzügen für das Kind, die das Langzeitstillen mit sich bringt, sollten die Vorteile für die Mutter nicht außer Acht gelassen werden. So konnten amerikanische Wissenschaftler feststellen, dass sich das Brustkrebsrisiko um 43 % verringert bei Müttern, die 2 Jahre stillen. Chinesische Forscher gehen noch weiter und erklärten, das Risiko ließe sich um 60 % reduzieren mit einer Stillzeit von 6 Jahren (stillen von mehreren Kindern nacheinander).

Frauen mit langer Stillzeit erkranken weniger an Osteoporose. Das klingt im ersten Moment unlogisch, wo doch die Mütter genügend Calcium an ihre Kinder abgeben (früher hieß es: pro Kind ein Zahnverlust). Doch die Natur schadet sich nicht selbst. Sie stabilisiert den Knochenstoffwechsel der Mutter in der Stillzeit.

Natürlich wirkt der relaxierende Effekt von Prolactin nicht nur in der Anfangsstillphase, sondern über die gesamte Stillzeit hinweg. Stillende Mütter können demzufolge immer etwas gelassener mit ihren Kindern umgehen. Das ist besonders bei quirligen oder trotzigen 2–3-Jährigen eine große Hilfe.

Wenn sich das Kind verletzt, es Kummer hat oder quengelig und müde ist, wirkt ein Schluck aus Mamas kuscheliger Brust oft Wunder. Bei einer Erkrankung verweigern Kinder häufig das Essen, stillen wollen sie aber allemal. Das ist für die Mutter beruhigend, denn sie weiß, ihr Kind ist dann ausreichend versorgt. So ist es durchaus möglich, dass ein Kind in der Krankheitsphase wieder voll gestillt wird.

„Die Vorteile", so Elisabeth Hormann, „für Mutter und Kind sind mehrmals bewiesen worden, die Nachteile dagegen nicht. Ob ein bestimmtes Mutter-Kind-Paar so lange stillen will, ist eine Frage, die nur in der Familie – ohne Druck von Seiten der Ärzte, Medien, Nachbarn, Verwandten oder sonst jemand – entschieden werden soll. Das Stillen ist eine ganz intime Zweierbeziehung. Eine frühzeitige Unterbrechung dieser schönen Zeit wird für immer mit Trauer verbunden bleiben. Fortgeführt zu einem befriedigenden Ende jedoch, bleibt es für Mutter und Kind eine der schönsten Erinnerungen im Leben."

Literatur

Blaffer Hrdy S., Mutter Natur. Die weibliche Seite der Evolution, Berlin 2000
Brandt-Schenk I.-S., Stillen. Das Praxisbuch für die schönste Zeit mit Ihrem Baby, Südwest Verlag, München 2004
Bumgarner N. J., Wir stillen noch ... über das Leben mit gestillten Kindern, La Leche Liga International, 2. Aufl. 2003
Cumming R. G., Klineberg R. J., Breastfeeding and other reproductive factors and the risk of hip fracture in elderly women, Int Epidemol Vol 22, 1993, No. 4684ff
Dettwyler K., Benefits of breastfeeding beyond six month, texas A&M University
Garza C. et al., Changes in the nutrient composition of human milk during gradual weaning, Am J Clin Nutr 1983, 37:61-65
Gonzalés C., Mein Kind will nicht essen, La Leche Liga Deutschland, München 2002
Hormann E., Der Wert des Stillens nach dem 6. Lebensmonat, Vortrag beim 2. Aachener Stillkongress 1994
Infobrief – Länger als 6 Monate stillen ..., La Leche Liga Österreich, 2001
Jone G. et al., Breastfeeding in early life and bone mass in prepubertal children: a longitudinal study, Osteoporos Int 2000, 11(2): 146-152
Koletzko B. et al., Does breastfeeding protect against childhood obesity? Edv Esp Med Biol 2000, 478:29-39
Labbok M. H., Effects of breastfeeding on the mother, Pediatr Clin North Am, 2001: 48(1): 143-158
Langzeitstillen, Rundbrief der AFS Arbeitsgemeinschaft freier Stillgruppen, 2002, 3:3–27
Lawrence R., Breastfeeding – A guide for the Medical Profession, 5. Ed by Mosby, St. Louis 1999
Mohrbacher N., Stock J., Handbuch für die Stillberatung, 2. Aufl., La Leche Liga Deutschland e.V., 2001
Neville M. C. et al., Studies in human lactation: milk volume and nutrient composition during weaning and lactogenesis, Am J Clin Nutr 1991, 54:81-92

37 Stillen in der Schwangerschaft und Tandemstillen

37.1 Stillen während erneuter Schwangerschaft

Wenn eine stillende Mutter erfährt, dass sie wieder schwanger ist, kann sie sehr zwiespältige Gefühle gegenüber dem Weiterstillen entwickeln, besonders wenn ihr Stillkind noch recht klein und nicht abstillbereit ist. Einerseits möchte sie ihrem Kind gerecht werden und seinem Still-Bedürfnis weiter nachkommen, andererseits wird sie eventuell von gesellschaftlicher, ärztlicher oder väterlicher Seite zum Abstillen gedrängt. Oder aber sie selbst entwickelt nun eine negative Einstellung gegenüber dem Weiterstillen. In dieser Situation ist für die Mutter eine einfühlsame Beratung verbunden mit medizinischen Fakten eine gute Gelegenheit, sich über ihren Standpunkt klar zu werden und für sich die richtige Entscheidung zu treffen.

Stillen während der Schwangerschaft schadet dem werdenden Kind im Mutterleib nicht. Wenn sich die Mutter ausgewogen ernährt, stehen genügend Nährstoffe für alle drei – Mutter, Kind und Ungeborenes – zur Verfügung. Selbst die beim Stillen freigesetzten Hormone Oxytocin und Prolactin schaden dem Feten nicht. Oxytocin kann Gebärmutterkontraktionen auslösen, die bei einer normalen, gesunden Schwangerschaft keine Frühgeburtsbestrebungen bewirken. Hat die Mutter jedoch eine Neigung dazu, sollte sie mit ihrem Arzt besprechen, ob es nun doch erforderlich ist, ihr Kind abzustillen.

Vorteilhaft für die Mutter sind die Ruhepausen, die mit dem Stillen des Kindes verbunden sind. So kann sie sich zwischendurch immer wieder eine Pause gönnen. Nachteilig ist das hormonell bedingte, gehäufte Auftreten wunder Mamillen beim Stillen in der Schwangerschaft. Oft helfen dabei die sonst gut wirkenden Anwendungen aus der Wöchnerinnenzeit nicht. Erleichterung kann das Wechseln der Stillposition bringen, die Anwendung der Atemtechnik zur Wehenveratmung, kürzeres stillen oder vorheriges Auslösen des Milchspendereflexes.

Auch die Milchmenge nimmt gewöhnlich mit fortgeschrittener Schwangerschaft ab. Ist das Stillkind jünger als 1 Jahr, sollte die Mutter sicherstellen, dass es ausreichend zunimmt trotz Rückgang der Milchmenge. Manche Kinder stillen sich nun von selbst ab, entweder aufgrund des begrenzten und dadurch nicht mehr interessanten Angebotes oder weil sich der Geschmack der Milch geändert hat. Wieder andere stört weder das eine noch das andere. Die Geschmacksänderung rührt von der Neu-Bildung des Kolostrums her. Etwa ab dem letzten Schwangerschaftsdrittel beginnt die Brust die Zusammensetzung der Milch auf das Neugeborene umzustellen. Selbst wenn ein Kind in der Zeit noch auf seine Brustmahlzeit besteht, wird nach der Geburt genügend Kolostrum für sein Geschwisterchen zur Verfügung stehen.

Der wachsende Baby-Bauch stellt eine weitere Herausforderung dar. Das Still-Paar benötigt jetzt ein wenig Kreativität für möglichst bequeme Stillpositionen, in denen sich beide wohlfühlen.

Während der Schwangerschaft werden stillende Mütter immer wieder an der Fortführung des Stillens zweifeln. Möglicherweise werden sie sogar ziemlich ärgerlich darüber und damit auch auf ihr Stillkind. Diese Gefühle sind normal und verständlich. Für die Mutter kann es daher eine große Hilfe sein, in dieser Situation eine kompetente Ansprechpartnerin zu haben.

37.2 Tandemstillen

Mütter deren Kinder, sich vor oder während einer erneuten Schwangerschaft nicht abgestillt haben oder wurden, stillen nach der Geburt zwei Kinder. Es kann auch vorkommen, dass schon abgestillte Kinder unbedingt jetzt auch wieder gestillt werden wollen. Dieses Tandemstillen kann zu unterschiedlichen Emotionen führen, besonders wenn das erste Kind noch ziemlich viel gestillt werden möchte. Verständlicherweise hat die Mutter bedenken, ob das größere dem kleineren Kind die Milch wegtrinkt und gibt ihm das mehr oder weniger deutlich zu verstehen. Es wird jedoch die Milchmenge auch in diesem Fall nach dem Prinzip von Angebot und Nachfrage gebildet. Das ältere Kind kann mit seiner Kraft bzw. seinem Saugvermögen dem eventuell weniger saugstarken Geschwisterchen helfen, die Milchproduktion gut anzuregen, damit es für beide Kinder reicht – häufiges Anlegen vorausgesetzt. Auch Milchstaus treten in der Wöchnerinnenzeit seltener auf beim Tandemstillen.

Je nach Alter kann die Mutter ihrem Kind erklären, dass sie das Baby zuerst stillen möchte, besonders wenn es Hungerzeichen von sich gibt. Das ältere Kind darf dann anschließend die Brust leer trinken. Oder sie legt mit ihrem großen Kind bestimmte Still-Zeiten fest. Das Neugeborene sollte alle beiden Brustseiten angeboten bekommen, bevor das Geschwisterkind trinkt. Gutes Gedeihen des Babys lässt sich an Hand der nassen und der Stuhlwindeln feststellen.

Wenn beide Kinder gleichzeitig gestillt werden möchten, ist es empfehlenswert, zuerst das Neugeborene korrekt in einer der bekannten Still-Haltungen anzulegen. Die größeren geübten Kinder können in fast jeder Position „spielend" (im wahrsten Sinn des Wortes) andocken und es sich bequem machen.

Besondere Hygiene braucht die Mutter beim Tandemstillen nicht an den Tag legen. Regelmäßiges Duschen ist wie beim Stillen eines Kindes völlig ausreichend. Das Neugeborene kommt ohnehin mit den Hauskeimen in Berührung – und das ist auch gut so. Haben sich beide Kinder jedoch eine Soorinfektion zugezogen, wird jedem Kind bis zur vollständigen Genesung seine eigene Brust zugeteilt und Verfahren wie unter Kapitel 21 angegeben.

Dem Vater kommt bei der Ankunft des Geschwisterchens eine besondere Rolle zu. Damit die Mutter sich intensiver um ihr Neugeborenes kümmern kann, darf er vermehrt mit dem älteren Kind spielen und etwas unternehmen. Das hilft in zweierlei Hinsicht: Die Vater-Kind-Beziehung wird gefördert und die Eifersucht auf das

Geschwisterchen minimiert. Auch für Haushaltsarbeiten sollte die Mutter in der ersten Zeit eine Unterstützung haben.

Tandemstillen ist keine leichte Aufgabe. Frauen können sich in Stillgruppen, insbesondere Langzeit-Stillgruppen emotionale und fachliche Unterstützung holen, als auch den wichtigen Erfahrungsaustausch mit Müttern in gleicher oder ähnlicher Situation.

Literatur

Bumgarner N. J., Wir stillen noch ... über das Leben mit gestillten Kindern, La Leche Liga international, 2. Auflage 2003
Infobrief – Länger als 6 Monate stillen ..., La Leche Liga Österreich, 2001
Langzeitstillen, Rundbrief der AFS Arbeitsgemeinschaft freier Stillgruppen, 2002, 3:3–27
Lawrence R., Breastfeeding – A guide for the Medical Profession, 5. Ed. by Mosby, St. Louis 1999
Mohrbacher N., Stock J., Handbuch für die Stillberatung, 2. Aufl., La Leche Liga Deutschland e. V., 2001

38 Abstillen

Abstillen bedeutet das Beenden der Stillbeziehung zwischen Mutter und Kind. Je nach Situation und Zeitpunkt unterscheidet man die folgenden Abstillmöglichkeiten.

38.1 Primäres Abstillen

Beim primären Abstillen wird die Laktation vor dem ersten Stillen, also sofort nach der Geburt unterdrückt. Am häufigsten wird dafür Pravidel® (Bromocriptin) eingesetzt. Das Medikament bringt jedoch beträchtliche Nebenwirkungen mit sich (Bluthochdruck, Kreislaufversagen, Herzinfarkt, Schlaganfall, Krämpfe, Koronararterienspasmus, Psychose). In den USA wurde die Zulassung von Bromocriptin zum Abstillen bereits von der Food and Drug Administration (FDA) widerrufen. Dostinex® mit seinem Wirkstoff Cabergolin weist ein ähnliches Nebenwirkungsspektrum auf.

38.2 Frühes Abstillen

Die Mutter stillt bereits nach ein paar Tagen oder Wochen nach der Geburt ab. Muttermilch wird durch künstliche Säuglingsnahrung (Pre- oder 1er-Nahrung) ersetzt.

38.3 Plötzliches Abstillen

Manchmal ist es notwendig unvorhergesehen rasch abzustillen, z. B. bei Erkrankung der Mutter, erforderlicher Einnahme eines stillunverträglichen Arneimittels, Tod des Kindes. Für beide – Mutter und Kind – ist das abrupte Abstillen oft schwer zu überstehen. Stillen bedeutet für das Baby nicht nur Nahrung sondern auch Trost, Körperkontakt und Geborgenheit. Abstillen kann daher beim Kind ein emotionales Trauma hervorrufen. Bei der Mutter kann das Beenden dieser innigen Beziehung ebenso zu einem seelischen Tief führen, unterstützt noch durch die plötzliche Hormonumstellung (Prolactin!). Hinzukommen können körperliche Beschwerden. Oft benötigt die Mutter Unterstützung beim Abstillen und ein einfühl-

sames Gespräch. Außenstehende können sich meist nicht in die Gefühlslage der Mutter und auch des Kindes hineinversetzen.
Abstillen ist nun mal nicht auf Knopfdruck möglich!

38.3.1 Maßnahmen zur Reduzierung der Milchbildung

- Medikamentöse Laktationshemmer (Pravidel®) sind nur in der ersten Postpartum-Zeit gut wirksam zum Abstillen (**cave**: beachtliche Nebenwirkungen).
- Muttermilch ausstreichen oder unter der Dusche ausfließen lassen bis der Druck leichter erträglich ist. Jedoch nicht zu viel ausstreichen, damit die Milchbildung nicht erneut angeregt wird.
- Die Brust mindestens 3–4-mal täglich kühlen mit Eisbeutel (z. B. mit dem Temperature Pack, gekühlte Salbeiteekompressen s. u.).
- 2-mal täglich Brustkontrolle auf Rötungen, Verhärtungen, Schmerzen.

38.3.2 Unterstützende Naturheilmittel

Phytotherapie

- Salbeitee: 4 Tassen über den Tag verteilt trinken.
- Pfefferminztee wirkt ebenso, kann jedoch nicht mit homöopathischen Mitteln kombiniert werden.
- Abstillteemischung:

Salbeiblätter	10,0
Malvenblüten	10,0
Melissenblätter	10,0
(Pfefferminzblätter	10,0)

2 Teelöffel der Mischung mit $1/4$ l kochendem Wasser übergießen, 10 Minuten ziehen lassen, abseihen, eine halbe gepresste Zitrone zugeben, mit Honig süßen, über den Tag verteilt trinken.
- Salbeiteekompressen: 2 Beutel Salbeitee mit 100 ml Wasser übergießen, zugedeckt 10 Minuten ziehen lassen; eine Stoffwindel mit der gekühlten Lösung tränken und 3–4-mal täglich auf der Brust ca. 20 Minuten einwirken lassen.

Aromatherapie

- Eine Mischung aus je 2 Tropfen Salbei-, Zitronen- und Zypressenöl unter den Quark mischen, als kühle milchreduzierende Kompresse auflegen.
- Myrtenöl, untergemischt im Quark, wirkt ebenso hilfreich beim Abstillen.

Homöopathie

- Phytolacca D3 zu Beginn $^1/_4$-stündlich, sobald die Brust weicher wird die Einnahme beenden; nur wenn die Brust sich wieder verhärtet soll die Gabe wiederholt werden.
- Bei akutem Abstillen, z. B. nach plötzlichem Kindstod, sind weitere Homöopathika hilfreich, die jedoch in hoher Potenz eingenommen werden sollten (Grenze der Selbstmedikation!) und daher vom Homöopathen gezielt gewählt werden müssen.

Häufig ist in Fachliteratur zu lesen, das Hochbinden der Brüste unterstützt die Reduzierung der Milchbildung. Dieses Vorgehen wird den Müttern nicht mehr empfohlen, denn es provoziert Milchstaus und führt so zu Komplikationen. Auch das Einschränken der Flüssigkeitsmengen, so haben Studien festgestellt, verhilft nicht zu einer rascheren Beendigung der Laktation, sondern lediglich zu einer verminderten Harnproduktion.

„Trinken nach Durst" lautet die Devise in der Stillzeit – auch beim Abstillen!

38.4 Stillstreik

Bei einem Stillstreik verweigert das Kind vehement die Brust. Es macht sich steif, streckt den Rücken durch, wirft den Kopf nach hinten und begleitet das Ganze mit ziemlichem Geschrei. Sucht die Mutter mit diesem Problem eine Stillberaterin auf, erhofft sie sich rasche Hilfe. Zu dem benötigt sie emotionale Unterstützung und die Versicherung, dass ihr Kind nicht sie selbst ablehnt, sondern eine andere Ursache hinter der Brustverweigerung steckt. Mögliche Ursachen können sein:

- Ein neues Körperpflegemittel oder Waschmittel mit einem Duftstoff, der den Geruch der Mutter überdeckt.
- Eine geschmackliche Veränderung der Muttermilch durch bestimmte Nahrungsmittel (Knoblauch, Spargel, Gewürze, etc.).
- Eine mögliche Veränderung der Muttermilch in Geruch oder Geschmack durch das Einsetzen der Menstruation.
- Auch bestimmte Medikamente können den Geschmack der Muttermilch verändern.
- Eine Trennung von der Mutter veranlasst das Baby manchmal zu solch abwehrendem Verhalten.
- Ein ständig zu starker Milchspendereflex kann das Kind frustrieren, so dass es nicht mehr an der Brust trinken möchte.
- Familiäre Veränderungen (Urlaub, Umzug, Schlaftraining, etc) können Ursache sein.
- Zu viele Eindrücke führen zur Überreizung des Kindes und machen sich durch einen Stillstreik bemerkbar.

- Das Kind hat mit seinen Zähnchen in die Brust gebissen, worauf die Mutter empört und laut reagierte. Nun ist das Kind verunsichert an der Brust.
- Körperliche Beeinträchtigungen des Babys (verstopfte Nase bei Schnupfen, Ohrenschmerzen, Zahnen, etc) verhindern gewohntes Anlegen.
- Körperliche Probleme der Mutter wie z. B. Milchstau, Mastitis können Auslöser sein.

Das Spektrum lässt sich noch weiter fortsetzen. Manchmal findet man den Grund nicht.

Besonders liebevolles Umgehen mit dem Baby, immer wieder geduldiges Versuchen und eine Portion Ausdauer bringen das Baby wieder an die Brust zurück. Für jeden kleinen Fortschritt darf die Mutter ihr Kind und sich selbst loben. Ruth Lawrence gibt in ihrem Buch „Breastfeeding – A guide for the medical profession" folgende Tipps:

- Das Stillen zu etwas Besonderem machen in ruhiger Atmosphäre möglichst ohne Ablenkung.
- Die Menge der Umarmungen, des Streichelns, des Zärtlichseins mit dem Baby erhöhen.
- Dem Kind die Brust anbieten, wenn es schläfrig ist oder gerade erwacht.
- Darauf achten, dass das Kind nicht hungern muss (Anzahl der nassen Windeln und Stuhlgänge, keine Anzeichen von Dehydrierung, ausreichende Gewichtszunahme). Die Muttermilch muss dann abgepumpt werden und je nach Alter des Kindes alternativ oder mit der Flasche gefüttert werden.

Weitere Möglichkeiten:

- Es kann helfen ein gemeinsames entspannendes Bad zu nehmen und das Baby dort versuchen anzulegen.
- Gemeinsames kuscheln auf nackter Haut fördert die Stillbereitschaft.
- Stillen während des Umhergehens oder mit musikalischer Untermalung lässt das Anlegen eventuell wieder gelingen.

Auch bei Kindern, die von der Klinik entlassen werden und bis dahin noch nicht an die Brust angelegt werden konnten, können diese Schritte zum erfolgreichen Stillen führen, selbst wenn schon mehrere Wochen seit der Geburt vergangen sind!

Die Wahrscheinlichkeit, dass sich Kinder unter einem Jahr von selbst abstillen ist äußerst gering. In den meisten Fällen handelt es sich um einen Stillstreik, der von den Müttern fälschlicherweise als Abstillen betrachtet wird.

38.5 Allmähliches Abstillen

Sukzessives Abstillen ist für den Organismus der Mutter am schonendsten und das Baby hat Zeit sich umzustellen auf eine andere Nahrung. Pro Woche (oder in größeren Intervallen) kann eine Mahlzeit nach der anderen ersetzt werden. So stellt sich die Milchproduktion langsam um – meist ohne Unterstützung oben genannter Maßnahmen. In die Überlegungen der Mutter sollte auch mit einfließen, welche Stillmahlzeit sie als erstes austauschen möchte. Je nach Stillhäufigkeit ist dabei zu berücksichtigen, dass nicht jedes Stillen durch Essen ersetzt werden muss. Manches Stillen bedeutet nur Kuscheln und Durstlöschen, hat aber für die Kinder die gleiche Priorität wie das Hungerstillen. Allmähliches Abstillen kann ganz liebevoll geschehen, ohne Druck, wenn es die Mutter zulässt und sich Zeit nimmt. Folgende Vorschläge mögen ihr dabei behilflich sein:

- Die Brust nicht mehr selbst anbieten zu einer bestimmten Zeit, aber auch nicht ablehnen, wenn das Kind noch trinken möchte.
- Mit dem Kind zur „Stillzeit" etwas Interessantes unternehmen, um es abzulenken.
- Kurz bevor es sich zur gewohnten Stillzeit meldet, dem Kind etwas zu Essen oder ein Getränk anbieten.
- Morgendliches und abendliches Stillen als letzte Stillmahlzeiten ersetzen. Hier kann der Vater behilflich sein und für sein Kind Alternativen zum Stillen anbieten.
- Alles was an Stillen erinnert in der ersten Abstillzeit möglichst vermeiden (z. B. sich nicht im Beisein des Kindes ausziehen, denn eine nackte Brust lädt zum Stillen ein).
- Aber trotzdem mit dem Kind kuscheln und ihm auf andere Weise viel Aufmerksamkeit schenken und Geborgenheit vermitteln.
- Flexibles Reagieren bei Krankheit des Kindes und damit verbundenes wieder vermehrtes Stillen, oder wenn bestimmte Stillmahlzeiten schwieriger wegzulassen sind, erleichtert die Mutter-Kind-Beziehung enorm und erschüttert nicht das Vertrauensverhältnis zueinander.

38.6 Natürliches Abstillen

Beim natürlichen Abstillen ziehen zwei am Strang. Mutter und Kind bestimmen gemeinsam wie oft und wie lange sie Stillen wollen. Das Kind hat so die Möglichkeit sich seinem Bedürfnis entsprechend selbst abzustillen. Ein Grundsatz der La Leche Liga lautet: „Im Idealfall wird die Stillbeziehung fortgesetzt, bis das Kind ihr entwachsen ist" (s. a. Kap. 36).

38.7 Physiologische Veränderungen nach dem Abstillen

- Die Hormonumstellung bewirkt bei der Frau die Rückkehr der Menstruation, falls dies nicht schon eingetreten ist.

- Involution der Brust: Das in der Schwangerschaft verdrängte Fettgewebe hat sich noch nicht wieder aufgebaut, gleichzeitig bildet sich das Drüsengewebe wieder etwas zurück, so dass die Brust weicher und schlaffer werden kann. Nach ein paar Menstruationszyklen werden sie langsam fester und nehmen meist ihre ursprüngliche Größe wieder an.
- Es ist normal, wenn noch längere Zeit sehr geringe Mengen (Tropfen) Muttermilch gebildet werden.
- Nimmt die Frau nach dem Stillen an Gewicht zu, sollte sie ihre Kalorienzufuhr kontrollieren und entsprechend reduzieren. Größere Portionen Süßigkeiten, die sie in der Stillzeit gewohnt war zu genießen, schlagen sich nun wieder rasch auf die Hüften nieder, Obst kann dann den Süßbedarf genauso aber wesentlich gesünder und kalorienärmer decken.

Abstillen bedeutet für beide ein Loslassen. Dieses Loslassen gelingt umso leichter je mehr beide dazu bereit sind. Umso harmonischer und problemloser kann sich der Ablöseprozess dann bei Mutter und Kind vollziehen.

Literatur

Benkert B., Das Ravensburger Stillbuch, Ravensburger Buchverlag 1997
Dettwyler K. A., Wann ist die richtige Zeit zum Abstillen?, Laktation und Stillen 1: 15–17, 2001
Kroth C., Stillen und Stillberatung, Ullstein Medical Verlag, Wiesbaden 1998
Lawrence R., Breastfeeding – A guide for the Medical Profession, 5. Ed Mosby, St. Louis 1999
LLL, Das Handbuch für die stillende Mutter, La Leche Liga International, Zürich 2001
LLL, Infobrief – Länger als 6 Monate stillen, La Leche Liga Österreich, Bad Ischl 2001
Mohrbacher N., Stock J., Handbuch für die Stillberatung, 2. Aufl., La Leche Liga Deutschland e.V., 2001
N. N., Ende der Stillbeziehung, AFS Rundbrief 1:3–25, 2002
Scheele M., Abstillen – natürlich oder medikamentös, Laktation und Stillen 1:21, 2002
Zitter B., Abstillen – Bräuche und Sitten einzelner Völker, Laktation und Stillen 1:17, 2001

39 Formulanahrung für Säuglinge und Kleinkinder

Muttermilch ist ein wahres Wundergetränk für unsere Babys – von der Natur konzipiert und seit Jahrtausenden erfolgreich getestet. Sie stellt für Hersteller künstlicher Säuglingsnahrungen das (unnachahmliche) Vorbild dar. Die Grobstruktur der Muttermilch ist längst entschlüsselt und kann sehr ähnlich hergestellt werden. Unter beträchtlichen chemischen Umwandlungsprozessen mit entsprechendem technischen Aufwand wird Kuhmilch als Ausgangsprodukt im Protein-, Kohlenhydrat-, Fett-, Mineral- und Vitamingehalt der Muttermilch angeglichen. Die Feinstruktur gibt den Herstellern jedoch immer noch Rätsel auf. Hinzu kommt, in Muttermilch wurden bisher mehr als 200 Inhaltsstoffe entdeckt. Wissenschaftler gehen davon aus, dass sie weitere Bestandteile enthält, die jedoch mit den derzeitigen Analysenmethoden noch nicht identifiziert bzw. nachgewiesen werden können. Häufig werden bei einem Vergleich von Muttermilch mit Kuhmilch die vielen Unterschiede z. B. in der Struktur der Proteine und Fette sowie der Bioverfügbarkeit der Mineralien außer Acht gelassen (Akré 1992).

Für unsere Babys bietet sich normalerweise keine Alternative zur Muttermilch. „Zu denken, dass Babynahrung genau so gut ist wie Muttermilch, heißt zu glauben, dass 30 Jahre Technologie 3 Millionen Jahren Evolution der Natur überlegen sind." Christiane Northrup (M. D. Autorin von „Frauenkörper – Frauenweisheit").

Es gibt jedoch Situationen, die ein Zufüttern oder gar ausschließliches Ernähren des Säuglings mit Muttermilchersatznahrung erfordern. Für die betroffene Mutter kann es eine große Hilfe sein, wenn sie in dieser Lage neutrale und kompetente Auskunft über die einzelnen Produkte und deren Anwendung erhält. Dieses Wissen fällt auch in den Bereich einer Stillberaterin, denn die Einführung künstlicher Säuglingsnahrung geht meist mit Abstillen einher und die Mutter soll dabei begleitet werden. Spezialprodukte sind überdies oft nur über die Apotheke zu beziehen. Aus diesem Grund sollte Apothekenpersonal bestens über diese informiert sein.

Tab. 39.1 Vergleich von Muttermilch und Kuhmilch

Art	Protein	Kohlenhydrate	Fett	Asche
Muttermilch	0,9	7,1	4,5	0,2
Kuhmilch	3,2	4,6	3,9	0,7

Bei der Beratung ist es auch wichtig, den Frauen nicht das Gefühl zu geben, nur weil sie nicht mehr stillen, sind sie „schlechte" Mütter. Jede Mutter hat ihren persönlichen oder medizinischen Grund für das Abstillen und dieser soll und muss akzeptiert werden.

In Deutschland sind die gesetzlichen Bestimmungen zur Säuglingsnahrung im Säuglingsnahrungswerbegesetz (SNWG) sowie in der Diätverordnung (Diät-VO) verankert. Grundlage hierfür bilden die Anforderungen der Fachausschüsse des Scientific Committee on Food (SCF) und der European Society of Pediatric Gastroenterology, Hepatology and Nutrition (ESPGHAN). Die Richtlinie der EU (91/321/ewg; 96/4 EG) gibt die Nähstoffgehalte vor. Das Bundesinstitut für Risikobewertung (BfR) berät die Bundesregierung in Fragen der Säuglingsernährung mit Empfehlungen zur Säuglings- und Kleinkindernährung vom Forschungsinstitut für Kinderernährung (FKE) in Dortmund.

39.1 Muttermilchersatznahrungen für reifgeborene Säuglinge

Sie werden unterteilt in Säuglingsanfangsnahrungen und Folgenahrungen.

39.1.1 Anfangsnahrung

Das Baby kann von Geburt an allein mit diesem Lebensmittel die ersten 4 bis 6 Monate gefüttert werden oder bei Bedarf, wenn noch teilweise gestillt wird (Zwiemilchfütterung). Auch wenn es bereits Beikost erhält, kann weiterhin diese Säuglingsanfangsnahrung für das Fläschchen zubereitet werden. In Deutschland und der EU unterscheidet man zwischen den vier verschiedenen Anfangsnahrungen, die im Folgenden aufgeführt sind.

Pre-Nahrung

Pre-Nahrung enthält **Kuhmilcheiweiß mit Lactose als einzigem Kohlenhydrat.**

Diese Säuglingsnahrung ist im Eiweiß adaptiert, also der Muttermilch qualitativ und quantitativ angenähert (Proteingehalt < 0,6 g/100 kJ bezogen auf das verzehrsfertige Produkt). Sie kann ad-libitum verfüttert werden. Das Verhältnis zwischen Molkenprotein und Casein beträgt je nach Hersteller 80:20 bis 60:40 (Mindestanforderung: 50 % Molkeneiweiß). Sie sind glutenfrei.

1er-Nahrung

1er-Nahrung setzt sich zusammen aus **Kuhmilcheiweiß mit Lactose und weiteren Kohlenhydraten.**
Neben Lactose enthalten diese Milchen meist Stärke zur besseren Sättigung. Nicht empfehlenswert sind Nahrungen, die zusätzlich Glucose und Maltodextrine enthalten. Das Eiweiß ist adaptiert, das Verhältnis zwischen Molkenprotein und Casein beträgt 70:30 bzw. 60:40.
Cave: Wegen des Stärkeanteils (und zusätzlicher Zuckerarten) müssen sie um Überfütterung vorzubeugen, nach Plan verfüttert werden. Sie sind glutenfrei.

Pre-/1er-HA-Nahrung

HA-Nahrungen enthalten **Teilhydrolysiertes Eiweiß.**
Für nicht gestillte Säuglinge mit erhöhtem Allergiepotential (positiver atopischer Familienanamnese) empfehlen die ESPGHAN, ESPACI und AAP (American Academy of Pediatrics) die Verwendung von hypoallergener Säuglingsnahrung (HA-Nahrung).
In HA-Nahrungen ist der Antigengehalt des Ausgangsproteins durch enzymatische Hydrolyse und zusätzliche Methoden (z. B. Hitzebehandlung, Ultrafiltration) reduziert. Je stärker der Hydrolysegrad, desto geringer der verbleibende Antigengehalt, denn durch die Hydrolyse werden die für antigene Eigenschaften verantwortlichen Konformations- und Sequenzepitope zerstört. Die folgende Sekundärbehandlung mit Wärme reduziert die Restantigenität der langkettigen Peptidfraktionen um ein Weiteres.
Auf dem Markt befinden sich derzeit so genannte stark bzw. extensiv hydrolysierte Formulas (eHF) (z. B. Nutramigen®) und moderat oder partiell hydrolysierte Formulas (pHF). Erstere werden hauptsächlich zur Behandlung einer Kuhmilchallergie eingesetzt oder zur Prävention bei Hochrisikokindern und sind apothekenexclusiv. PHF`s dienen der Allergieprophylaxe bei mittlerem bis geringem Risiko.
Zur Beurteilung der Qualität einer HA-Nahrung wird u. a. die Molekulargewichtsverteilung herangezogen, denn je stärker ein Eiweiß abgebaut ist, desto kleiner sind die Moleküle und deren Molekulargewicht. Verschiedene Studien (u. a. Halken et al. 2000, von Berg, Koletzko, Grübel et al. 2003) haben gezeigt, dass sowohl Nahrungen mit partiell hydrolysiertem als auch Nahrungen mit extensiv hydrolysiertem Protein bezüglich Allergieprävention effektiv sind. Trotzdem muss klar und deutlich herausgestellt werden, HA-Nahrungen sind nicht non-allergen sondern nur hypoallergen!
Hypoallergene Säuglingsnahrungen enthalten 100 % Molkenhydrolysat oder 100 % Caseinhydrolysat als Proteinquelle, entweder mit ausschließlich Lactose als Kohlenhydrat oder weitere wie Maltose (Maltodextrin), Glucose und Stärke. Zu bevorzugen sind stärkefreie Produkte.
Je geringer der Hydrolysegrad, desto mehr bleibt der Geschmack dieser Nahrungsmittel erhalten. Die auf dem Markt befindlichen HA-Nahrungen unter-

scheiden sich im verwendeten Eiweiß als Ausgangssubstanz, dem Hydrolysegrad, dem Herstellungsverfahren und dadurch in der Antigenität sowie in den organoleptischen Eigenschaften. Aus diesem Grund müssen sie die Anforderungen der EG-Richtlinie für Säuglingsernährung erfüllen und ihre Wirksamkeit und Unbedenklichkeit anhand von Wachstums- und Präventionsstudien belegen. HA-Nahrungen sind glutenfrei.

Cave: Durch die spezielle Zusammensetzung kann der Stuhlgang der Babys grünlich gefärbt sein und eine weichere Konsistenz haben. Das ist bei diesen Produkten normal.

Soja-Säuglingsnahrung

Sojabohneneiweißisolat ist Ausgangssubstanz für Sojanahrungen (nur in Deutschland milchzuckerfrei), diese milchfreie Spezialnahrung zur Ernährung bei Kuhmilch-Unverträglichkeit ist ein diätetisches Lebensmittel für besondere medizinische Zwecke (bilanzierte Diät) zur ausschließlichen Ernährung von Säuglingen und Kleinkindern im Rahmen der ärztlichen Verordnung! Als Dauernahrung kann sie lt. Hersteller von Geburt an bis zum 6. Monat verfüttert werden, anschließend ergänzend mit Beikost (Bsp.: Prosobee®, Sojagen plus®, Lactopriv®).

Säuglingsanfangsnahrungen auf Sojabasis sind mit L-Methionin angereichert, enthalten meist Glucose und Maltose, sind laktose-, saccharose- und glutenfrei. Die Fettkomponente besteht aus einer speziell abgestimmten Mischung pflanzlicher Fette mit weitgehender Annäherung an das Fettsäuremuster der Muttermilch.

Weitere Indikationen:
- Primäre und sekundäre Lactose-Intoleranz,
- Fructose- und Saccharose-Intoleranz,
- Galaktosämie,
- Zöliakie/Sprue,
- wenn die Eltern vegetarische Ernährung bevorzugen.

Cave: Sojanahrungen können höhere Gehalte an Aluminium und anderen Metallen aufweisen sowie möglicherweise gentechnisch verändertes Soja. Weit aus bedenklicher ist jedoch der Gehalt an Phytoöstrogenen. Bezogen auf das Körpergewicht der Säuglinge kommt es der täglichen Einnahme mehrerer Antibabypillen gleich. In einer amerikanischen Studie konnte man bei mit Sojanahrung ernährten Jungen 200-mal höhere Werte an Phytoöstrogenen messen, als bei gestillten Buben. Andere Studien über die Auswirkungen von Phytoöstrogenen kamen zu folgenden Ergebnissen: gehäuftes Auftreten von Krebserkrankungen, Änderungen in der DNA-Struktur, vorzeitige präpubertäre Entwicklung bei Mädchen, Fertilitätsprobleme, Lebererkrankungen usw. (Irvine 1995, Setchell 1997).

Es ist unsere Pflicht über diese Risiken aufzuklären, insbesondere wenn die Verwendung der Sojasäuglingsnahrung nicht auf ärztlicher Anordnung beruht, sondern von der Mutter selbst gewählt wurde.

39.1.2 Folgenahrung

Sie kann frühestens ab dem 5. Monat eingesetzt werden, weil sie nicht an die Bedürfnisse eines jungen Säuglings angepasst ist. Ingeborg Hanreich (Ernährungswissenschaftlerin) schreibt in ihrem Buch „Essen und Trinken im Säuglingsalter": „Folgenahrungen sollten nur dann gefüttert werden, wenn bereits zwei Beikostmahlzeiten fixer Bestandteil der täglichen Kost sind. Sie sind nur als Teil einer Mischkost geeignet, weil sie den Nährstoffbedarf nicht alleine decken können."

Eine Notwendigkeit von Anfangsnahrung auf Folgenahrung zu wechseln besteht nicht!

Zu unterscheiden hinsichtlich ihrer Zusammensetzung sind dabei die 2er- und 3er- Folgemilchen und die 2er-HA-Nahrung:

- **2er-Folgenahrung.** Bis auf wenige Ausnahmen ist das Eiweiß dieser Säuglingsnahrungen nicht mehr an Muttermilch angelichen, der Stärkeanteil ist höher und meist enthalten sie noch zusätzliche Zuckerarten (!). Der Fettgehalt ist annähernd identisch zur Anfangsnahrung. Auch der Gesamtenergiegehalt bewegt sich auf gleichem Level.
  2er-Nahrungen sind glutenfrei.

- **3er-Folgenahrung.** Die Proteinzusammensetzung ist größtenteils der Kuhmilch angelichen. Zusätze wie künstliche Aromen, Getreide, Früchte, Kristallzucker sind möglich – und dabei völlig überflüssig. Das Baby benötigt diese nicht! Es wird dadurch schon früh auf bestimmte Geschmacksrichtungen geeicht (wie z. B. sehr süß oder auf künstliches Vanillin). Der Stärkeanteil und damit der Gesamtkohlenhydratgehalt ist zum Teil deutlich höher als bei 2er-Nahrungen. Sie sind glutenfrei.

- **2er-HA-Nahrung.** Ist im Eiweiß adaptiert. Lediglich der Stärkeanteil ist etwas höher als in der 1er-HA-Nahrung.

Die Zugabe von glutenfreier Stärke (Reis- oder Maisstärke) und Maltodextrin bewirkt eine sämigere Konsistenz der Säuglingsnahrung und eine bessere Sättigung der Kinder. Allerdings können Kinder in den ersten Lebensmonaten Stärke nur schlecht verdauen. Bei sehr empfindlichen Säuglingen kann dies zu Blähungen oder gar Koliken führen. Das Vorbild Muttermilch enthält keine Stärke! Stärkefreie Pre-Nahrung ist daher die bessere Alternative für nicht gestillte Babys. Selbst ab dem 6. Monat ist es nicht erforderlich auf eine andere Nahrung umzusteigen.

Teilweise bieten die einzelnen Hersteller Formulanahrung mit bestimmten Zusätzen an:

- LC-PUFA (hauptsächlich in Anfangsnahrung), langkettige, mehrfach ungesättigte Fettsäuren, insbesondere Arachidonsäure und Docosahexaensäure für die Entwicklung der Retina und des ZNS.

- Probiotika (in Anfangs- und Folgenahrung), definierte Bakterienstämme, wie z. B. *Lactobacillus bifidus*, zum Aufbau einer bifidusdominanten Darmflora, die einen wesentlichen Einfluss auf die optimale Entwicklung der Immunabwehr im Säuglingsalter hat.
- Prebiotika (in Anfangs- und Folgenahrung), Ballaststoffe, die sowohl der Verstopfung bei Säuglingen vorbeugen, als auch das Wachstum positiver Darmsymbionten fördern und dadurch die Immunabwehr steigern. Sie reduzieren signifikant die Anzahl an *E. coli* und Clostridien.

Wissenschaftliche Untersuchungen (Boehm et al, 2000; Koletzko et al, 1997 und 2000) bestätigen die positven Auswirkungen dieser Additiva, die ja in Muttermilch von vornherein enthalten sind (s. Kap. 9). Babynahrungen mit diesen Zusätzen sind anderen vorzuziehen. Allerdings erzeugen sie bei den Müttern das Gefühl der Gleichwertigkeit zur Muttermilch, insbesondere durch die aggressiven Werbemethoden der Säuglingsnahrungsindustrie.

Bei Zubereitung der Flaschenmahlzeit sind einige Punkte zu beachten, die auch in der Beratung an die Mutter weitergegeben werden sollten:

- Nur Wasser sehr guter Qualität verwenden! Bei Verwendung von Mineralwässern auf den Zusatz „Geeignet für die Herstellung von Babynahrung" achten. Selbst gutes Leitungswasser kann z. B. durch Stehen in alten Bleirohren nach 2–3 Stunden gesundheitsschädliche Bleikonzentrationen enthalten. In Leitungen abgestandenes Wasser oder bräunliches Stillstandswasser muss man selbstverständlich ablaufen lassen, bevor man Wasser entnimmt für die Herstellung von Säuglingsnahrung. Die Konzentration im Trinkwasser von Nitrat, Blei sowie Kupfer können beim örtlichen Umwelt- bzw. Gesundheitsamt erfragt werden.
- Benötigte Gesamtmenge an Wasser abkochen und auf etwa 50 °C abkühlen lassen. Mit dieser Temperatur erhält man ein optimales Ergebnis in der Auflösung des Pulvers. Ist die Wassertemperatur höher, so kann das Pulver Klumpen bilden, enthaltene Proteine werden denaturiert, Probiotika und ein Großteil der Vitamine zerstört.
- $^2/_3$ der benötigten Wassermenge in die Glasflasche füllen, die genau abgemessene Menge(!) Milchpulver hinzufügen und die Flasche schütteln. Die restliche Trinkwassermenge dazugießen, den Flascheninhalt nochmals schütteln und auf Trinktemperatur (etwa 37 °C) abkühlen lassen. Flascheninhalt sofort verfüttern, kein zweites Mal aufwärmen!
- Um Blähungen zu vermeiden, sollte die Mutter

    – in entspannter Atmosphäre füttern,
    – damit die Luft aus dem Magen entweichen kann, auf das Bäuerchen beim Baby achten (eventuell nachhelfen mit leichtem Klopfen auf den Rücken),
    – einen Sauger mit der richtigen Lochgröße wählen (bei senkrecht nach unten gehaltener Flasche tropft die Milch langsam),
    – keine Schaumreste aus der Flasche verfüttern!

Auch wenn die Mutter die Zubereitungsvorschriften schon kennt, sollte sie diese nach Kauf einer neuen Packung erneut lesen, denn Änderungen sind möglich!

Um Überfütterung zu vermeiden müssen auch unbedingt die empfohlenen Tageshöchsttrinkmengen berücksichtigt werden!

Dem Baby nur soviel an Nahrung anbieten wie es trinken kann und mag. Reste nicht mit „aller Gewalt" dem Baby füttern, schon gar nicht im Schlaf. Das Baby weiß wie viel es benötigt, auch wenn es weniger trinkt, als auf der Packung angegeben ist!

Wenn die Mutter neben dem Stillen zusätzlich die Flasche geben möchte/muss, sollte sie eine bestimmte Fütterungstechnik anwenden (Kassing 2002), damit das Kind sich nicht zu sehr an den Sauger gewöhnt und die Brust ablehnt (s. Kap. 34):

- Das Kind soll den Sauger mit seinen Lippen genauso umschließen wie die Areola. Das bedeutet, sie saugen nicht nur am vordersten Teil, sondern öffnen den Mund weit (wie beim Anlegen an der Brust) damit sich die Zunge um den Sauger schmiegt und korrekte Saugbewegungen ausführt, ähnlich wie bei der Mamille. D. h. sie nehmen „einen Mund voll Sauger".
- Das Baby soll sich beim Trinken ebenso anstrengen müssen wie an der Brust. Daher soll die Ersatzmilch mit der kleinsten Sauger-Lochgröße verfüttert werden. Die Mahlzeit dauert dann auch vergleichbar lange.
- Das Baby beim Füttern nicht zu weit nach hinten neigen, sonst kann es sich verschlucken.
- Der Neigungswinkel der Flasche hat einen Einfluss auf die Fließgeschwindigkeit der Milch. Rinnt sie zu leicht aus der Flasche (auch bei zu großem Saugerloch), muss das Baby den Milchstrahl stoppen, in dem es die Zunge nach oben wölbt. Gewöhnt sich das Baby an dieses Verhalten, führt es an der Brust entweder zum Lösen den Saugvakuums, die Brust würde beim Stillen dann aus dem Mund rutschen, oder zu wunden Mamillen. Um das zu vermeiden, ist es besser die Flasche flacher zu halten, so kann das Baby durch saugen die aufgenommene Milchmenge bestimmen.

Was ist zu beachten beim Füttern mit der Flasche?

- Das Baby nahe am Körper füttern und dabei zu ihm Augenkontakt halten.
- Wie beim Stillen sollte die Mutter auch beim Füttern mit der Flasche die Seite wechseln, damit die Auge-Hand-Koordination gefördert wird.

39.2 Spezialnahrungen bei gastrointestinalen Problemen

Diese Produkte sollten grundsätzlich nur kurzzeitig angewendet werden (außer nach ärztlicher Verordnung). Starke oder länger anhaltende Durchfälle bei Säuglingen können zu lebensbedrohlichen Zuständen führen infolge Austrocknung und massiven Mineralstoffverlusten. Sie gehören unbedingt in ärztliche Betreuung!

Folgende diätetische Lebensmittel für besondere medizinische Zwecke (bilanzierte Diäten) werden angeboten.

39.2.1 Bei vermehrten Blähungen und akutem Durchfall

Diese Nahrungen sind im Lactosegehalt reduziert oder nahezu lactosefrei. Zu bedenken ist dabei der Umstand, dass Lactose maßgeblich an unserer Gehirnentwicklung beteiligt ist. Langzeitstudien über eine lactosefreie Diät bei sonst gesunden Säuglingen und deren Auswirkungen liegen noch nicht vor. Aus diesem Grund sollte die Verwendung dieser Nahrung nur mit Rücksprache des Kinderarztes erfolgen (Bsp. Enfamil comfort®, Aptamil comformil®).

Die Kohlenhydratkomponente setzt sich aus Glucose-Polymeren zusammen, die leicht verdaulich und resorbierbar sind. Dadurch werden sie kaum vergoren und wirken so einer vermehrten Darmgasbildung entgegen.

In der Eiweißquelle gibt es erhebliche Unterschiede zwischen den einzelnen Produkten. So enthält eine Nahrung das komplette Kuhmilchprotein (Casein:Molkenprotein = 80:20). Es erübrigt sich hier zu erwähnen, dass Kuhmilchprotein in den ersten 12 Monaten dringend gemieden werden sollte. In der Liste der Zusammensetzung anderer Anbieter wird hydrolysiertes Eiweiß eingesetzt.

Sie sind saccharose- und glutenfrei.

Als Dauernahrung können sie laut Herstellerbeschreibung von Geburt an bei folgender Indikation verfüttert werden:

- leichte Verdauungsprobleme, wie Blähungen, nahrungsbedingte Unruhezustände,
- sekundäre Lactoseintoleranz,
- bei akuten Diarrhöen zur raschen Normalisierung des Gewichtes für Säuglinge, Kleinkinder und Schulkinder.

39.2.2 Bei Störungen der Resorption und der Verdauung

Diese Nahrungen sind leicht resorbierbar, niederosmolar, fructose-, saccharose- und glutenfrei. Lactose ist auf ein Minimum reduziert oder fehlt komplett. Die Proteinkomponente besteht aus extensiv oder partiell hydrolysiertem Eiweiß. Um eine sehr leichte Verdaulichkeit des Fettanteils zu gewährleisten, werden MCT-Fette und Pflanzenfett zugesetzt (Pregestimil®, Alfaré®, Pregomin®).

Auch diese Diätetika eignen sich zur ausschließlichen Ernährung bei folgenden Indikationen von Geburt an:

- Maldigestions-/Malabsorptionssyndrome, schwere akute Durchfallerkrankungen,
- Steatorrhoe,

- Cystische Fibrose,
- Kuhmilch-sensitive Enteropathie, Kuhmilchintoleranz,
- chronisch entzündliche Darmerkrankungen,
- Kurzdarmsyndrom,
- Lactoseintoleranz, Galaktosämie (nur bei lactosefreien Produkten!!),
- Fructoseintoleranz, sekundärer Disaccharidasemangel,
- Zöliakie u. a.

39.2.3 Bei schweren oder multiplen Allergien und gastrointestinalen Störungen

Diese Säuglingsnahrung auf reiner Aminosäurebasis wurde als bilanzierte Elementardiät speziell für hochgradig sensibilisierte Kinder entwickelt. In der Nährstoffzusammensetzung und dem Aminosäurenprofil entspricht sie einer Säuglingsanfangsnahrung. Die Proteinkomponente besteht zu 100 % aus hochgereinigten Aminosäuren, ist daher im Vergleich zu Hydrolysatnahrung non-allergen. Die Herstellung erfolgt in milchfreier Umgebung. Laut Hersteller ist sie auch frei von den 4 Hauptallergenen Kuhmilch-, Hühner-, Soja- und Weizeneiweiß (glutenfrei). Die Nahrung enthält als Kohlenhydratquelle ausschließlich Glucosesirup. Aus verschiedenen Pflanzenölen (Distel-, Kokos- und Sojaöl) setzt sich die Fettkomponente zusammen (Bsp.: Neocate®).

Diese spezielle Formulanahrung findet aufgrund ihrer Eigenschaften Einsatz im Rahmen einer Eliminationsdiät, als Bestandteil einer oligoallergenen Basisdiät sowie bei anschließenden Provokationstests.

Sie eignet sich als Trink- oder Sondennahrung bei folgenden Indikationen:

- Kuhmilchallergie, multiplen Nahrungsmittelallergien,
- atopische Dermatitis/ Neurodermitis,
- allergieinduzierten Störungen wie
  - chronische Diarrhoe/Erbrechen,
  - gastroösophagealer Reflux,
  - Rhinitis,
  - Wachstumsverzögerungen,
- allergische Colitis/Maldigestion,
- Malnutrition,
- entzündliche Darmerkrankungen
- Kurz-Darm-Syndrom,
- Umstellung von parenteraler auf enterale Ernährung,
- Diagnostik gastrointestinaler Erkrankungen,
- Diagnostik von Nahrungsmittelunverträglichkeiten.

Es besteht aufgrund der Zusammensetzung ein geschmacklicher Unterschied im Vergleich zu anderen künstlichen Säuglingsnahrungen und Muttermilch. Der Stuhlgang ist ähnlich wie bei HA-Nahrung dünnflüssiger und kann eine grünliche Farbe annehmen.

Auch diese Spezialnahrung sollte nur bei strenger Indikation und unter ärztlicher Kontrolle bei Säuglingen bzw. Kleinkindern eingesetzt werden.

39.2.4 Für kurzzeitige Anwendung bei Dyspepsien

Mit Wasser angerührtes Reismehl (Trockenreisschleim) hat sich bewährt. Wegen des nicht ausreichenden Nährstoffprofils darf der Reisschleim nicht länger als nötig verabreicht werden.

Spezielle Heilnahrungen eignen sich ebenso zum raschen Nahrungsaufbau und zur Normalisierung des Stuhls bei akuten Durchfallerkrankungen. Allerdings enthalten sie Kuhmilchprotein und sollten daher **nicht** – wie empfohlen – bei Säuglingen vor dem 12. Monat gefüttert werden. Bei Klein-, Schulkindern und auch Erwachsenen sind sie gut wirksam (Bsp.: Trockenreisschleim Töpfer, Humana Heilnahrung).

39.2.5 Bei vermehrtem Spucken (AR-Nahrungen)

Ursache des vermehrten Spuckens ist der primäre gastroösophagealer Reflux, bei dem unwillkürlich Mageninhalt in die Speiseröhre übertritt als Folge einer Dysfunktion des unteren Ösophagussphinkters.

Um das vermehrte Spucken und Aufstoßen zu unterbinden, wird diesen „Antireflux"-Nahrungen Johannisbrotkernmehl zugesetzt. Es entsteht dadurch eine sehr sämige, dickflüssige Konsistenz, die den Rückfluss aus der Speiseröhre erschweren soll. Geeignet sind diese Nahrungen von Geburt an. Allerdings lässt der Erfolg zu wünschen übrig. Die meisten Kinder spucken unwesentlich weniger. Mit der Zeit lässt das Spucken ohnehin entwicklungsbedingt nach. Es ist deshalb ratsam, eine Nahrung zu verwenden, die von den Inhaltsstoffen besser auf die Bedürfnisse der Säuglinge angepasst ist, wie z. B. eine Pre-Anfangsnahrung (Bsp.: Aptamil AR®, Nestargel®).

Cave: „Antireflux"-Nahrungen sind für allergiegefährdete Kinder nicht geeignet, da zum einen Johannisbrotkernmehl selbst Allergien auslösen kann, zum anderen enthalten sie kein hydrolysiertes Protein.

39.3 Spezialsäuglingsnahrungen bei Stoffwechselproblemen

39.3.1 So genannte Basis-Nahrungen

Diesen speziellen Babynahrungen fehlt lediglich ein Hauptnährstoff (Protein, Kohlenhydrat, Fett) oder die Kombination Calcium/Vitamin D. Abgesehen von dem indikationsbezogenen fehlenden Nährstoff, sind sie komplett und auf die besonderen Ernährungsbedürfnisse des Säuglings im ersten Lebensjahr abgestimmt und fallen somit auch unter die Kategorie bilanzierter Diätetika (Bsp.: basic-p®, basic-f®, basic-CaD®, basic-ch®).

Sie stellen eine Art Baukasten-Diät dar und bilden die Basis für die Ernährung des Säuglings mit entsprechender Indikation. Durch das Fehlen des bestimmten Nährstoffs wird die individuelle Dosierung leicht möglich. Das bedeutet, es kann unter ärztlicher Kontrolle teilgestillt werden mit ergänzender bilanzierter Flaschenkost. Oder bei nicht gestillten Kindern müssen lediglich eine oder zwei Zutaten zur normalen Säuglingsnahrung zugegeben werden. Ansonsten wird diese Nahrung wie oben beschrieben hergestellt.

Beispiel für eine proteinreduzierte aber normokalorische Nahrung:
Die Proteinzufuhr soll um ein Drittel auf 1,0 g/100 ml reduziert werden – das bedeutet 2 (statt 3) Messlöffel Pre-Nahrung plus 1 Messlöffel proteinfreie Basis-Nahrung auf 90 ml Wasser.

Beispiel für eine proteinnormale aber hyperkalorische Nahrung:
Mit einem Messlöffel proteinfreier Basis-Nahrung zu 100 ml herkömmlicher Flaschennahrung (z. B. Pre-Nahrung) erhöht sich der Energiegehalt um 23 kcal und die Zufuhr der Mikronährstoffe entsprechend.

Die Dosierung aller Bestandteile richtet sich dabei nach der individuellen Stoffwechselsituation, dem Alter und Gewicht des Patienten und erfordert eine regelmäßige ärztliche Überprüfung und Anpassung an die aktuelle Stoffwechsellage.

39.3.2 Produkte bei gestörtem Proteinmetabolismus

Für Säuglinge mit speziellen angeborenen Aminosäure-Stoffwechselstörungen wie beispielsweise

- Phenylketonurie (PKU) bzw. Hyperphenylalaninämie (HPA),
- Ahornsirupkrankheit (MSUD),
- Glutarazidurie (GA)Typ 1 u. a.

stehen mittlerweile wissenschaftlich fundierte Spezialnahrungen zur Verfügung. Bei einigen Erkrankungen (z. B. PKU/HPA; MSUD) ist unter strenger ärztlicher Kontrolle häufig Teilstillen möglich. Je nach individueller Toleranz kann das Baby 2–3-mal gestillt werden im Wechsel mit der Diätnahrung. Durch Wiegen vor und nach der Stillmahlzeit lässt sich die getrunkene Muttermilchmenge ermitteln. Für die betroffene Mutter bringt diese Art der Ernährung ihres Kindes eine sehr genaue Diätführung mit sich und erfordert eiserne Disziplin. Sie bedarf daher großer Motivation und Unterstützung seitens des betreuenden Arztes, der Diätassistentin und der Stillberaterin. Selbst diese kleine Menge Muttermilch, die das erkrankte Kind auf diese Weise erhält, ist sehr wertvoll, besonders für sein Immunsystem (Bsp.: Metabolics 1-Mixe®, p-am Analog®).

39.4 Weitere Spezialnahrungen

39.4.1 Produkte zur Energie- und Flüssigkeitsergänzung

Zur Prophylaxe und Therapie von Hypoglykämien gibt es Glucose- und Maltoselösungen für Neugeborene. Bei Einhaltung der „10 Schritte" sowie Praktizierung der „ILCA-Leitlinien" sollten diese Produkte zur Energie- und Flüssigkeitsergänzung nur nach strenger Indikation und ärztlicher Verordnung zugefüttert werden.

Folgende medizinische Gründe erfordern ein Zufüttern (WHO/UNICEF 1992):

- akuter Flüssigkeitsverlust (z. B. durch Phototherapie),
- Frühgeborene < 1500 g, < 32. SSW,
- Small Gestional Age-Kinder mit Hypoglykämie, wenn der Zustand sich auch durch vermehrtes Stillen oder sonstiger Muttermilchzufuhr nicht bessert,
- situationsabhängig bei Babys, die operiert werden müssen,
- angeborene Stoffwechselerkrankungen wie PKU, Galaktosämie etc.,
- situationsabhängig bei ernsten Erkrankungen der Mutter (Eklampsie, AIDS, etc., s. Kap. 30)
- Arzneimitteltherapie mit Stillen als Kontraindikation (s. Kap. 30).

39.4.2 Nährstoffsupplemente

Nährstoffsupplemente zur Anreicherung von Muttermilch für Früh- und Neugeborene mit niedrigem Geburtsgewicht. Die Muttermilch wird durch diesen Zusatz an den besonderen Nährstoffbedarf dieser Babys bezüglich Energie, Protein (hypoallergenes Eiweiß), Mineralstoffen, Spurenelementen und Vitaminen angepasst. Es ist kein Muttermilchersatz und darf nur unter ständiger ärztlicher Kontrolle verwendet werden (Bsp.: FM 85®).

39.4.3 Nahrung für Frühgeborene

Diese Spezialnahrungen für Frühgeborene und dystrophe Neugeborene mit hoher Energiedichte sind angepasst an den Nährstoffbedarf sowie an die verminderte Fähigkeit, Nahrung zu verdauen und auszuwerten. Die Proteinkomponente besteht aus hypoallergenem Eiweißhydrolysat. Der Fettanteil enthält mittelkettige Triglyceride sowie LC-PUFA`s. Zur Sondenernährung geeignet.

39.5 Aufgabe für das Apothekenpersonal

Für Stillberaterinnen stellen Hersteller von Formulanahrungen ein rotes Tuch dar. Insbesondere Firmen die ständig Negativreklame für sich betreiben, indem sie die Forderungen des „Internationalen Kodex zur Vermarktung von Muttermilchersatzprodukten" missachten. Es ist deshalb nur natürlich, wenn sich eine Beraterin aus ethischen Gründen über die verschiedenen Säuglingsnahrungen nicht oder nicht ausreichend informiert. Ständige Aktualisierung der Zusammensetzung (z. B. Prebiotika, LC-PUFA`s, etc.), als auch immer wieder neuartige Produkte (z. B. Pre-HA-Nahrung) erschweren es, sich einen Überblick zu verschaffen. Um sich jedoch ein Urteil über die auf dem Markt befindlichen Nahrungen erlauben zu können, und darüber, welches Produkt wann empfehlenswert ist, sollte man sich in regelmäßigen Abständen mit den Fachinformationen für medizinisches Personal sämtlicher Babynahrungs-Anbieter in Deutschland auseinandersetzen. Dann ist es möglich, die Mutter kompetent zu beraten und aufzuklären.

Die Apotheke könnte hier mit fachlichem Know-how zur Verfügung stehen. Gerade wenn die Mutter Rat sucht, weil ihre Muttermilch nicht mehr reicht und sie deshalb verzweifelt zur künstlichen Babynahrung greift, kann eine kompetente Stillberaterin die Sachlage klären. Im günstigsten Fall reicht es aus, das Stillmanagement zu ändern damit die Mutter voll weiterstillen kann. Selbst wenn die Notwendigkeit des Zufütterns besteht (z. B. aufgrund der Anordnung des Kinderarztes), kann versucht werden (mit Einverständnis des Arztes) die Zwiemilchernährung vorübergehend durchzuführen, aber dabei die Mutter über entsprechende Maßnahmen im Stillmanagement anzuleiten und zu begleiten, bis der Säugling wieder ausschließlich gestillt werden kann.

Stillförderung steht an erster Stelle!!

Literatur

Aggett P. J., Agostini C., Goulet O. et al., Antireflux or antiregurgitation milk products for infants and young children: a commentary by the ESPGHAN Committee on Nutrition, JPGN 2002, 34:496-498

aid Infodienst: Empfehlungen für die Ernährung von allergiegefährdeten Säuglingen, Broschüre FKE Dortmund, 2003

Akré J., Die Physiologischen Grundlagen der Säuglingsernährung, 2. Aufl., Herausgeber AFS – Arbeitsgemeinschaft freier Stillgruppen Bundesverband e.V., Würzburg 1998

Berg von A., Alimentäre Allergieprävention. Aktueller Stand des Wissens. Kinderärztliche Praxis 2000, 71 (Suppl. Säuglingsernährung); 37–41

Berg von A., Koletzko B., Grübel A. et al., The effect of hydrolysed cow`s formula for allergy prevention in the first year of life: The German infant nutritional intervention study, a randomised double-blind trial, J Allergy clin Immunol; 111 (3): 533–4, 2003

Boehm G., Chierici R. et al., Fecal flora measurements of breast-fed infants using an integrated transport and cultering system, Preon Neon Med 2000; 5 (Suppl 2): 76

Exl-Preysch B. M., Wallrafen A., Allergien vermeiden, 8. aktualisierte Aufl. Herausgeber Deutscher Allergie- und Asthmabund e.V., Essen 2002

Halken S., et al., Comparison of a partially hydrolysed infant formula with two extensively hydrolysed formulas for allergy prevention: a prospective, randomised study, Pediatr. Allergy Immunol. 11, 149–161, 2000

Hanreich I., Essen und Trinken im Säuglingsalter, Verlag I. Hanreich, Wien 2002

Kalliomäki M. et al., Probiotics in primary prvention of atopic disease: a randomised placebo-controlled trial, Lancet 2001, 357:1076-1079

Kassing D., Bottle-Feeding as a tool to reinforse breastfeeding, J Hum Lac 2002,18(1): 50–60

Koletzko B., Clausen U. et al., Visuelle und mentale Funktion bei Reifgeborenen: Einfluss von Polyenfettsäuren. Mschr. Kinderheilkd. 145 (1997) 172

Koletzko B., Fidler N., Docosahexaenoic acid transfer into human milk after dietary supplementation: a randomised clinical trial. J. Lipid Res. 41, 1376–1383, 2000

Koletzko B., Keller K. M., Goriup U. et al., Therapie akuter Durchfallerkrankungen bei Kindern. Empfehlungen der Gesellschaft für Pädiatrische Gastroenterologie und Ernährung, Monatsschrift für Kinderheilkunde 1994, 142:126-130

Manz F., Kersting M., Die richtige Milch für nichtgestillte Säuglinge. Industrielle Säuglingsmilchnahrung ist erste Wahl, Kinderärztliche Praxis, Sonderheft Säuglingsnahrung 2000, 71:25-29

Rost B., Otten A., Ernährung im Kindesalter, Wissenschaftliche Verlagsgesellschaft mbH Stuttgart, 1998

Richtlinie der Kommission vom 14.5.1991 über Säuglingsanfangsnahrung und Folgenahrung (91/321/EWG)

Wachtel U., Hilgarth R., Ernährung und Diätetik in Pädiatrie und Jugendmedizin, Band 1 Diätetik 1995, 93; Band 2 Diätetik 1995, 88

Wahn U., Reibel S., Niggemann B., Hypoallergene Säuglingsnahrungen – wo stehen wir heute?, Kinder- und Jugendarzt 2000; 31: 583–590

Wahn U., Seger R., Wahn V. (eds): Pädiatrische Allergologie und Immunologie, Urban & Fischer Verlag München, 1999

Wissenschaftliche Fachinformationen für medizinisches Personal diverser deutscher Babynahrungs-Hersteller

Zschocke J., Hoffmann G. F., Vademeccum Metabolicum, 2. Auflage, Schattauer Verlag, Stuttgart 1999

Anhang A

Innocenti Deklaration
über Schutz, Förderung und Unterstützung des Stillens

Wir haben erkannt, dass Stillen ein einzigartiger Vorgang ist,

- der die ideale Ernährung für Säuglinge darstellt und für gesundes Wachstum und gesunde Entwicklung sorgt;
- der die Häufigkeit und die Schwere von Infektionen verringert und damit die Krankheits- und Sterblichkeitsrate von Säuglingen senkt;
- der zur Gesundheit der Mütter beiträgt, indem er das Risiko von Brust- und Eierstockkrebs herabsetzt und die Zeitspanne zwischen zwei Schwangerschaften verlängert;
- der soziale und wirtschaftliche Vorteile für Familie und Staat bringt;
- der bei Erfolg den meisten Frauen ein zufriedenes Gefühl gibt.

Neuere Forschungsergebnisse besagen,

- dass diese Vorteile sich verstärken, wenn in den ersten 6 Monaten voll[1] gestillt wird und erst danach zusätzlich zur Muttermilch ergänzende Beikost gegeben wird; und
- dass das Stillverhalten durch gezielte Förderpogramme positiv beeinflusst werden kann.

Deshalb geben wir folgende Erklärung ab:

Um eine optimale Gesundheit und Ernährung von Mutter und Kind zu erreichen, sollten alle Mütter in die Lage versetzt werden, ihre Säuglinge bis zum Alter von 4–6 Monaten voll zu stillen. Danach sollten die Kinder bis zum Alter von 2 Jahren und darüber hinaus weiterhin gestillt werden und zusätzlich ausreichend geeignete Beikost bekommen.

Diese ideale Art der Kinderernährung lässt sich verwirklichen, wenn die Mütter von ihrer Umgebung genügend Aufmerksamkeit und Unterstützung bekommen.

---

[1] Voll Stillen bedeutet, dass der Säugling außer Muttermilch keine andere feste oder flüssige Nahrung erhält. Der Säugling sollte häufig und ohne zeitliche Begrenzung gestillt werden.

Um dieses Ziel zu erreichen, muss die „Stillkultur" wiederbelebt und gegen Übergriffe der „Fläschchenkultur" geschützt werden.

Dieses erfordert Einsatz und Eintreten für die Mobilisierung der Gesellschaft unter Nutzung des Ansehens und Einflusses anerkannter Persönlichkeiten aus allen Lebensbereichen. Es sollten keine Mühen gescheut werden, das Vertrauen der Frauen in ihre Stillfähigkeit zu stärken. Das setzt voraus, dass Zwänge und Einflüsse ausgeschaltet werden, die die Vorstellung vom Stillen und das Stillverhalten oft auf subtile und indirekte Art beeinflussen. Das wiederum erfordert Feingefühl, ständige Wachsamkeit und eine verantwortungsvolle und umfassende Kommunikationsstrategie, die alle Medien einbezieht und sich an alle Bevölkerungsschichten richtet. Darüber hinaus müssen Stillhindernisse im Gesundheitssytem, am Arbeitsplatz und in der Öffentlichkeit beseitigt werden.

Geeignete Maßnahmen sollten sicherstellen, dass Frauen sich so ernähren können, dass für ihre Gesundheit und die ihrer Familie bestmöglich gesorgt ist. Außerdem muss sichergestellt werden, dass alle Frauen Zugang zu Informationen über Familienplanung und zu Beratungsstellen haben, damit sie weiter stillen und verkürzte Geburtenabstände vermeiden können. Dieses käme sowohl ihrem Gesundheits- und Ernährungszustand als auch dem ihrer Kinder zugute.

Jede Regierung sollte für ihr Land eine Stillpolitik entwickeln, sich eigene Ziele für die 90er Jahre setzen und ein System schaffen, das deren Umsetzung überwacht. Dazu sind entsprechende Indikatoren festzusetzen wie z. B. die Anzahl voll gestillter Säuglinge beim Verlassen der Entbindungsklinik und die Anzahl voll gestillter Säuglinge im Alter von 4 Monaten. Alle Regierungen sind dringend aufgefordert, ihre Stillpolitik in die allgemeine Gesundheits- und Entwicklungspolitik einzubinden. Dabei gilt es, diejenigen Aktionen innerhalb sich ergänzender Programme (wie z. B. Vorsorge rund um die Geburt, Beratung zur Ernährung und Familienplanung, Verhütung und Behandlung von Erkrankungen der Mütter und Kinder) zu verstärken, die das Stillen schützen, fördern und unterstützen. Das gesamte Gesundheitspersonal sollte durch Schulungen in die Lage versetzt werden, diese Stillpolitik auch zu verwirklichen.

Praktische Ziele:

Alle Regierungen sollten bis zum Jahr 1995

- eine anerkannte Persönlichkeit als nationale Stillkoordinatorin ernannt und ein nationales fachübergreifendes Stillkomitee eingerichtet haben, das sich aus Vertreterinnen verschiedener Ministerien, regierungsunabhängiger Organisationen und Berufsverbände aus dem Gesundheitsbereich zusammensetzt;
- sichergestellt haben, dass jede Einrichtung, die Mütterberatung durchführt, sich vollständig an die „10 Schritte zum erfolgreichen Stillen" der WHO/UNICEF-Erklärung[1] hält;

---

[1] „Schutz, Förderung und Unterstützung des Stillens: die besondere Rolle des Gesundheitspersonals", Weltgesundheitsorganisation, Genf, 1989.

- Maßnahmen ergriffen haben, die den Grundsätzen und dem Ziel aller Artikel des Internationalen Kodex zur Vermarktung von Muttermilchersatzprodukten Wirkung verleihen und den einschlägigen Resolutionen der Weltgesundheitsversammlung in ihrer Gesamtheit folgen; und
- eine gut durchdachte Gesetzgebung geschaffen haben, die auch für berufstätige Frauen das Recht zu stillen schützt, und für die Umsetzung dieser Gesetze gesorgt haben.

Auch rufen wir internationale Organisationen dazu auf,

- Handlungsstrategien zum Schutz, zur Förderung und zur Unterstützung des Stillens zu entwickeln, die eine umfassende Kontrolle und Bewertung dieser Strategien einschließen;
- nationale Situationsanalysen und Erhebungen sowie die Entwicklung nationaler Ziele und Aktionspläne zu unterstützen; und
- nationale Behörden zu motivieren und beim Planen, Umsetzen, Kontrollieren und Bewerten ihrer Stillpolitik zu unterstützen.

Florenz, 1. August 1990

Gesetz über die Werbung für Säuglingsanfangsnahrung und Folgenahrung (Säuglingsnahrungswerbegesetz – SNWG)*

Vom 10. Oktober 1994

Der Bundestag hat mit Zustimmung des Bundesrates das folgende Gesetz beschlossen:

§ 1
Anwendungsbereich

(1) Dieses Gesetz regelt die Werbung für Säuglingsanfangsnahrung und Folgenahrung.
(2) Unberührt bleiben sonstige Vorschriften über die Werbung.

§ 2
Begriffsbestimmungen

Im Sinne dieses Gesetzes sind:
1. Säuglinge:
   Kinder unter zwölf Monaten;
2. Kleinkinder
   Kinder zwischen ein und drei Jahren;
3. Säuglingsanfangsnahrung:
   Lebensmittel, die für die besondere Ernährung von Säuglingen während der ersten vier bis sechs Lebensmonate bestimmt sind und für sich allein den Ernährungserfordernissen dieser Personengruppe entsprechen;
4. Folgenahrung:
   Lebensmittel, die für die besondere Ernährung von Säuglingen über vier Monate bestimmt sind und den größten flüssigen Anteil einer nach und nach abwechslungsreicheren Kost dieser Personengruppe ausmachen.

§ 3
Einschränkungen der Werbung

(1) Es ist verboten, Werbung für Säuglingsanfangsnahrung oder Folgenahrung zu betreiben, die

---

* Dieses Gesetz dient der Umsetzung der Artikel 7 Abs. 7 Buchstabe b. Artikel 8 und 9 Abs. 2 und Abs. 3 der Richtlinie 91/321/EWG der Kommission vom 14. Mai 1991 über Säuglingsanfangsnahrung und Folgenahrung (ABl. EG Nr. L 175 S. 35).

1. nicht die notwendigen Informationen über die bestimmungsgemäße Verwendung dieser Erzeugnisse vermittelt;
2. darauf gerichtet ist, vom Stillen abzuhalten;
3. die Begriffe „humanisiert", „maternisiert" oder gleichsinnige Begriffe verwendet;
4. den Begriff „adaptiert" verwendet, wenn das Erzeugnis die in der Anlage für diesen Begriff festgelegten Anforderungen nicht erfüllt.

(2) Darüber hinaus ist es verboten, Werbung für Säuglingsanfangsnahrung zu betreiben, die
1. andere die Zusammensetzung betreffende Werbeaussagen als die in der Anlage aufgeführten verwendet; ausgenommen sind zutreffende und wissenschaftlich hinreichend gesicherte Sachinformationen;
2. die in der Anlage in den Nummenn 2 bis 6 genannten Werbeaussagen verwendet, wenn das Erzeugnis die dort festgelegten Anforderungen nicht erfüllt;
3. in anderen als wissenschaftlichen oder der Säuglingspflege gewidmeten Veröffentlichungen erscheint;
4. andere als sachbezogene und wissenschaftliche Informationen enthält: diese dürfen nicht den Eindruck erwecken oder darauf hindeuten, dass Flaschennahrung der Muttermilch gleichwertig oder überlegen ist;
5. Kinderbilder oder andere Bilder, ausgenommen Zeichnungen zur leichteren Identifizierung des Erzeugnisses oder zur Illustration der Zubereitung, enthält oder durch einen bestimmten Wortlaut den Gebrauch des Erzeugnisses idealisiert;
6. nicht einen deutlich sichtbaren und als „wichtig" bezeichneten Hinweis auf die Überlegenheit des Stillens enthält mit der Empfehlung, das Erzeugnis nur auf den Rat unabhängiger Fachleute auf dem Gebiet der Medizin, der Ernährung, des Arzneimittelwesens oder der Säuglings- und Kinderpflege zu verwenden;
7. die Verbraucher im Sinne des § 6 Abs. 1 des Lebensmittel- und Bedarfsgegenständegesetzes durch Verteilung von Proben, Abgabe kostenloser oder verbilligter Erzeugnisse oder durch andere zusätzliche Kaufanreize, sei es direkt oder indirekt über in der Gesundheitsvorsorge tätige Institutionen oder Personen, zum Kauf anregt.

§ 4
Materialien und Gegenstände zu Informations- und Ausbildungszwecken

(1) Geschriebenes oder audiovisuelles Material über die Ernährung von Säuglingen, das sich an schwangere Frauen und Mütter von Säuglingen und Kleinkindern zu Informations- und Ausbildungszwecken richtet und mittelbar der Werbung für Säuglingsanfangsnahrung oder Folgenahrung dient, darf nur verteilt werden, wenn es klare Auskünfte gibt über
1. den Nutzen und die Vorzüge des Stillens;
2. die Ernährung der Mutter sowie die Vorbereitung auf das Stillen und Möglichkeiten zur Fortsetzung des Stillens;

3. die mögliche negative Auswirkung der zusatzlichen Flaschennahrung auf das Stillen;
4. die Schwierigkeit, den Entschluss, nicht zu stillen, rückgängig zu machen;
5. erforderlichenfalls die sachgemäße Verwendung der industriell hergestellten oder zu Hause zubereiteten Säuglingsanfangsnahrung.

(2) Wenn das Material im Sinne des Absatzes 1 Informationen über die Verwendung von Säuglingsanfangsnahrung enthält, darf es darüber hinaus nur verteilt werden, wenn es Auskunft über die sozialen und finanziellen Auswirkungen dieser Verwendung sowie über die Gefährdung der Gesundheit durch die Verwendung von als Säuglingsanfangsnahrung nicht geeigneter Lebensmittel, durch unangemessene Ernährungsmethoden und durch unsachgemäße Verwendung von Säuglingsanfangsnahrung gibt.

(3) Es ist verboten, Material im Sinne des Absatzes 1 zu verteilen, in oder auf dem Bilder verwendet werden, mit denen die Verwendung von Säuglingsanfangsnahrung idealisiert wird.

(4) Herstellern und Händlern von Säuglingsanfangsnahrung und Folgenahrung ist es verboten, kostenlos Gegenstände zu Informations- und Ausbildungszwecken, welche mittelbar der Werbung für Säuglingsanfangsnahrung oder Folgenahrung dienen, zu verteilen. Dies gilt nicht, wenn diese Gegenstände auf Wunsch über in der Gesundheitsvorsorge tätige Institutionen abgegeben werden. In diesem Fall dürfen diese Gegenstände nicht mit Handelsmarken für Säuglingsanfangsnahrung oder Folgenahrung versehen sein. Die weiteren Anforderungen an die Verteilung richten sich nach Landesrecht.

§ 5
Überwachung

Für die Überwachung der in diesem Gesetz festgelegten Gebote und Verbote sind die §§ 40 bis 41 Abs. 4, §§ 42 bis 43a, § 44 Nr. 1 und 2 erster Halbsatz, § 45 erster Halbsatz und § 46 des Lebensmittel- und Bedarfsgegenständegesetzes und die auf Grund dieser Vorschriften erlassenen Rechtsverordnungen entsprechend anzuwenden.

§ 6
Bußgeldvorschriften

(1) Ordnungswidrig handelt, wer vorsätzlich oder fahrlässig
1. entgegen § 3 Werbung betreibt oder
2. entgegen § 4 Abs. 1 bis 3 oder Abs. 4 Satz 1 einen Gegenstand oder Material verteilt.

(2) Die Ordnungswidrigkeit kann mit einer Geldbuße bis zu 50 000 Deutsche Mark geahndet werden.

(3) Gegenstände, auf die sich die Ordnungswidrigkeit bezieht, können eingezogen werden.

§ 7
Inkrafttreten

(1) Dieses Gesetz tritt am Tage nach der Verkündung in Kraft.

(2) Werbematerial nach § 3 und Materialien und Gegenstände nach § 4, die zum Zeitpunkt des Inkrafttretens dieses Gesetzes nach den bisher geltenden Vorschriften hergestellt worden sind, dürfen noch bis zum 1 Mai 1995 verwendet werden.

Das vorstehende Gesetz wird hiermit ausgefertigt und wird im Bundesgesetzblatt verkündet.

Berlin, den 10. Oktober 1994

Der Bundespräsident
Roman Herzog

Der Bundeskanzler
Dr. Helmut Kohl

Der Bundesminister für Gesundheit
Horst Seehofer

Kurzvorstellung der Arbeitsgemeinschaft Freier Stillgruppen (AFS)

Die **AFS**, Arbeitsgemeinschaft Freier Stillgruppen Bundesverband e.V., ist die größte gemeinnützige Organisation in Deutschland zur Förderung des Stillens.

Die AFS will das Stillen als wesentlichen Bestandteil des menschlichen Lebens bewusst machen und fördern. Jede Frau, die stillen will, soll selbstverständlich stillen können. Mitglieder und Fördermitglieder der AFS sind Eltern, medizinisches Fachpersonal und allgemein an der Stillförderung interessierte Personen.

Grundlage der AFS-Arbeit ist die Selbsthilfe mit ehrenamtlicher Mutter-zu-MutterBeratung bei offenen Stilltreffen und bei telefonischer Beratung vor Ort sowie über eine bundesweite Hotline. Die dort tätigen AFS-Stillberaterinnen sind Mütter mit eigener Stillerfahrung und einer qualifizierten Aus- und Weiterbildung, die die AFS für ihre Mitglieder entwickelt hat.

Weitere Informationen zum Verein und zur Mitgliedschaft, Broschüren, Faltblätter zu speziellen Stillthemen sowie die AFS-Fachzeitschrift „Stillzeit" können in der AFSGeschäftsstelle und über das Internet bezogen werden.

e-mail: geschaeftsstelle@afs-stillen.de
Internet: www.afs-stillen.de
AFS-Still-Hotline: 0180-5-STILLEN (7845536)

Kurzvorstellung der La Leche Liga Deutschland e.V. (LLL)

La Leche Liga Deutschland e.V. ist Teil einer weltweiten, gemeinnützigen Organisation, La Leche League International, die seit über 40 Jahren in mittlerweile 76 Ländern der Erde tätig ist und Müttern Stillberatung anbietet. LLL arbeitet als international anerkannte Fachorganisation politisch und konfessionell unabhängig und berät WHO und UNICEF in allen Fragen des Stillens. Seit 1976 ist sie auch in Deutschland als eingetragener, gemeinnützig anerkannter Verein in regionalen Stillgruppen organisiert.

Ziel der LLL ist, allen Frauen, die stillen möchten, Ermutigung, Information und Unterstützung zu bieten. Sie strebt an, dass jede Rat und Hilfe suchende Mutter in ihrer Nähe eine LLL-Beraterin bzw. LLL-Gruppe findet, an die sie sich wenden kann. Über Veröffentlichungen, regionale Aktionen und Fortbildungsangebote möchte LLL über die Bedeutung des Stillens informieren.

Die Beratungstätigkeit der LLL wird ausschließlich ehrenamtlich durch erfahrene Beraterinnen geleistet. Jede von ihnen hat selbst gestillt und ist dadurch besonders geeignet, anderen Müttern zu helfen. Sie wurden speziell von der La Leche Liga ausgebildet und halten sich an den neuesten Stand des Stillwissens. Die LLL-Beraterin leitet monatliche Stilltreffen und berät telefonisch.

LLL verfügt über die weltweit größte Sammlung von Stillinformationen und entsprechenden Themen. Sie publiziert Bücher und Informationsblätter, die über das Internet oder die Versandstelle bezogen werden können.

e-mail: versand@lalecheliga.de
Internet: www.lalecheliga.de
Infoline für Stillberatung: 06851/2524

Kurzvorstellung der WHO/UNICEF-Initiative „Stillfreundliches Krankenhaus"

Stillen ist der beste Start ins Leben. Mütter müssen in ihrer Entscheidung für das Stillen bestärkt werden. Die Unterstützung der Mutter in der Geburtsklinik spielt dabei eine wichtige Rolle. Weltgesundheitsorganisation, UNICEF und das Kinderhilfswerk der Vereinten Nationen entwickelten deshalb die „Zehn Schritte zum erfolgreichen Stillen", die sich sowohl an der Praxis in Krankenhäusern als auch an den Bedürfnissen der Mütter und Neugeborenen orientieren (s. Kap. 1.3). Wenn ein Krankenhaus dieses Programm in seiner Praxis verankert und keine Werbung für künstliche Babynahrung akzeptiert, wird es von WHO und UNICEF mit einer Plakette als „Stillfreundliches Krankenhaus" ausgezeichnet. Auch das bekannte Picasso-Motiv „Maternity" weist auf diese Auszeichnung hin. Die Plakette von WHO und UNICEF ist für Eltern eine wichtige Orientierungshilfe bei der Auswahl einer geeigneten Geburtsklinik. In Deutschland gibt es bislang 20 „Stillfreundliche Krankenhäuser" (Stand: Februar 2005).

Weitere Informationen erhalten Sie im Internet unter www.stillfreundlich.de

oder beim

Verein zur Unterstützung der WHO/UNICEF- Initiative
„Stillfreundliches Krankenhaus" (BFHI) e.V.
Homburger Straße 22 (9. OG)
50969 Köln
Tel: 0221 / 3409980
Fax: 0221 / 3409981

Anhang B

Empfehlenswerte Literatur neben den genannten Fachbüchern

Publikationen der La Leche Liga:

- Handbuch für die stillende Mutter
- Stillen – einfach nur Stillen von Gwen Gotsch
- Das 24 Stunden Baby von William Sears
- Schlafen und Wachen von William Sears
- Lösungsmöglichkeiten für Saug- und Stillprobleme von Susam Meitz-Maher
- Stillen eines Adoptivkindes und Relaktation von E. Hormann
- Das Stillen eines Babys mit Down Syndrom
- Stillen von Frühgeborenen
- Stillinformationsmappe
- Mein Kind will nicht essen von Carlos Gonzáles
- Wirbelwind – Zeitschrift-Abonnement der LLL, erscheint 2-monatlich

Alle Publikationen können bestellt werden bei:
LLL-Versandstelle
Karin Busse
Dannenkamp 25
32479 Hille
Tel. 0571/48 946

Broschüren der AFS zu verschiedenen Stillthemen können bestellt werden bei:
AFS Geschäftsstelle
53173 Bonn
Rüngsdorferstr. 17
Tel. 0228/350 38 71
e-Mail: geschaeftsstelle@afs-stillen.de

Weitere Literatur

Thema Stillen und Laktation
Biancuzzo M., Stillberatung. Urban & Fischer, München 2005
Brandt-Schenk I.-S., Stillen. Das Praxisbuch für die optimale Ernährung Ihres Säuglings, Südwest Verlag, München 2004
Guoth-Gumberger M., Hormann E., Stillen – so versorgen Sie Ihr Baby rundum gut, Gräfe & Unzer, München 2004

Hermann E., Vom Glück des Stillens, Hoffmann und Campe Verlag, Hamburg 2003
Odent M., Geburt und Stillen, C.H. Beck, München 2000
Scherbaum V., Perl F. M., Kretschmer U., Stillen – Frühkindliche Ernährung und reproduktive Gesundheit, Deutscher Ärzte Verlag, Köln 2003

Thema Bindung
Klaus M. H., Klaus P. H., Das Wunder der ersten Lebenswochen, Kösel Verlag, München 2000
Odent M., Die Wurzeln der Liebe, Walter Verlag, Düsseldorf-Zürich 2001
Preuschoff G., Cremer A., Von Lieben und Loslassen, Walter Verlag, Düsseldorf-Zürich 2001

Thema Entwicklung/Familie
Harms T., Auf die Welt gekommmen, U. Leutner Verlag, Berlin 2000
Largo R., Babyjahre, Piper Verlag, München 2002
Largo R., Kinderjahre, Piper Verlag, München 2001
Kuppa K., Houbowski A., Babys wissen was sie brauchen, Herder Verlag, Freiburg 2004
Leo S., Das Geheimnis glücklicher Familien, Grenzen, Nähe und Respekt – Wie Eltern und Kinder sich finden, Kösel Verlag, München 2003
Montagu A., Körperkontakt – Die Bedeutung der Haut für die Entwicklung des Menschen, Klett Cotta Verlag, Stuttgart 1997
Neumann U., Wenn die Kinder klein sind, gib ihnen Wurzeln, ...wenn sie groß sind, gib ihnen Flügel, Kösel Verlag, München 2003
Neumann U., Lass mich Wurzeln schlagen in dieser Welt, Kösel Verlag, München 2004
Prekop J., Von der Liebe die Halt gibt, Kösel Verlag, München 2000
Prekop J., Unruhige Kinder – Ein Ratgeber für beunruhigte Eltern, Kösel Verlag, München 1996
Stern D.N., Bruschweiler-Stern N., Geburt einer Mutter, Piper München 2002

2 Hilfreiche Adressen

ABC-Club e.V. Internationale Drillings- und Mehrlingsinitiative
Strohweg 55
64297 Darmstadt

Aktionsgruppe Babynahrung e.V. (AGB)
Untere Marschstr. 21
37073 Göttingen
Tel. 0551/53 10 34
e-mail: actionbabyfood@oln.comlink.apc.org
www.Babynahrung.org

Aktionskomitee „Kind im Krankenhaus" e.V.
Bundesgeschäftsstelle
Kirchstr. 34
61440 Oberursel

AFS – Arbeitsgemeinschaft freier Stillgruppen
AFS Geschäftsstelle
53173 Bonn
Rüngsdorferstr. 17
Tel. 0228/350 38 71
e-mail: geschaeftsstelle@afs-stillen.de
www.afs-stillen.de

Ausbildungszentrum für Laktation und Stillen
AZ L+S Geschäftsstelle
Kantor Rose Straße 9
31868 Ottenstein
Tel. 05286/12 92
Fax:05286/9 44 09
e-mail: info@stillen.de
www. stillen.de

Beratungsstelle Sichers Schlafen
Universitätsklinik für Kinder- und Jugendheilkunde
Währinger Gürtel 18–20
1090 Wien
Tel. 01/404 00 30 92
e-mail: sicheres-schlafen@akh-wien.ac.at

Berufsverband Deutscher Laktationsberaterinnen IBCLC e.V. (BDL)
Saarbrückener Straße 172
38116 Braunschweig
Tel. 0531/250 69 90
Fax 0531/250 69 91
BDL-Sekretariat@t-online.de
www.bdl-stillen.de

Bund Deutscher Hebammen e.V.
Gartenstraße 26
76133 Karlsruhe
Tel. 0721/98 18 90
Fax 0721/98 18 920
e-mail: info@bdh.de

BDL-Bund Deutscher Laktationsberaterinnen IBCLC
Postfach 611225
22438 Hamburg
Sekretariat Braunschweig
Tel. 0531/250 69 90
e-mail: bdl-sekretariat@t-online.de
www.bdl-stillen

Bundesverband behinderter und chronisch kranker Eltern e.V.
Lerchenweg 16
32584 Löhne

Das frühgeborene Kind e.V.
Bundesverband
Von-der-Tann-Str. 7
69126 Heidelberg

Forschungsinstitut für Kinderernährung
Frau Dr. troph. Mathilde Kersting
Heinstück 11
44225 Dortmund
Tel. 0231/ 140 21
e-mail: fke@fke.uni-dortmund.de

GEPS Deutschland e.V.
Gesellschaft zur Erforschung des Plötzlichen Kindstods
Rheinstr. 26
30519 Hannover
Tel. 0511/838 62 02

Initiative REGENBOGEN „Glücklose Schwangerschaft" e.V.
Marina Severitt
In der Schweiz 9
72636 Frickenhausen
Tel. 05565/1364
e-mail: BV@initiative-regenbogen.de
www.initiative-regenbogen.de

La Leche Liga Deutschland e.V.
Postfach 650096
81214 München

NAKOS – Nationale Kontakt- und Informationsstelle zur Anregung und Unterstützung von Selbsthilfegruppen
Albrecht-Achilles-Str. 65
10709 Berlin
Tel. 030/891 40 19
e-mail: nakos@gmx.de
www.nakos.de

Nationale Stillkommission
Bundesinstitut für Risikobewertung
Thielallee 88–92
14195 Berlin
Tel. 01888/4 12 34 91
Fax 01888/4 12 37 15
e-mail: stillkommission@bfr.bund.de
www.bfr.bund.de/cms/detail.php?i

Pharmakovigilanz- und Beratungszentrum für Embryonaltoxikologie
Dr. med. Christof Schaefer
Berliner Betrieb für Zentrale Gesundheitliche Aufgaben (BBGes)
Spandauer Damm 130, Haus 10
14050 Berlin
Tel. 030/30 30 81 11
Fax 030/30 30 81 22
e-mail: mail@embryotox.de
www.embryotox.de

Schatten & Licht – Krise nach der Geburt e. V.
Obere Weinbergstr. 3
86465 Weiden
Tel. 08293/96 58 64
Fax 08293/96 58 68
e-mail: info@schatten-und-licht.de
www.schatten-und-licht.de

Selbsthilfevereinigung für Lippen-Kiefer-Gaumen Fehlbildungen e. V.
Wolfgang Rosenthal Gesellschaft
Hauptstr. 184
35625 Hüttenberg

Unicef Österreich Info Center
Hiezinger Hauptstr. 55
A-1130 Wien
Tel. 01/879 21 91
e-mail: info@unicef.or.at
www.unicef.or.at

Verband Alleinerziehender Mütter und Väter
Bundesverband
Beethovenallee 7
53173 Bonn

Verband Europäischer Laktationsberaterinnen (VELB)
Landessekretariat Deutschland Nord/Ost
Delpweg 14
30457 Hannover
Landessekretariat Deutschland Süd/West
Klosterweg 10a
83512 Wasserburg

Verein Schatten & Licht
Krise nach der Geburt e. V.
Obere Weinbergstr. 3
86465 Welden
Tel. 08293/96 58 64
Fax 08293/96 58 68
e-mail: info@schatten-und-licht.de

Verwaiste Eltern – Bundesverband
Esplanade 15
20354 Hamburg

WHO/UNICEF-Initiative „Stillfreundliches Krankenhaus"
c/o Deutsches Komitee für UNICEF
Höninger Weg 104
50969 Köln

3 Bezugsquellen

Stillprodukte und Zubehör

Medela Medizintechnik GmbH & Co.
Korbinianstr. 2
85378 Eching
Tel. 089/319 75 90
e-mail:info@medela.de
stillhilfen@medela.de
www.medela.de

Ameda-Produkte Vertrieb über
Ardo medical GmbH
Argelsrieder Feld 10
82234 Oberpfaffenhofen
Tel. 08153/40 66 00
Fax 08153/40 66 01
e-mail: info@ardomedical.de
www.ardomedical.de

Tragetücher

Bebina GmbH
Patricia Lauer
Postfach 1211
26002 Oldenburg
Tel. 01801/76 17 62
Fax 0441/4 08 58 72
e-mail: info@bebina.de
www.bebina.de

Hoppediz
Annette Schröder
In den Wiesen 42
51467 Bergisch Gladbach
Tel. 0700/01 00 18 70
www.hoppediz.de

LANA-Tragetücher
Susi Milz
Sonnbergstr. 19
9036 Grub/Schweiz
Tel. 01805/ 872 43 88 24
e-mail: info@tragetuch.ch
www.babytragen.com

Storchenwiege
Günther Schwarzer
Lutherstr. 8a
02739 Eibau
Tel. 03586/3 29 70
e-mail: storchenwiege@t-online.de
www.storchenwiege.de

Ätherische Öle, Naturkosmetik, antroposophische Arzneimittel

Primavera Life GmbH
Am Fichtenholz 5
87477 Sulzberg
Tel. 08376/8080
e-mail: info@primavera-life.de
www.primaver-life.de

Wala Heilmittel GmbH
73085 Bad Boll
Tel. 07164/9300
e-mail: info@wala.de
www.wala.de, www.walaarzneimttel.de

Weleda AG Heilmittelbetriebe
Möhlerstraße 3–5, Buchstraße 198
73503 Schwäbisch-Gmünd
Tel. 07117/919109
e-mail: kundensevice@weleda.de
www.weleda.de

Produkte von Frau Stadelmann

Bahnhof Apotheke
Apotheker Dietmar Wolz e.K.
Kottener Str. 81
87435 Kempten-Allgäu
Tel. 0831/522 66 11
www.bahnhof-apotheke.de

Natürliche Nahrungsergänzungsmittel ohne synthetische Zusätze

SeiVital
Lenzfrieder Str. 3a
87 437 Kempten
Tel. 0831/575 34 29
e-mail: info@seiVital.de
www.seiVital.de

Valeosystem
Frau Gloger
Goldschaggbogen 37
81735 München
Tel. 089/6 37 89 67
Fax 989/63 83 96 79

Babygrußkarten

Auf Baby-Grußkarten von besonderer Art hat Wiebke Christophersen 7 innige Motive aus ihrem Erleben mit ihren Babys und aus der Stillberatung gezeichnet. Die herzöffnenden Momente erzählen von der neuen Freude in der Familie und sind beliebt für Geburtsanzeigen, Gratulationen und als schöne Erinnerung.
    Sie können unter www.baby-grusskarten.de eingesehen und bestellt werden.

Kalender, Stillfotos, künstlerische Bilder von Monika Leitner

Monika Leitner
I – Sterzing 39049 Vipiteno
Fischerweg 4A Via Pescatori
Tel. + Fax: 0039 0472 76 62 99
mobil: 0039 347 19 38 175
e-mail: bonellmonika@tin.it

Informationen über den Schnuller und alternative Fütterungsmethoden

Caroline Schallhammer
Späthgasse 1
5020 A-Salzburg
Tel. 0043 (0)676/599 03 09
e-mail: c.schallhammer@gmx.at

Sachregister

A

Abstillen 195
–, allmähliches 246
–, Aromatherapie 244
–, frühes 243
–, Homöopathie 245
–, natürliches 247
–, physiologische Veränderungen 247
–, Phytotherapie 244
–, plötzliches 243
–, primäres 243
Abstillmöglichkeiten 243
Abszess 102
Acerola C® 202
Acetylcystein 188
Acetylsalicylsäure 183, 190
Aciclovir 185
Acrylamid 209
Adoptivstillen 156
Adrenalin 44
Agalaktie 122
Agropyron comp. 203
Ahornsirupkrankheit 259
Aktionsgruppe Babynahrung e.V. 1f.
akzessorische Brustwarzen 39
Albendazol 186
Alfaré® 256
Alkohol 180
Alkoholmissbrauch 192
allergieauslösende Nahrungsmittel 234
Allergien, Spezialnahrungen 257
Ambroxol 188
Aminoglykoside 184
Amitriptylin 189
Amoxicillin 184
Amphetamine 180, 194
Analgetika 183
Anfangsnahrung 250
Anis/Pyrit 202
Anis/Pyrit/Zinnober 202
Anlegen, korrektes 52
Antazida 190
Anthroposophie, Erschöpfung 116
–, Milchstau/Mastitis 100
–, Raynaud'sches Phänomen 112
–, wunde Mamille 105
Antiallergika 187
Antiasthmatika 187
Antibabypillen 200
Antibiotika 164, 183
Antidepressiva 189
–, trizyklische 90
Antidiarrhoika 191
Antiemetika 191
Antiepileptika 181, 190
Antimykotika 184
Antipsychotika 189
Antitussiva 188
Apathie, zunehmende 114
Apis/Belladonna 202
– cum Mercurio 100
Apotheke, Stillberatung 10
–, Stillförderung 10
Aptamil AR® 258
– comfortmil® 256

Archangelica comp. 203
Areola, Anatomie 35
Argentum metallicum praeparatum, Erschöpfung 117
AR-Nahrungen 258
Arnika e planta tota 205
Arnika-Wundtuch 205
Aromatherapie, Abstillen 244
–, Erschöpfung 116
–, Hypergalaktie 114
–, Milcheinschuss 96
–, Milchstau/Mastitis 100
–, Raynaud'sches Phänomen 112
–, zu geringe Laktation 121
Arzneimittel in der Stillzeit 175
–, negativer Einfluss auf die Laktation 180
–, positiver Einfluss auf die Laktation 180
–, Übergang zum gestillten Säugling 175
Arzneimittelgruppen, problematische 181
Arzneimittelkinetik beim Säugling 178
Arzneimittelkonzentration 176
Arzneimittelrisiken 176
Asthma bronchiale 171
Atenolol 177
aufrechte Haltung 56
Augentropfen 192
Ausführungsgänge 37
auslaufende Milch, Milchauffangschalen 129
–, Stilleinlagen 129
Australia-Haltung 58
Avena sativa comp. 100, 117, 204
Azithromycin 184

B

Baby-Blues 86
Babys mit besonderen Bedürfnissen 74
Bäder, Erschöpfung 115
bakterielle Infektionen, Stillen 164
Baldrian 188
Baldrianpresssaft 77
Ballonpumpe 136
Barbiturate 188
basic-CaD 259
basic-ch 259
basic-f 259
basic-p 259
Basis-Nahrungen 258
Becher 149
Behandlungsindikationen in der Stillzeit 180
Beikost, allergieauslösende Nahrungsmittel 234
–, Definition 226
–, Einführung 226
–, Familienkost 234
–, geeignete Nahrungsmittel 229
–, Gläschenkost 233
–, Zubereitung 231
Beißen, krampfhaftes 110
Belladonna/Chamomilla Globuli 78
Benzodiazepine 188

Benzylbenzoat 185
Bergamottöl, Erschöpfung 116
Berufstätigkeit 222
–, Fütterungsmethode 223
–, gesetzliche Grundlagen 224
Bilirubin 179
Bindegewebe 38
Bindegewebsmantel 38
Bindegewebsstränge 38
Biochemie, Raynaud'sches Phänomen 112
Birkenkohle comp. 204
Bisacodyl 191
Blähungen 254
–, Spezialnahrungen 256
blähungstreibender Tee 77
Bläschenbildung auf Mamillen 108
Blei 209
Blutblasen 108
Bluthochdruckmittel 186
Bockshornkleesamen, zu geringe Laktation 121
Bonding 46
Bonolat® 205
Borrelien 170
Bottle-Mouth-Syndrom 237
Brech-Durchfälle 170
Bromhexin 188
Bromocriptin 175, 180
Bronchicum Elixier® 202
Bronchi/Plantago comp. 202
Bronchipret® 202
Brust, Anatomie 35f.
–, sanfte Stimulation 140
–, Schmerzen 95, 97
–, Spannung 95
Brustdrüsengewebe, akzessorisches 40
Brustentleerung 139
–, Hygienemaßnahmen 140
–, manuelle 141
Brustentwicklung 40
–, intrauterin 39
–, Neugeborene 39
–, Pubertät 39
Brusternährungsset 155
Brusthauben in Spezialgrößen 134
Brusthütchen 125f.
Brustkompressen, Temperature Pack 137
Brustmassage, Milcheinschuss 95
Brustmuskel 36
Brustwarzenformer 124
Brustwarzensalben 128
Brustwarzenschutz 125
Bryonia comp. 100
Budesonid 187
Bundesanstalt für gesundheitliche Aufklärung 17
Burn-out-Syndrom 114
Busen 35

C

Cabergolin 180
Cadmium 209
Calendula Salbe 10% 205
Candida albicans 105, 165
Candida-Mykosen 106

Sachregister

Candida-Scheideninfektion 166
Captopril 177, 186
Carbimazol 177, 186
Carum carvi Supp. 78
Cefalexin 184
Cephalosporine 184
Cetirizin 187
Chamomilla comp. Supp. 77
Chloramphenicol 184, 192
Chlortalidon 177
chronisch entzündliche
  Darmerkrankungen 257
Ciprofloxacin 184
Citalopram 189
Clindamycin 184
Clomipramin 189
Clonidin 186
Clozapin 189
Cluster-Feeding 60
Codein 188
Coffein 110
Cold-Hot-Pack, Milcheinschuss 96
Colitis-ulcerosa-Arzneimittel 191
Combudoron Flüssigkeit 205
– Gelee 205
Coopersche Ligamente 36
Corticoide 187
Co-Sleeping 222
Co-trimoxazol 175, 184
Cromoglicinsäure 187
Cystische Fibrose 172, 257
Cytomegalie 182

D

Dancer Hold 58
Dehydrierung 165
Depot-Gestageninjektionen 200
Depot-Injektionen, Kontrazeption 200
Depression, reaktive 89
Dermatodoron Gelee 205
– Salbe 205
– Tropfen 205
Desipramin 189
Dextromethorphan 188
Diabetes 171
Diaphragmen 199
Diazepam 188
Dichlordiphenyltrichlorethan (DDT) 208
Diclofenac 183
Dieldrin 208
Digestodoron 204
Dihydralazin 186
Dihydroergotamin 183
Dimenhydrinat 191
Dimetinden 187
Diphenhydramin 188
Disaccharidasemangel, sekundärer 257
Diuretika 180, 186
Dopaminantagonisten 180
Doppelpumpset, Verwendung 140
doppelter Rückengriff 69
Dosulepin 189
Down Syndrom 155
Doxycyclin 184
Drogen in der Stillzeit 175
Drüsengewebe 36
Drüsenläppchen 36
Drüsenlappen 36
Durchfall 204
Dyspepsie 165
–, Spezialnahrungen 258

dystrophe Neugeborene,
  Spezialnahrungen 260

E

Echinacea comp. Essenz 202
Einhandpumpe 136
Einschlafprobleme 114
Einschlafstörungen 204
Elotrans® 204
Empfängnisverhütung 197
Enalapril 186
Endsprossen 36
Enfamil comfort® 256
Engrossment 46
Enterokolitis, nekrotisierende 23
Erbrechen 203
Erkältungskrankheiten 170, 202
Erkrankungen der Mutter 169
– des Kindes 164
Ernährung in der Stillzeit 211
–, Mikronährstoffe 211
–, Mineralien und Spurenelemente 211
–, Vitamine 211
Ernährungsplan für das 1. Lebensjahr 227
Erschöpfung 114
Erschöpfungsdepression 89
Erschöpfungssignale 114
Erysidoron 100
Erythromycin 184
Esberitox® 202
Ethambutol 184
Expektoranzien 188

F

Famciclovir 185
Familienkost 234
Familienplanung, natürliche 198
Famotidin 190
Feedback-Inhibitor of Lactation 98
Fenchelöl 77
Ferrum phosphoricum comp. 203
Fettgewebe 38
Fettpfropf 109
FingerFeeder 153
Fissuren an der Mamille 102
Flachwarzen, Brustpumpe 125
–, Stillhilfsmittel 124
Flaschenmahlzeit, Zubereitung 254
Fluconazol 107, 184
Flüssigkeitsbedarf in der Stillzeit 220
Flüssigkeitsergänzung,
  Spezialnahrungen 260
Fluvoxamin 189
FM 85® 260
Folgenahrung 250, 253
2er-Folgenahrung 253
3er-Folgenahrung 253
Formoterol 187
Formulanahrung 249
Fructoseintoleranz 252, 257
Frühgeborene, Definition 159
–, Ernährung 160
–, gesundheitliche Probleme 159
–, Spezialnahrungen 260
Frühgeborenenmilch 28
Füll- und Quellstoffe 191
Fungizide 208
Furosemid 186
Fütterungsmethoden, alternative 148

G

Galaktagoga 113, 218
Galaktorrhoe 112
Galaktosämie 172, 252
Ganciclovir 185
gastrointestinale Probleme,
  Spezialnahrungen 255
Geburtsgewicht 118
Gedeihstörung 118
Gemüse-Kartoffel-Brei 231
Gemüsesäfte 213
Gentamicin 184
Gentiana comp. 204
Gentianaviolett 108
Gerinnungshemmer 190
Geschmacksveränderungen der
  Milch 179
Gestagen abgebende
  Intrauterinpessare 200
– freisetzende Vaginalringe 200
Gestagenimplantate 200
Gestagenpräparate 200
Gläschenkost 233
Glucocorticoide 175
Glutarazidurie Typ 1 259
Gyrasehemmstoffe 184

H

Haberman Sauger 154
1er-HA-Nahrung 251
2er-HA-Folgenahrung 253
Haloperidol 180, 189
Halsschmerzen 202
Hamamelis comp. 206
Hämorrhoidalleiden 205
Hämorrhoidalzäpfchen 206
Handhygiene 105
Handmilchpumpen 136
– mit 2-Phasen-Pummöglichkeit 135
–, Reinigung 136
Haschisch 193
Hausapotheke in der Stillzeit 202
Hautprobleme 205
Hebammenbetreuung 7
Hebelpumpe 136
Heilerkompressen 100
Heparin 175, 190
Hepatitis A 170, 182
– B 170, 182
– C 170, 182
Heptachlorepoxid 208
Herpes simplex 170, 182
– zoster 182
Herpesbläschen 109
Heultage 86
Hexachlorbenzol 208
Hexachlorcyclohexan 208
HIV 170
Hohlwarzen 104
–, Brustpumpe 125
–, Stillhilfsmittel 124
Homöopathie, Abstillen 245
–, Erschöpfung 116
–, Milchstau/Mastitis 100
–, Raynaud'sches Phänomen 112
–, wunde Mamille 105
–, zu geringe Laktation 121
Hoppe-Reiter-Haltung 56
Hormone, Muttermilch 33
hormonfreie Spiralen 199
HTLV-1 170
Hubkolbenpumpe 136
Humana® Heilnahrung 258

Sachregister

humanes Plazentalaktogen 42
Hungerzeichen 61
Husten 202
Hydrochlorothiazid 186
Hydrogelkompressen 104
Hydrogel-Stilleinlagen 129
Hypergalaktie 112
Hypericinpräparate 90
Hyperphenylalaninämie 259
Hypoprolactinämie 122
Hypothyreose 122, 171f.

I

Ibuprofen 101, 183
Imipramin 189
Indometacin 183
Infektionen der Mutter 169, 182
– des Kindes 164
initialer Milcheinschuss 60
Innocenti Deklaration 2
Insektizide 208
International Baby Food Action Network 1
International Lactation Consultant Association 2
– Leitlinien 49
Intestinalsoor 166
Intrauterinpessare 199
Involution der Brust 248
iodhaltige Desinfektion 182
– Expektorantien 182
– Kontrastmittel 182
Ipratropiumbromid 187
Isoniazid 184
Itraconazol 184

J

Jasminöl, Erschöpfung 116
Johannisbrotkernmehl 258
Johanniskraut-Präparate 90, 189

K

Kaiserschnitt 64
–, bequeme Stillpositionen 64
–, erstes Stillen 64
Kalium jodatum 188
Kamille-Fenchel-Öl 77
Känguru-Methode 161
Kanne Brottrunk® 204
Kernikterus 179
Ketoconazol 184
Kieferklemme 153
Kieserit Tropfen 77
Kindstod, plötzlicher 23
Klinikaufenthalt der Mutter 173
– des Kindes 166
Kohlenhydrate, Muttermilch 29
Kokain 194
Kokosöl 185
Kolbenpumpe 136
Koliken 75
–, Auslöser 75
–, hilfreiche Tipps 76
–, unterstützende Naturheilmittel 77
Kolostrum 27f.
Kombinationstherapie 181
Kondome 199
Kontrazeptiva, kombinierte 200
Korianderöl 77
Körperkontakt 47
Kräuterblutsaft, zu geringe Laktation 121

Kuhmilchintoleranz 257
Kuhmilch-sensitive Enteropathie 257
Kuhmilch-Unverträglichkeit 252
Kümmelöl 77
Kupfer Salbe rot 117
Kurzdarmsyndrom 257

L

Lactose-Intoleranz, primäre 252
–, sekundäre 252
Lactulose 191
Laktation 42
–, Beginn 44
–, fehlende 117, 122
–, geringe 117, 119
–, gestörte 122
–, hormonelle Steuerung 43
Laktation-Amenorrhoe-Methode 197
Laktationsreflexe 44
Langzeitstillen 236
Lansinoh® 104
Lasertherapie 104
Läusemittel 185
Lavendelöl 77
Laxantien 191
Leitlinien, Stillmanagement 2
Levico comp., Erschöpfung 117
Levomepromazin 189
Levomethadon 194
Levonorgestrel 200
Lindan 185, 208
Alpha-Linolensäure 30
Lipide, Muttermilch 30
Lippen-Kiefer-Gaumen-Spalte 151, 153, 155
Lisurid 180
Lithium 177, 189
Löffel 148
Lokalanästhesie 175
Lokalanästhetika 183
Loperamid 191
Loratadin 187
Lormetazepam 188
Lymphmassage, Milcheinschuss 96

M

Magaldrat 190
Magen-Darm-Störungen 203
Magnesium-Gaben 111
Magnesiummangel 110f.
Malaria-(Prophylaxe)-Mittel 185
Maldigestions-/Malabsorptionssyndrome 256
Malvenöl 77
Mamillen, Anatomie 35
–, Stillhilfsmittel für hohle und flache 124
–, Stillhilfsmittel für wunde 126
–, weiße 110
–, wunde 102
Mammae 35
Mammogenese 39
Mandarinenöl rot, Erschöpfung 116
Marihuana-Säuglinge 193
Marmet-Massage 141
Masern 170
Mastitis 97
–, bilaterale 101
– puerperalis 101
Mebendazol 185

Meclozin 191
Medikamente mit negativem Einfluss auf die Laktation 180
– mit positivem Einfluss auf die Laktation 180
Medroxyprogesteron 200
Menarche 39
Mercurialis perennis 20% Lösung 105
– – 10% Salbe 100
– Salbe Wala 100
Mesalazin 191
Metabolics 1-Mixe® 259
Metamizol 183
Meteoreisen/Phosphor/Quarz 202
Methadon 194
Methiamazol 186
Methyldopa 180, 186
Methylergometrin 180, 191
Methylprednisolon 187
Metoclopramid 191
Metoprolol 186
Metronidazol 184
Miconazol 108
Migräne 183
Milchaufbewahrungsbehältnisse, Gefrierbeutel 143
–, Glasflaschen 143
–, Plastikflaschen 143
Milchauffangschalen 129
Milch ausstreichen 113
Milchbildung 42
Milchbildungsreflex 44
Milchbläschen 36
Milcheinschuss 60
–, Brustwarzenformer 125
–, extremer 95
Milchejektion 180
Milchflussreflex 43f., 112, 140
milchfreie Spezialnahrung 252
Milchgänge 36
–, verkrampfte 113
Milchgangsöffnungen 36
Milch-Getreide-Brei 232
Milchleiste 39
Milch/Plasma-Quotient 176
Milchproduktion 49
–, ausreichende 118
Milchpumpen, effizientes Pumpen 141
–, elektrische 130f.
–, –, Komfort 134
–, –, Lautstärke 134
–, –, Mobilität 134
–, –, Reinigung und Hygiene 133
–, –, Sicherheit 133
–, halbautomatische 134
–, Handmilchpumpen 130
–, Hygiene 142
–, idealer Pumpbeginn 141
–, mit Doppelpumpset 142
–, mit Einfachpumpset 142
–, vollautomatische elektrische Intervall- 134
Milchspenderreflex 43f.
–, Maßnahmen zur Auslösung 140
–, starker 112
Milchstau 97, 130
Milchtransfer, Anzeichen 61
Milk Blister 109
Mineralstoffe, Muttermilch 32
Minipille 200
Misoprostol 190
modifizierte Wiegenhaltung 54
3-Monats-Spritze 200

Sachregister

Mönchspfeffer, zu geringe Laktation 121
Morbus-Crohn-Arzneimittel 191
Mother Mates® Hydrogel-Stilleinlagen 129
Mukoviszidose 172
Multi-Mam® Kompressen 129
Mundsoor 166
Muskeltonus 118
Mutter-Kind-Trennung 49
Muttermilch, Abstillphase 28
–, Arten 27
–, Aufbewahren 139, 145
–, Auftauen 146
–, Erwärmen 146
–, Gesundheitsprophylaxe 23
–, Hormone 33
–, Immunabwehr 30
–, Kohlenhydrate 29
–, Lipide 30
–, Mineralstoffe 32
–, Nukleotide 31
–, Pasteurisieren 147
–, Proteine 30
–, reife 28
–, Sammeln 139, 145
–, Schadstoffe in der 207
–, Spurenelemente 32
–, transitorische 28
–, Vitamine 32
–, Zusammensetzung 27
–, – der reifen 29
Muttermilchersatznahrung 250
Muttermilchersatzprodukte, Internationaler Kodex 3
Mutterschutzgesetz 224
Myrtenöl, Abstillen 244

N

Nährstoffbedarf in der Stillzeit 212
Nährstoffdefizit 217
Nährstoffsupplemente, Spezialnahrungen 260
Nahrungsergänzungsmittel, sinnvoller Einsatz 217
Nahrungsmittel, milchbildungsfördernde 218
1er-Nahrung 251
Narkose 175
Narkotika 183
Nasenbalsam 203
Nasentropfen 192
Nationale Stillkommission 2
Natriumpicosulfat 191
Nausyn 203
Neocate® 257
Neroliöl, Erschöpfung 116
Nervennahrung, Erschöpfung 117
Nervosität 204
Nestargel® 258
Netzwerk, Aufbau 11
Neugeborenenikterus 179
Neugeborenenmilch 27
Neuroleptika 180
Niclosamid 185
Nicotiana comp. 78
Nifedipin 186
–, Raynaud'sches Phänomen 111
Nikotin 110, 193
Nitrendipin 186
Nitroglycerinsalbe, Raynaud'sches Phänomen 111
Nitromoschusverbindungen 208
Norethisteron 200

Notriptylin 189
Nukleotide, Muttermilch 31
Nux vomica comp. 204
Nystatin 107, 166, 184

O

Obst-Getreide-Brei 232
Ohnmachtsgefühle 114
Oleum lactagogum 96, 121
Olsalazin 191
Omeprazol 190
Opiate 180, 194
orale Kontrazeptiva 175
Organochlorverbindungen 208
Östrogen 42
Oxazepam 188
Oxytocin 24, 43, 191

P

p-am Analog® 259
Paracetamol 101, 183
Parallelhaltung 69
Paroxetin 189
Passiflora-Nerventonikum 100, 204
Pasteurisieren 147
Penicilline 184
Pentoxyverin 177
Perenterol® 204
Pergolid 180
Permethrin 185
Petasites comp. 203
Pfefferminztee, Abstillen 244
–, Hypergalaktie 113
Phenothiazine 180
Phenothiazin-Neuroleptika 189
Phenprocoumon 190
Phenylketonurie 172
Physiologie 42
Phytolacca, Abstillen 245
Phytotherapie, Abstillen 244
–, Erschöpfung 115
–, Hypergalaktie 113
–, Milcheinschuss 96
–, Milchstau/Mastitis 100
–, Raynaud'sches Phänomen 111
–, zu geringe Laktation 121
Pille 175
Pilzinfektionen 165
Pirenzepin 190
PKU 172
Plastik-Pipette
–, Ernährung 152
plötzlicher Kindstod 167
polychlorierte Biphenyle 208
Polymastie 39
Portiokappen 199
postpartale Depression 88
– Psychose 90
Postpartum-Blues 86
Postpartum-Thyreoiditis 89
Prätermmilch 28
Praziquantel 186
Prednisolon 187, 191
Prednison 187
Pregestimil® 256
Pregomin® 256
Pre-HA-Nahrung 251
Pre-Nahrung 250
Prinzip von Angebot und Nachfrage 45
Progesteron 42
Prolactin 42f.
Prolactin-Inhibiting-Faktor 43

Propylthiouracil 177, 186
Prospan® 202
Proteine, Muttermilch 30
Proteinmetabolismus, gestörter, Spezialsäuglingsnahrungen 259
Protozoen 170
psychoaktive Medikamente und Drogen 179
Psychopharmaka 181
Psychosen, postpartale 90
Puerperalpsychosen 90
Puls, schneller 114
–, schwacher 114
Pumpdauer 142
Pumpenset, Reinigung 143
PureLan® 104
Pyrazinamid 184
Pyrethrumextrakt 185
Pyrviniumembonat 185

Q

Quarkauflage 99
–, Milcheinschuss 96
Quecksilber 209
Quinagolid 180

R

Radionuklide 181
Raynaud'sches Phänomen 110
Rebonding 125
Reduzierung der Milchbildung, Maßnahmen 244
Reflux, primärer gastroösophagealer, Spezialnahrungen 258
Reproterol 187
Reservemittel 182
Resorptionsstörungen, Spezialnahrungen 256
Retterspitz 96
Rhagaden an der Mamille 102
Rifampicin 184
Risperidon 180
Rizinus 191
Rooming-in 49
Rosenelexier 117
Rosengeranie-Lavendel-Öl-Mischung 100
Rosengeranienöl, Erschöpfung 116
Rosenöl 77
Roxatidin 190
Roxithromycin 184
Rückenhaltung 54
Rückenmassage, Stillprobleme 120
rücklings Stillen 58
Rückstände in Frauenmilch 207

S

Saccharose-Intoleranz 252
Salbeiöl, Hypergalaktie 114
Salbeisud, Hypergalaktie 114
Salbeitee, Hypergalaktie 113
Salbutamol 187
Saugblasen 108
Saugen, nutritives 118
Saughütchen 126
Säuglingsanfangsnahrung 250
Säuglingsnahrungswerbegesetz 2
Saugmuster, regelmäßiges 118
Saugreflex 44
Saugreiz 43
Saugrhythmus 118
Saugschluss 53

Sachregister

Saugtraining 105
Saugverhalten, falsches 102
Saugverwirrung 127
Schadstoffbelastung, nicht gestillter Säugling 209
Schadstoffe, Muttermilch 207
Schlafstörungen 188
Schlehen-Elexier 202
–, zu geringe Laktation 121
Schluckreflex 44
Schlupfwarzen 104
Schmerzen 206
–, brennende 106
–, zwischen Schulterblättern 114
Schnuller 81ff.
–, Auswirkungen 81
–, bewusstes Einsetzen 84
–, Kauf 85
–, kiefergerechter 85
Schreien 78
Schwangerschaft, hormonelle Vorgänge 42
Schwermetalle 209
Sectio caesareae 64
seelische Krise nach der Geburt 86
Seitenwechsel, häufiger 113
–, mehrmaliger 120
Sennapräparate 191
Sertralin 189
Sheehan-Syndrom 122, 171
SIDS 167
Sinuselect® 203
Skabiesmittel 185
SoftCup Spezial Trinkbecher 150
Sojabohneneiweißisolat 252
Sojanahrungen 252
Sonnenbrand 205
Soor 105, 166
Sotalol 177
Spezial-Kompressen 129
Spiramycin 184
Sport in der Stillzeit 221
Sportverletzungen 205
Spritze, Ernährung 152
Spucken, Spezialnahrungen 258
Spurenelemente, Muttermilch 32
Steatorrhoe 256
Sterilisation 199
Stiche 205
Stillberaterin, Ausbildung 18
Stillberatung, Aufgabengebiete 6
– im Wochenbett 7
– in der Apotheke 10, 14
–, Kommunikationstechniken 20
– nach Wochenbett 7
Stilldauer, Wochenbett 60
Stillen, Anzeichen für effektives 62
– bei Erkrankung der Mutter 169
– – – des Kindes 164
–, Gesundheit der Mutter 24
– in den ersten Tagen 60
– in der Schwangerschaft 240
–, Kontraindikationen 173
– nach Kaiserschnitt 64
– Periduralanästhesie 64
– Spinalanästhesie 64
– von Zwillingen s. Zwillinge stillen
–, Vorteile für den Säugling 23
–, – für die Mutter 24
–, – für die Volkswirtschaft 25
–, – für Mutter und Kind 25
Stillen im Liegen 56
Stillförderung, Apotheke 10
–, Initiativen 1

stillfreundliches Krankenhaus 5
Stillgruppen, Themen 18
Stillhütchen 126
–, Entwöhnen 128
–, richtige Anwendung 127
Stillintervalle 60
Stillmanagement 60
Stillöl 96
–, zu geringe Laktation 122
Stillposition 54ff.
– für Zwillinge 69
–, Kontrolle der 52
Stillprobleme 94ff.
Stillprodukte 124
Stillrhythmus, Wochenbett 60
Stillstandard, einheitlicher 7
Stillstreik 245
Stilltee, zu geringe Laktation 121
Still- und Laktationsberaterin IBCLC, Berufsbild 8
Stillvorbereitungskurse 6
–, Themen 16
Stillzeichen 61
Stoffwechselprobleme, Spezialsäuglingsnahrungen 258
Streptomycin 192
24-Stunden-Rooming-in, Vorteile 50
Submammärfalte 35
Suchreflex 44
Sucralfat 190
Sudden infant death syndrome 167
Sulfonamide 175
Sulpirid 180, 189
Sumatriptan 183
SuSe-Studie 17
sympto-thermale Methode 198
Syntocinon® Nasenspray 101
System, non-nutritives 118

T

Tageshöchsttrinkmengen 255
Talgpfropf 109
Tandemstillen 240f.
Temazepam 188
Temperature Pack 137
Terbutalin 187
Tetracycline 175
Tetrahydrocannabinol 193
Thelarche 39
Theophyllin 110, 187
Thiamazol 186
Thymipin® 202
Thyreostatika 186
Toxoplasmen 170
Tragen 47
Tragetuch 47
Tramadol 183
transdermale Pflaster 200
transitorische Milch 28
Traumeel® 105, 205
Trichomonaden 170
Trimethoprim 184
Trockenreisschleim 258
Tubenligatur 199
Tuberkulose 182
Tuberkulostatika 184

U

Übelkeit 203
Über-Kreuz-Haltung 69
Ulkusmittel 190
Unruhe 188

Unzufriedenheit, fortwährende 118
Urvertrauen 47
uterustonisierende Mittel 191

V

Valeriana comp. 117
Valproinsäure 177
Vasektomie 199
vasospastische Anfälle 110
Verdauungsstörungen, Spezialnahrungen 256
Verhütungsmethoden, hormonelle 197, 200
–, hormonfreie 197
–, mechanische 199
Verstopfung 231
Vierfüßlerstand 58
Virusinfektionen 164, 170
Virustatika 185
Vitamin B6 184
–, Muttermilch 32
Vitamin-Mineralstoff-Präparate 218
V-Position 70

W

Wachstumsschübe 62
Weinen 78
weiße Bläschen 109
weißer Pfropf 109
Weißkohlblätter 96
weißliche Beläge an der Mamille 102
Weleda Hustenelexier 202
WHO, Empfehlung 2
–, 10 Schritte zum erfolgreichen Stillen 4
Wiegenhaltung 54
Windelsoor 166
Windpocken 170, 182
Wochenbettpsychosen 90
Wollwachs, hoch gereinigtes 128
World Alliance for Breastfeeding Action 2
Wunden 205
Wundheilung 129
Wurmmittel 185

X

X-Position 71

Z

Zahnhygiene 237
Zincum valerianicum 117
Zitronenöl, Hypergalaktie 114
Zöliakie 252
Zoster-Infektionen 170
Zwiemilchfütterung 250
Zwillinge stillen 67
–, gemeinsames 72
–, getrenntes 72
–, Stillbeginn 68
–, Stillpositionen 69
–, zufüttern 73
Zwischenmahlzeiten 232
Zylinderpumpe 136
Zypressenöl, Abstillen 244
–, Hypergalaktie 114
Zytomegalie 170
Zytostatika 181

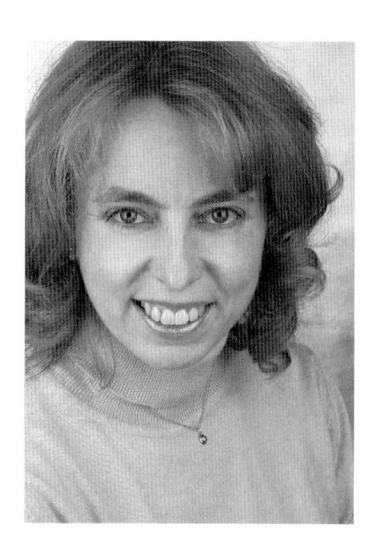

Karin Muß

ist Apothekerin, La Leche Liga Stillberaterin sowie Still- und Laktationsberaterin IBCLC. Zu ihrem Aufgabenbereich zählt die Leitung des „Baby & Co."-Bereiches der SaniPlus Apotheke München-Riem, die Mitarbeit in einer Hebammenpraxis, die Betreuung von Stillgruppen sowie Hausbesuche bei Frauen mit akuten Stillproblemen.

Als Mutter von zwei Kindern konnte Karin Muß eigene positive als auch negative Stillerfahrungen sammeln. Durch ihre Kinder fand sie auch den Weg zur Naturheilkunde, insbesondere zur Homöopathie (Ausbildung am Zentrum für Naturheilkunde, München), Anthroposophie, Aroma- und Phytotherapie.

Seit November 2004 bietet Frau Muß Seminare unter dem Titel „Ganzheitliches Babymanagement" für Apotheker und PTA's an, die sich auf dem Gebiet rund um die Schwangerschaft, Baby- und Stillzeit fortbilden möchten. Es besteht auch die Möglichkeit das gesamte Apothekenpersonal in Form von Inhouse-Schulungen weiterzubilden.